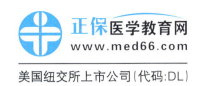

正保医学教育网
www.med66.com

美国纽交所上市公司（代码:DL）

U0611169

系列辅导丛书

2020 国家医师资格考试

临床执业助理医师

课堂讲义 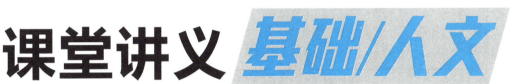基础/人文

■ 医学教育网 编　　■ 叶冬 汤以恒 主编

云南出版集团

YNK 云南科技出版社

图书在版编目（CIP）数据

临床执业助理医师课堂讲义. 基础/人文 / 医学教育
网编. --昆明：云南科技出版社，2018.12
ISBN 978-7-5416-8301-5

Ⅰ．①临… Ⅱ．①医… Ⅲ．①临床医学–资格考试–
自学参考资料 Ⅳ．①R4

中国版本图书馆 CIP 数据核字（2018）第 286972 号

医学教育网　编

责 任 编 辑	肖　娅
封 面 设 计	董　丹
责 任 校 对	张舒园
责 任 印 刷	蒋丽芬
特 邀 编 辑	刘文月

书　　　号	ISBN 978-7-5416-8301-5
印　　　刷	三河市中晟雅豪印务有限公司
开　　　本	850 mm×1092 mm　1/16
印　　　张	21
字　　　数	390 千字
版　　　次	2018 年 12 月第 1 版
印　　　次	2019 年 12 月第 2 次印刷
定　　　价	48.00 元

出 版 发 行	云南出版集团公司　云南科技出版社
地　　　址	昆明市环城西路 609 号
网　　　址	http://www.ynkjph.com/
电　　　话	0871–64192752

前　言

正保远程教育 **发展：** 2000年~2020年：感恩20年相伴，助你梦想成真

理念： 学员利益至上，一切为学员服务

成果： 18个不同类型的品牌网站，涵盖13个行业

奋斗目标：构建完善的"终身教育体系"和"完全教育体系"

医学教育网 **发展：** 正保远程教育旗下著名品牌之一

理念： 上医学教育网，做成功医学人

成果： 每年为我国医疗领域培养了大量专业人才

奋斗目标：成为所有医学人的"网上家园"

"梦想成真"书系 **发展：** 正保远程教育主打品牌系列辅导丛书

理念： 你的梦想由我们保驾护航

成果： 图书品类涵盖执业医师、执业助理医师、执业药师等多个专业领域

奋斗目标：成为所有医学人实现梦想路上的启明灯

☼ 图书特色

1. 疑义相与析

"梦想成真"系列课堂讲义,均由网校名师操刀主编,讲义内文与课程环环相扣,凡有疑惑之处,在听课的同时自然融会贯通。

2. 巧拙两无施

单纯罗列知识点是不够的,讲义中还附有大量易混易错总结,利于考生加以辨识,构建完整的知识体系,提高复习效率。

3. 敏而好学,好问则裕

随书配送24小时答疑服务,医学教育网老师会实时在线解答您做题时遇到的问题。

☼ 产品搭配

《实践技能步骤图解》包含技能考试各分站要点,各项操作逐步详解以及历年考生易错环节。

《通关必刷模拟试卷》精准模拟考试强度和难度,是冲刺阶段必备的学习工具。

《专项训练3600题》全面包含各大系统中的高频考点,便于考生在做题中逐步总结提升。

《课堂讲义同步强化训练》便于看书、听课后进行习题训练,特别适用于基础薄弱、需要循序渐进的考生。

《核心考点必背》汇集历年医师资格考试高频考点,将其复杂的基础知识结构表解化,为广大考生提供清晰、简洁、易于掌握的学习资料。

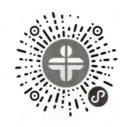

微信扫一扫,考点全练到!

目 录 Contents

第四篇　药理学

第五篇　医学心理学

第六篇　医学伦理学

医学教育网　www.med66.com

第七篇　卫生法规

第八篇　预防医学

第一篇

生理学

 ## 考情分析

历年考情概况

常考知识点	历年常考内容	历年分值
绪论	内环境与稳态的概念、机体生理功能调节	0
细胞的基本功能	细胞膜的物质转运功能、生物电活动、骨骼肌细胞收缩功能	1~2
血液	血液的组成与特性、血细胞、血型	1
血液循环	心泵功能的评价； 影响心输出量的因素； 心肌的生物电活动和生理特性； 动脉血压、静脉回心血量的影响因素； 微循环的生理意义； 组织液的生成与回流； 压力感受性反射	2~3
呼吸	肺的通气功能、呼吸气体的交换与运输、呼吸运动的调节	1~2
消化和吸收	胃内消化、小肠内消化、吸收、消化器官活动的调节	1~2
能量代谢和体温	影响能量代谢的因素；机体的主要产热器官和散热方式	0
肾脏的排泄功能	尿量、尿的生成过程、影响和调节尿生成的因素	0
神经系统的功能	中枢兴奋传递的特点； 特异性投射系统与非特异性投射系统的比较； 牵张反射、腱反射和肌紧张的比较	1~2
内分泌	腺垂体、甲状腺激素、肾上腺糖皮质激素、胰岛素、降钙素、甲状旁腺激素	1~2
生殖	卵巢周期；雌、孕激素的生理作用	0

关于"听听老师怎么讲",您需要知道——

亲爱的读者,在每篇前均附有高频知识点讲解二维码(听听老师怎么讲)。下载并安装"医学教育网"APP,扫描对应二维码,即可获赠知识点概述分析及知识点讲解视频(前10次试听免费),帮助夯实相关考点内容。如需更多视频课程,建议选购医学教育网辅导课程。

易错考点摘要

考点	考查角度
内环境	属于内环境的有：组织液、血浆、脑脊液、淋巴液； 不属于内环境的有：胃液、关节液、泪液等
体液调节的主要方式	神经调节特点：强大、精准、快速，但维持时间短暂； 体液调节特点：弥散、广泛、持久，但起效较慢
反馈	负反馈的生理意义：维持稳态； 正反馈的生理意义：使排尿、排便等一旦开始，迅速完成
物质跨膜转运	血液中的葡萄糖进入细胞：不耗能、易化扩散； 小肠、肾小管吸收葡萄糖：耗能、继发主动转运
血浆渗透压	晶体渗透压：调节细胞内外水平衡，调节抗利尿激素的释放； 胶体渗透压：调节血管内外水平衡，影响组织液的回流
血压的影响因素	外周阻力——主要影响舒张压； 心脏每搏出输出量——主要影响舒张压； 大动脉弹性——主要影响脉压
降压反射	血压突然升高——兴奋副交感神经——血压下降； 血压突然降低——兴奋交感神经——血压升高

更多内容详见【敲黑板】板块

本篇学习方法或注意事项

1. 基础不好，半斤八两　事实上，大家都认为自己基础不好，都觉得这门课难，所谓"半斤对八两"么！谁比谁都不强。首先从心理上接受"有点难"这个事实，然后才能以平常心，认真、理性对待。

2. 打蛇七寸、擒贼擒王　"生理生化，必有一挂""学好三理和一化，再学什么都不怕"——这两句话简单粗暴地说明了《生理学》这门课的重要性及其难度。然而，考试分值却不高，犹如"鸡肋"。我们的应对策略应是——打蛇打七寸、擒贼先擒王！不求高分，但求通关！

3. 以用定考、学练结合　生理学难，不是难在知识点本身，而是难在题目。看书也好、听课也好，都仅仅是对知识的理解和掌握，然而题目却是考查对知识的应用。只是一味地背书，会事倍功半。建议用做题代替死记硬背、用做题检验复习效果、用做题训练解题技巧，这样的复习备考才是到位的、接地气的。

4. 科学偷懒、智慧求助　如果您自行看书感觉到吃力，千万不要逼迫自己去"较劲"。就算您用一个月时间搞定了《生理学》，那也意味着毅力上的成功，考试上的失败。要知道，时间才是我们最宝贵的成本！

Learning plan
学习时间规划表

第01天　第　章	第02天　第　章	第03天　第　章	第04天　第　章	第05天　第　章	第06天　第　章
听老师的课　□ 复习讲义　□ 做习题　□	听老师的课　□ 复习讲义　□ 做习题　□	听老师的课　□ 复习讲义　□ 做习题　□	听老师的课　□ 复习讲义　□ 做习题　□	听老师的课　□ 复习讲义　□ 做习题　□	听老师的课　□ 复习讲义　□ 做习题　□
第07天　第　章	第08天　第　章	第09天　第　章	第10天　第　章	第11天　第　章	第12天　第　章
听老师的课　□ 复习讲义　□ 做习题　□	听老师的课　□ 复习讲义　□ 做习题　□	听老师的课　□ 复习讲义　□ 做习题　□	听老师的课　□ 复习讲义　□ 做习题　□	听老师的课　□ 复习讲义　□ 做习题　□	听老师的课　□ 复习讲义　□ 做习题　□
第13天　第　章	第14天　第　章	第15天　第　章	第16天　第　章	第17天　第　章	第18天　第　章
听老师的课　□ 复习讲义　□ 做习题　□	听老师的课　□ 复习讲义　□ 做习题　□	听老师的课　□ 复习讲义　□ 做习题　□	听老师的课　□ 复习讲义　□ 做习题　□	听老师的课　□ 复习讲义　□ 做习题　□	听老师的课　□ 复习讲义　□ 做习题　□
第19天　第　章	第20天　第　章	第21天　第　章	第22天　第　章	第23天　第　章	第24天　第　章
听老师的课　□ 复习讲义　□ 做习题　□	听老师的课　□ 复习讲义　□ 做习题　□	听老师的课　□ 复习讲义　□ 做习题　□	听老师的课　□ 复习讲义　□ 做习题　□	听老师的课　□ 复习讲义　□ 做习题　□	听老师的课　□ 复习讲义　□ 做习题　□
第25天　第　章	第26天　第　章	第27天　第　章	第28天　第　章	第29天　第　章	第30天　第　章
听老师的课　□ 复习讲义　□ 做习题　□	听老师的课　□ 复习讲义　□ 做习题　□	听老师的课　□ 复习讲义　□ 做习题　□	听老师的课　□ 复习讲义　□ 做习题　□	听老师的课　□ 复习讲义　□ 做习题　□	听老师的课　□ 复习讲义　□ 做习题　□
第31天　第　章					
听老师的课　□ 复习讲义　□ 做习题　□					

注意：每天的学习建议按照"听课→做题→复习讲义"三部曲来进行；另：计划一旦制订，请各位同学严格执行。

第一章　绪　论

第一节　机体的内环境

一、体液

体液是机体所含液体的总称，为含有复杂成分的水溶液。正常成年人体液总量占体重的60%，按其分布部位不同分为细胞内液(40%)和细胞外液(20%)。细胞外液约3/4为组织液；其余1/4为血浆、淋巴液和脑脊液等。

细胞膜既是分隔细胞内液与组织液的屏障，又是两者之间相互沟通的窗口；毛细血管既是分隔血浆与组织液的屏障，也是两者相互沟通的门户。

二、机体内环境

机体生存在两个环境中，一个是不断变化着的外环境(自然环境)，另一个是比较稳定的内环境。人体内绝大多数细胞并不与外界环境相接触，而是浸浴于机体内部的细胞外液中，因此细胞外液是细胞直接接触和赖以生存的环境，称为机体内环境。

属于内环境的有：组织液、血浆、脑脊液、淋巴液；不属于内环境的有：胃液、关节液、泪液等。

三、稳态

也称自稳态，是指内环境的理化性质，如温度、pH、渗透压和各种成分等的相对恒定状态。内环境理化性质的相对恒定并非固定不变，而是可在一定范围内变动但又保持相对稳定的状态，简言之，是一种动态平衡。

在生理学中，稳态的概念已被大大扩展，不再局限于内环境理化性质，而是扩大到泛指体内从分子、细胞、器官、系统到整体水平各种生理活动保持相对稳定的状态。

四、稳态的维持和生理意义

稳态的维持是机体自我调节的结果。在正常情况下，由于细胞代谢，机体不断消耗氧和营养物质，并不断产生CO_2和H^+等代谢产物，外界环境因素，如高温、严寒、低氧、不当饮食引起腹泻或呕吐等都会干扰稳态。但机体可通过多个系统和器官的活动，使遭受破坏的内环境及时得到恢复，从而维持其相对稳定。例如：通过加强散热或产热可调节体温；经由呼吸系统可摄入O_2和排出CO_2；依靠消化系统可补充各种营养物质；通过泌尿系统的活动可将H^+与多种代谢产物排出体外；血液和循环系统参与多种物质的运输；运动系统使机体得以觅食和逃离险境；神经和内分泌系统则负责协调完善各系统的活动。总之，稳态的维持需要全身各系统和器官的共同参与和相互协调。

稳态具有十分重要的生理意义，是维持机体正常生命活动的必要条件。稳态的破坏将影响细胞功能活动的正常进行，如高热、低氧、水与电解质及酸碱平衡紊乱等都将导致细胞功能的严重损害，引起疾病，甚至危及生命。

第二节　机体生理功能的调节

作为一个有序的整体，人体具有较完备的调节系统和控制系统，能对系统、器官、组织和细胞的各种生理功能进行有效的调节和控制，维持机体内环境乃至各种生理功能活动的稳态；也能对外界环境变化做出适应性反应。

一、神经调节和体液调节

1. 神经调节　是通过反射而影响生理功能的一种调节方式，是人体生理功能调节中最主要的形式。

神经调节的方式是：反射——反射是机体在中枢神经系统的参与下，对内、外环境刺激所做出的规律性应答。

反射的结构基础是：反射弧——反射弧由感受器、传入神经、中枢、传出神经、效应器五部分组成。

例如：肢体被火灼痛时立即回撤就是一种反射——皮肤感受器可感受火的伤害性刺激，并将刺激信号转变为神经冲动，经由传入神经传入中枢，中枢加以整合分析处理后再以神经冲动的形式沿传出神经到达效应器，即有关肌群，使受刺激肢体撤离刺激源，从而完成反射，起到保护作用。

临床意义：反射弧中任何一个结构和功能被破坏，反射将不能进行。

2. 体液调节　是指体内某些特殊的化学物质通过体液途径而影响生理功能的一种调节方式。

化学物质的来源：①内分泌细胞分泌的激素：如甲状腺激素、胰岛素等；②组织细胞产生的生物活性物质：如激肽、组胺、5-羟色胺、细胞因子等；③细胞的某些代谢产物：如腺苷、CO_2 等。

体液调节的主要方式：远距分泌、旁分泌、神经内分泌。

表 1-1　机体功能活动调节的方式及特点比较

	神经调节	体液调节
调节方式	反射、反射弧	激素、生物活性物质等
调节信号	以神经冲动(电信号)和神经递质(化学信号)传入调节信息	经体液递送激素等物质(化学信号)传输调节信息
特征	强大、精准、快速，但维持时间短暂	弥散、广泛、持久，但起效较慢
生理意义	快速反应系统 主导调节机制	长时调节系统 维护代谢、生长、发育和生殖等基础活动
举例	降压反射——可使血管收缩、血压迅速升高	抗利尿激素(血管加压素)——促进肾重吸收水，维护循环血量，维持血压基础

人体内多数内分泌腺或内分泌细胞接受神经的支配，在这种情况下，体液调节便成为神经调节反射弧的传出部位，这种调节成为神经-体液调节。如肾上腺髓质受交感神经的支配，交感神经兴奋时，可引起肾上腺髓质释放肾上腺素和去甲肾上腺素，从而使神经与体液因素共同参与机体的调节活动。

3. 自身调节　是指组织细胞不依赖于神经或体液因素，自身对环境刺激发生的一种适应性反应。

二、反馈

1. 负反馈　受控部分发出的反馈信息调整控制部分的活动，最终使受控部分的活动朝着与它原先活动相反的方向改变，称为负反馈。

人体内负反馈极为多见，其意义在于维持机体生理功能的稳态。如：降压反射维持血压稳定、下丘脑-垂体-靶腺轴系对相应激素水平稳定的维持等。

负反馈控制都有一个调定点。如：当体温偏离其调定点37℃时，监测装置即能监测到一定的温度偏差，并将此信息传给控制部分处理，后者再通过改变受控部分的活动来调节体温，包括皮肤血管舒缩和汗腺活动改变等。同理，当血压或血糖浓度偏离其调定点时，也通过类似机制，最后使血压或血糖浓度回到正常水平。

2. 正反馈　受控部分发出的反馈信息调整控制部分的活动，最终使受控部分的活动朝着与它原先活动相同的方向改变，称为正反馈。

正反馈数量有限，意义在于产生"滚雪球"效应，可促使某一生理活动过程很快达到高潮并发挥最大效应，直至完成。如排尿反射、排便反射、分娩过程、血液凝固等。

第二章　细胞的基本功能

第一节　细胞膜的物质转运功能

细胞是构成人体最基本的功能单位，完成新陈代谢需要细胞摄入和排出各种物质，细胞内外的各种物质不断地交换。常见的跨膜物质转运方式主要有四种：单纯扩散、易化扩散、主动转运、膜泡运输 4 种。

表 1-2　细胞膜的物质转运

	主动转运	被动转运（扩散）
是否需由细胞提供能量	需	不需
转运方向	逆电-化学势差	顺电-化学势差
转运效果	使物质在膜两侧浓度差更大	使物质在膜两侧浓度差变小
类型	主动转运（原发性、继发性） 入胞和出胞	单纯扩散 易化扩散（载体介导、通道介导）

一、单纯扩散

是简单的物理扩散，脂溶性的小分子物质从细胞膜的高浓度一侧向低浓度一侧移动的过程，单纯扩散不需要膜蛋白帮助，不额外消耗代谢能量。物质扩散的方向和速度取决于该物质在细胞膜两侧的浓度差和膜对该物质的通透性。单纯扩散的结果是该物质在膜两侧的浓度差消失。例如：O_2、CO_2。

[经典例题 1]

以单纯扩散的方式跨膜转运的物质是

A. Na^+　　　　　　　　　　　　B. Ca^{2+}

C. O_2 和 CO_2　　　　　　　　　D. 葡萄糖

E. 氨基酸

[参考答案] 1. C

二、易化扩散

是指一些不溶于脂质或脂溶性很小的物质，在膜结构中一些特殊蛋白质分子的"帮助"下，从膜的高浓度一侧向低浓度一侧的移动过程。根据这些特殊蛋白质分子的类型，将易化扩散分为两种类型：

1. 由载体介导的易化扩散

（1）举例：血液中的葡萄糖、氨基酸等营养性物质的进出细胞。

（2）特点：①高度结构特异性（如：转运葡萄糖的载体不能转运氨基酸）；②有饱和现象（载体饱和，即：达到最大转运能力）；③有竞争性抑制（如：某载体既可转运 A，也可转运 B，转运 A 就不能转运 B，转运 B 就不能转运 A，A 可以抑制 B 的转运，B 可以抑制 A 的转运——快板儿！）。

2. 由通道介导的易化扩散

（1）举例：Na^+、K^+、Ca^{2+}、Cl^- 等离子。

(2)特点：①相对特异性：通道具有一定的特异性，但它对离子的选择性没有载体蛋白那样严格；②通道蛋白有开放和关闭两种不同状态：当处于开放状态时，可以允许特定的离子由膜的高浓度一侧向低浓度一侧转移；当处于关闭状态时，膜又变得对该种离子不能通透。根据引起通道开放与关闭的条件不同，一般可将通道区分为电压门控通道、机械门控通道和化学门控通道，化学门控通道也称配体门控通道；③无饱和现象：扩散的结局是离子在膜两侧浓度相等。

(3)不同的离子通道，一般都有其专一的阻断剂。

河鲀毒能阻断 Na^+ 通道，只影响 Na^+ 的转运而不影响 K^+ 的转运。

表 1-3 易化扩散的类型鉴别

	经通道易化扩散	经载体易化扩散
介导方式	借助于通道蛋白质的介导	借助于载体蛋白质的介导
转运方式	顺浓度梯度或电位梯度进行	顺浓度梯度进行
特性	离子通道具有离子选择性和门控特性	载体与溶质的结合具有化学结构特异性
特点	①相对特异性，特异性无载体蛋白质高 ②通道蛋白有开放和关闭两种状态 ③无饱和现象	①高度特异性 ②竞争性抑制 ③饱和现象
举例	带电离子 K^+、Na^+、Cl^-、Ca^{2+} 的快速移动	葡萄糖、氨基酸、核苷酸等的跨膜转运

[经典例题 2]

Na^+ 通过离子通道的跨膜转运过程属于

A. 单纯扩散

B. 易化扩散

C. 主动转运

D. 出胞作用

E. 入胞作用

[参考答案] 2. B

三、主动转运

主动转运是指细胞通过代谢供能，将某物质的分子或离子由膜的低浓度一侧向高浓度一侧转移的过程。根据能量来源不同，将主动转运分为原发性主动转运和继发性主动转运：

1. 原发性主动转运 指离子泵利用分解 ATP 产生的能量将离子逆浓度梯度和(或)电位梯度进行跨膜转运的过程。体内存在的重要离子泵有钠-钾泵、钙泵、质子泵等。钠泵是最常见的命题点，其特点如下：

(1)钠泵：是镶嵌在膜脂质双分子层中的一种特殊蛋白质，它具有 ATP 酶的活性，可以分解 ATP 使之释放能量，并能利用此能量进行 Na^+ 和 K^+ 逆浓度梯度的主动转运，因而钠泵就是一种被称为 Na^+-K^+-ATP 酶的蛋白质。

(2)钠泵的作用：维持细胞内外 Na^+、K^+ 的浓度差。一个活着的细胞，其细胞内、外各种离子的浓度有很大的差异。以神经细胞和肌细胞为例，静息时细胞内 K^+ 的浓度约为细胞外的 30 倍，细胞外 Na^+ 的浓度约为细胞内的 12 倍。

(3)钠泵的激活：当细胞内的 Na^+ 增加和细胞外的 K^+ 增加时，钠泵被激活。于是将细胞内的 Na^+ 移出膜外，同时把细胞外的 K^+ 移入膜内，泵出 Na^+ 和泵入 K^+。这两个过程是同时进行并"耦联"在一起的。与此同时，ATP 酶分解 ATP，为 Na^+ 泵提供能量。在一般生理情况下，每分解一个 ATP 分子，可以移出 3 个 Na^+，同时移入 2 个 K^+。

(4)钠泵活动的意义：①钠泵活动造成的细胞内高 K^+，是许多代谢反应进行的必需条件；②细胞内低 Na^+ 能阻止细胞外水分大量进入细胞，对维持细胞的正常体积、形态和功能具有重要意义；③建立一种势能贮备，供其他耗能过程利用(如为小肠和肾小管吸收葡萄糖、氨基酸提供条件)。

2. 继发性主动转运 是指驱动力并不直接来自 ATP 的分解释放的能量，而是来自原发性主动转运所形成的离子浓度梯度。事实上，继发性主动转运就是经载体易化扩散与原发性主动转运相耦联的主动转运系统。

表1-4　主动转运类型的鉴别

	原发性主动转运	继发性主动转运
转运方向	低浓度→高浓度(逆浓度)	低浓度→高浓度(逆浓度)
是否耗能	需消耗能量	需消耗能量
能量来源	直接利用细胞代谢能量(ATP分解供能)	间接利用细胞代谢能量 利用Na^+在膜两侧的浓度势能差(跟着Na^+进入细胞，"搭车")
举例	钠泵、钙泵、质子泵等， 例如：钠泵逆浓度将Na^+泵至细胞外、K^+泵至细胞内	葡萄糖、氨基酸在小肠和肾小管的吸收； 甲状腺上皮细胞聚碘

[经典例题3]

关于Na^+泵生理作用的描述，不正确的是

A. Na^+泵使细胞内外Na^+、K^+呈均匀分布

B. 将Na^+移出膜外，将K^+移入膜内

C. 建立势能储备，为某些营养物质吸收提供条件

D. 细胞外高Na^+可维持细胞内外正常的渗透压

E. 细胞内高K^+保证许多细胞代谢反应进行

[参考答案] 3. A

带"泵"这个字的，都是原发性主动转运。区别在于"泵"的对象不同。

四、膜泡运输

出胞与入胞是大分子物质进出细胞的方式。如细菌、细胞碎片、神经递质等。膜泡运输分出胞和入胞；入胞分吞噬和吞饮，出胞又称胞吐。

表1-5　细胞膜跨膜物质转运方式比较

被转运的物质	跨膜转运方式	膜蛋白	耗能	跨膜转运特点
O_2、CO_2	单纯扩散	无需	势能	与浓度差正相关
K^+、Na^+、Ca^{2+}、Cl^-	由通道介导的易化扩散	通道	势能	"启闭"功能门控特性
血液中的葡萄糖、氨基酸进细胞	由载体介导的易化扩散	载体	势能	顺电-化学梯度
Na^+、K^+、Ca^{2+}	原发性主动转运	生物泵	ATP供能	逆电-化学梯度
肾、肠吸收葡萄糖、氨基酸	继发性主动转运	转运体	势能	逆电-化学梯度
大分子或团块物质	膜泡转运(出胞和入胞)	细胞骨架	ATP供能	形成囊泡

第二节 细胞的兴奋性和生物电活动

本节内容为生理学最难，考试分值却不高——考试性价比低；

有舍有得，可舍——建议您结合自身情况，酌情"跳过"。

一、静息电位和动作电位及其产生机制

可兴奋细胞的生物电现象主要有两种表现：一种是在安静时具有的静息电位，另一种是受到刺激时产生的动作电位。

（一）静息电位及其产生的原理

1. 定义 指细胞在安静状态下（未受刺激时），细胞膜两侧存在着外正内负的电位差，称静息电位。

2. 特点

（1）在大多数细胞是一种稳定的直流电位。

（2）细胞内电位低于胞外，即内负外正。

（3）不同细胞静息电位的数值可以不同。

3. 静息电位产生机制 静息电位主要由 K^+ 外流形成，接近于 K^+ 的电-化学平衡电位。

（1）细胞内外 Na^+ 和 K^+ 的分布不均匀，细胞外高 Na^+ 而细胞内高 K^+（内 K^+ 外 Na^+）。

（2）安静时细胞膜对 K^+ 的通透性远大于 Na^+，K^+ 顺浓度梯度外流，并达到电-化学平衡。

（3）钠-钾泵的生物电作用，维持细胞内外离子不均匀分布，使膜内电位的负值增大，参与静息电位生成。

4. 静息电位影响因素

（1）细胞外 K^+ 浓度的改变：当细胞外 K^+ 浓度升高时，静息电位绝对值减小。

（2）膜对 K^+ 和 Na^+ 的相对通透性改变：对 K^+ 通透性增高时，静息电位绝对值增大；对 Na^+ 通透性升高时，静息电位绝对值减小。

（3）钠-钾泵的活动水平。

（二）动作电位及其产生的原理

1. 定义 在静息电位的基础上，细胞受到一个适当的刺激，其膜电位所发生的迅速、一过性的极性倒转和复原，这种膜电位的波动称为动作电位。动作电位的升支和降支共同形成的一个短促、尖峰状的电位变化，称为锋电位。锋电位在恢复至静息水平之前，会经历一个缓慢而小的电位波动称为后电位，它包括负后电位和正后电位。

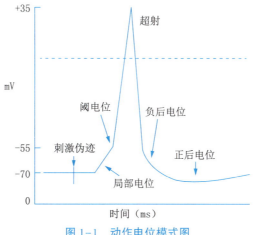

图 1-1 动作电位模式图

2. 动作电位的产生机制

（1）动作电位上升支主要由 Na^+ 内流形成，接近于 Na^+ 的电-化学平衡电位。

（2）动作电位的下降支主要由 K^+ 外流形成。

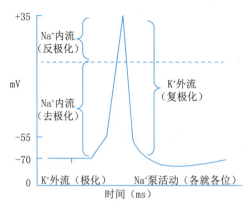

图 1-2　动作电位的产生机制

3. 特点

（1）动作电位具有"全或无"特性：动作电位是由刺激引起细胞产生的去极化过程。而且刺激必须达到一定强度，使去极化达到一定程度，才能引发动作电位。对于同一类型的单细胞来说一旦产生动作电位，其形状和幅度将保持不变，即使增加刺激强度，动作电位幅度也不再增加，这种特性称为动作电位的全或无现象，即动作电位要么不产生，要产生就是最大幅度。

（2）动作电位可以进行不衰减的传导：动作电位一旦产生，其大小和形状不随刺激的强度增大而增大和随传导距离的远近增大而衰减。

（3）动作电位具有不应期：细胞在发生一次兴奋后，其兴奋性会出现一系列变化，包括绝对不应期、相对不应期、超常期和低常期。绝对不应期大约相当于锋电位时期，相对不应期和超常期相当于负后电位出现的时期；低常期相当于正后电位出现的时期。

（三）细胞膜两侧电荷的分布

极化指静息状态时，细胞膜两侧外正内负的电荷分布状态，称为极化。

超极化指细胞膜静息电位向膜内负值加大的方向变化，称为超极化。

去极化（除极化）指细胞膜静息电位向膜内负值减小的方向变化。

反极化指去极化至零电位后，膜电位进一步变为正值（外负内正）。

复极化指细胞在发生去极化后，膜电位再向静息电位方向恢复的过程。

二、兴奋性和阈值

（一）概念

1. 兴奋　细胞对刺激发生反应的过程称为兴奋。生理学上，兴奋与动作电位是同义词，因为动作电位是引起细胞兴奋的前提。注：只有可兴奋细胞（不是所有的细胞）接受刺激后才能产生动作电位。

2. 可兴奋细胞指受刺激后能产生动作电位的细胞，包括神经细胞、肌细胞、腺细胞。

3. 兴奋的标志　产生动作电位。

4. 兴奋性　兴奋细胞接受刺激后发生反应或产生动作电位的能力或特性。

5. 阈值　刺激指能被机体感受的环境变化，它包括 3 个条件，即一定的刺激强度、一定的持续时间和一定的强度-时间变化率。

（1）阈刺激与阈强度：刚能引起细胞发生兴奋的最小刺激强度称为阈强度，简称阈值。阈值时的刺激称阈刺激。阈强度（阈值）是衡量细胞兴奋性的指标。阈值越低，细胞兴奋性越高。

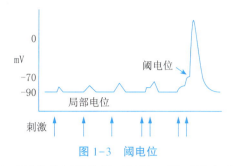

图 1-3　阈电位

（2）阈下刺激与阈上刺激：小于阈值的刺激称阈下刺激（不能引起细胞兴奋）；大于阈值的刺激称阈上刺激（可以引起细胞兴奋）。

（3）阈电位和动作电位的关系：阈电位——能使膜上 Na^+ 通道瞬间大量开放，从而形成动作电位的临界膜电位值，称阈电位。刺激能否引起组织兴奋，取决于刺激能否使该组织细胞的静息电位去极化达到阈电位。

从电位变化的角度来看，所谓阈强度，是指能使膜的静息电位降低到阈电位而爆发动作电位的最小刺激强度。阈刺激和阈上刺激可以引起组织兴奋。当刺激强度超过阈值后，动作电位的上升速度和所能达到的最大值，就不再依赖于所给刺激的强弱了。

（二）兴奋性及其周期变化

1. 绝对不应期　在可兴奋细胞受刺激发生兴奋后的最初一段时间内，无论给予多大强度的刺激也不能使细胞再次爆发动作电位，即在这段时间内的阈值无限大，兴奋性降为零。这一时期称为绝对不应期。

2. 相对不应期　在绝对不应期之后的一段时间内，若给予较强的阈上刺激可引起细胞再次发生兴奋，而阈刺激则无效，这一时期称为相对不应期。细胞在这段时间内的兴奋性正处于逐渐恢复调整的过程中，但仍低于正常。

3. 超常期　在相对不应期后，给细胞略低于阈值的刺激即能引起细胞发生兴奋，此期称为超常期。此期间细胞兴奋性稍高于正常水平。

4. 低常期　最后，细胞又需要较强的阈上刺激才能发生兴奋，即细胞进入兴奋性低于正常的时期，故称为低常期。细胞在经历低常期以后，兴奋性才完全恢复，以阈刺激又能引发动作电位，即产生下一次兴奋。

（三）局部电位

局部电位的主要特点有：①等级性反应：局部电位的幅度可随阈下刺激的强度增减而增减，呈等级性而非"全或无"式。②电紧张扩布：发生于受刺激部位的局部电位随着扩布距离的增加迅速衰减、消失，不能远距离扩布。③总和现象：邻近部位同时受到数个阈下刺激所引起的数个局部电位可叠加为更大的局部电位，称为空间总和；而某一部位受到连续多次阈下刺激，则每一刺激引起的去极化可与尚未消失的前一个刺激所引起的去极化叠加，发生时间总和。

[经典例题 1]

刺激引起兴奋的基本条件是使跨膜电位达到

A. 峰电位　　　B. 阈电位　　　C. 负后电位　　　D. 局部电位　　　E. 正后电位

[参考答案] 1. B

三、兴奋在同一细胞上传导的机制及其特点

1. 传导机制　局部电流学说——动作电位的特征之一是可以迅速向周围扩布。动作电位的产生通常首先发生在局部，动作电位的传导，实质上就是已兴奋的膜，通过局部电流刺激未兴奋的膜，使之出现可沿细胞膜传导到整个细胞的动作电位。

2. 传导特点　①双向性；②绝缘性；③安全性；④不衰减性，即动作电位的幅度在传导过程中保持不变；⑤相对不疲劳性；⑥神经纤维结构和功能的完整性。

3. 有髓神经纤维动作电位传导特点　在相邻的朗飞氏结作跳跃式传导——速度更快

[经典例题 **2**]

兴奋性突触后电位是指突触后膜出现

A. 极化　　　B. 去极化　　　C. 超极化　　　D. 反极化　　　E. 复极化

[参考答案] 2. B

　　静息电位——K^+外流——极化；动作电位——Na^+内流——去极化——兴奋；Cl^-内流——抑制——超极化；动作电位的引起——阈电位；可兴奋细胞——肌细胞、神经细胞、腺细胞；兴奋性的指标——阈强度(阈值)；动作电位的传导机制——局部电流

第三节　骨骼肌细胞的收缩功能

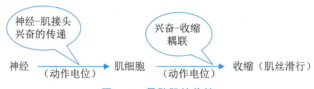

图 1-4　骨骼肌的收缩

一、骨骼肌神经-肌接头处的兴奋传递及其影响因素

1. 传递过程　神经冲动沿神经纤维传至神经末梢，使神经末梢产生动作电位。动作电位引起轴突膜上的电压门控 Ca^{2+} 通道开放，细胞间隙中的一部分 Ca^{2+} 进入膜内，促使轴突内的囊泡向轴突膜内侧靠近，并与轴突膜融合，通过出胞方式将囊泡内的 ACh 递质释放至接头间隙。ACh 经过扩散到达终板膜，与终板膜上的 N_2 受体结合，使 Na^+ 通道开放，出现 Na^+ 内流，导致终板膜发生去极化，产生动作电位。产生的动作电位经局部电流的方式传遍整个细胞膜，进而引起骨骼肌收缩。随后，Ach 被存于接头间隙内的胆碱酯酶迅速水解灭活而终止兴奋传递过程。

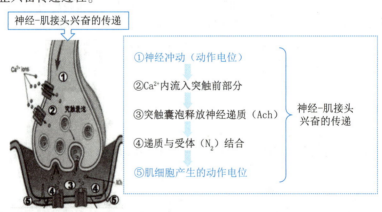

图 1-5　神经-骨骼肌接头处的兴奋传递

2. 影响因素

表 1-6　影响骨骼肌神经-接头兴奋传递的部分病理、药理因素

作用靶点	相关疾病/药物	作用机制
接头前膜钙通道	Lambert-Eaton 综合征	自身免疫性疾病，自身抗体破坏轴突末梢的钙通道

作用靶点	相关疾病/药物	作用机制
神经末梢释放 Ach	肉毒杆菌毒素	毒素阻断 Ach 释放
终板膜	筒箭毒碱、α-银环蛇毒	终板膜 Ach 受体通道特异阻断剂
Ach 受体阳离子通道	重症肌无力	自身免疫性疾病，自身抗体破坏终板膜 Ach 受体
胆碱酯酶	新斯的明等药物 有机磷农药 碘解磷定等	抑制胆碱酯酶，Ach 在接头间隙蓄积； 胆碱酯酶被磷酰化丧失活性，Ach 在接头间隙蓄积，导致中毒； 恢复胆碱酯酶活性。

[经典例题 1]

触发神经末梢释放递质的离子是

A. Na^+ B. K^+

C. Ca^{2+} D. Mg^{2+}

E. Cl^-

[参考答案] 1. C

二、骨骼肌的兴奋-收缩耦联及其收缩机制

1. 步骤　①动作电位通过横管传向肌细胞深处；②三联管处信息传递；③肌浆网对 Ca^{2+} 的释放和再蓄积。

2. 要点　兴奋-收缩耦联的结构基础是三联管；耦联因子是 Ca^{2+}。

3. Ca^{2+} 的作用　胞质内 Ca^{2+} 浓度升高→肌肉收缩；胞质内 Ca^{2+} 浓度降低→肌肉舒张。

胞质内 Ca^{2+} 浓度升高同时激活肌质浆网上的钙泵→回收 Ca^{2+}。

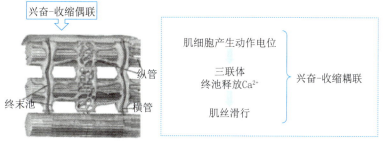

图 1-6　兴奋收缩耦联

第三章　血　液

第一节　血液的组成与特性

一、血量、血液的组成和血细胞比容

1. 血量　人体内血液的总量称为血量。正常成年人的血量相当于自身体重的 7%～8%（70～80ml/kg）。体重 60kg 的人，血量为 4.2～4.8L。

2. 血液的组成

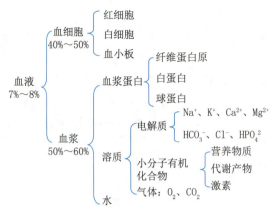

图 1-7 血液的组成

血液由血浆和血细胞组成。血浆含水（90% ~ 91%）、蛋白质（6.5% ~ 8.5%）和小分子物质（2%）。其中血浆电解质含量与组织液基本相同，血浆与组织液最大的不同是血浆蛋白。

3. 血细胞比容 指血细胞在血液所占的容积百分比。我国成年男性为 40% ~ 50%，女性 37% ~ 48%，新生儿为 55%。贫血患者血细胞比容减少。红细胞占血细胞总数的 99%，故血细胞比容≈红细胞比容。

二、血浆与血清以及血液的理化特性

1. 血浆和血清的概念 全血是指包括血细胞和血浆的完整血液。正常血液中除血细胞外的液体部分为血浆。血液凝固后，血凝块回缩所析出的淡黄色液体则为血清。血清中缺乏纤维蛋白原和少量参与凝血的凝血因子，却增添了小量血液凝固时由血小板释放的化学物质。与全血和血浆不同，血清不能凝固。根据临床诊疗和实验的需要可分别选用全血、血浆或血清。

2. 血液的理化特性 包括：血液的相对密度（旧称比重）、黏度、渗透压、pH 等。

表 1-7 血液的理化特性

	正常值	临床意义
血液的比重	全血比重：1.050 ~ 1.060 血浆比重：1.025 ~ 1.030 红细胞比重：1.090 ~ 1.092	血液中红细胞越多，全血比重越大 血浆蛋白越多，血浆比重越大 红细胞内血红蛋白含量越高，红细胞比重越大
血液的黏度	全血黏度：4.0 ~ 5.0 血浆黏度：1.6 ~ 2.4	全血黏度主要取决于血细胞比容的高低、血流切率 血浆黏度主要取决于血浆蛋白含量
血浆 pH	7.35 ~ 7.45	血浆 pH 主要决定于血浆中 $NaHCO_3/H_2CO_3$ 比值
血浆渗透压	血浆渗透压：300mmol/L 晶体渗透压：298.7mmol/L 胶体渗透压：1.3mmol/L	血浆渗透压＝晶体渗透压+胶体渗透压

表 1-8 血浆晶体渗透压与血浆胶体渗透压的比较

	晶体渗透压	胶体渗透压
形成	无机盐、葡萄糖等晶体物质（主要为 NaCl） 记忆技巧：亮晶晶的盐	血浆蛋白等胶体物质（主要为清蛋白） 记忆技巧：胶原蛋白（蛋白像胶水一样）
压力	大：298.7mmol/L	小：1.3mmol/L
意义	维持细胞内外水平衡，保持 RBC 正常形态。	调节血管内外水平衡，维持血浆容量

[经典例题 1]

形成血浆胶体渗透压的主要物质是

医学教育网 www.med66.com

A. NaCl   B. 血红蛋白   C. 白蛋白(清蛋白)   D. 球蛋白   E. 纤维蛋白

[参考答案] 1. C

第二节 血细胞

一、红细胞的数量及生理功能

1. 红细胞的数量 成年男性：$(4.0 \sim 5.5) \times 10^{12}/L$；血红蛋白浓度为：$120 \sim 160g/L$。成年女性：$(3.8 \sim 5.0) \times 10^{12}/L$；血红蛋白浓度为：$110 \sim 150g/L$。

2. 红细胞的生理特性

(1)可塑变形性：指正常红细胞在外力作用下具有变形能力的特性。红细胞必须经过变形才能通过口径比它小的毛细血管和血窦孔隙。红细胞变形能力与表面积和体积之比呈正相关；与红细胞内的黏度呈负相关；与红细胞膜的弹性呈正相关。

(2)悬浮稳定性：指红细胞能相对稳定地悬浮于血浆中的特性。临床上用红细胞沉降率(ESR)评价该特性。ESR 是用红细胞在血浆中第一小时末下沉的距离来表示，正常成年男性 ESR 为 $0 \sim 15mm/h$，女性为 $0 \sim 20mm/h$。ESR 愈慢，表示悬浮稳定性愈大；ESR 愈快，表示悬浮稳定性愈小。

(3)渗透脆性：红细胞在低渗溶液中发生膨胀破裂的特性，称为红细胞渗透脆性，简称脆性。生理情况下，衰老红细胞对低渗盐溶液的抵抗力弱，即脆性高；而初成熟的红细胞的抵抗力强，即脆性低。

3. 红细胞的功能 红细胞的主要功能有：①运输 O_2 和 CO_2；②对血液中的酸碱物质有一定的缓冲作用；③免疫作用，协助巨噬细胞清除免疫复合物。

4. 红细胞的造血原料及其辅助因子 蛋白质和铁是合成血红蛋白的基本原料；维生素 B_{12} 和叶酸是红细胞成熟所必需的物质。红细胞的生成主要受促红细胞生成素以及雄激素的调节。

> ESR 加速见于血浆中胆固醇↑(高脂血症)、球蛋白↑(炎症)、纤维蛋白原↑(血液高凝状态)。ESR 减慢见于白蛋白↑、卵磷脂↑。

二、白细胞的数量及基本生理功能

1. 白细胞的数量和分类 正常成人白细胞总数是 $(4.0 \sim 10) \times 10^9/L$。

2. 白细胞的生理功能 白细胞是机体防御系统的一个重要组成部分，它通过吞噬和产生抗体等方式来抵御和消灭入侵的病原微生物。

表 1-9 白细胞分类及功能

名称	百分比(%)	主要功能
中性粒细胞	50~70	吞噬、水解细菌及坏死组织、衰老的红细胞
嗜碱性粒细胞	0~1	释放肝素、组织胺，参与过敏反应，释放嗜酸性粒细胞趋化因子
嗜酸性粒细胞	0.5~5	限制嗜碱性粒细胞和肥大细胞在速发型过敏反应中的作用；参与对蠕虫的过敏反应
淋巴细胞	20~40	T 细胞→细胞免疫 B 细胞→体液免疫
单核细胞	3~8	吞噬作用、参与特异性免疫应答的诱导与调节

三、血小板数量及基本功能

1. 血小板的数量　血小板是骨髓巨核细胞的细胞质脱落形成的具有代谢能力的细胞，体积小，呈梭形或椭圆形，无细胞核，但有完整的细胞膜。正常成人的血小板数量是$(100\sim300)\times10^9/L$。

2. 血小板的生理特性　具有黏附、聚集、释放、收缩、吸附等生理特性。

3. 血小板的生理功能　①维护血管壁完整性；②参与生理止血的各个环节。

4. 血小板在生理止血过程中的作用

（1）形成血小板止血栓（一期止血）：当血管受损暴露血管内皮下胶原组织时，一方面激活血小板，血小板即黏附于损伤处；另一方面，血小板随即发生变形、聚集、和释放反应，血小板脱颗粒释放内源性ADP、肾上腺素、5-HT、组胺等，以及临时合成和释放TXA_2，使更多的血小板聚集成团，从而迅速形成松软的止血栓子。

（2）促进血液凝固（二期止血）：血小板对血液凝固有重要的促进作用。①血小板表面能吸附多种凝血因子，加速凝血过程；②血小板磷脂表面，为因子X和凝血酶原的激活提供极有利的反应平面；③血小板释放各种血小板因子，直接参与凝血；④血小板内存在类似肌肉的收缩蛋白，血凝块中的血小板收缩时可固缩血凝块，挤出血清而成为坚实的止血栓，牢固封住血管缺口。

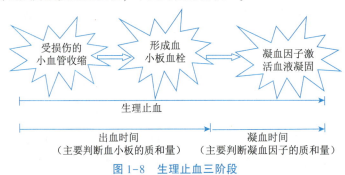

图1-8　生理止血三阶段

5. 造血原料和辅助因子以及红细胞生成调节

（1）造血原料：铁和蛋白质是合成血红蛋白的基本原料。铁来源主要有两部分：一是从食物中摄取的"外源性铁"，二是体内红细胞破坏后释放出来的"内源性铁"再利用。

（2）辅助因子：红细胞的发育与成熟过程中，合成DNA必须要有维生素B_{12}和叶酸作为合成核苷酸的辅助因子。

（3）红细胞生成调节：主要受促红细胞生成素（由肾脏产生）以及雄激素的调节。促红细胞生成素的主要作用是促进晚期红系祖细胞 向前体细胞分化、增殖，使骨髓中能合成血红蛋白的幼红细胞数增加，并使网织红细胞加速释放入血液，增加外周血红细胞数量，纠正机体缺氧状态。雄激素主要作用于肾脏，通过促进促红细胞生成素的合成，增强骨髓造血功能。

红细胞——运输O_2和CO_2的；白细胞——防御的；血小板——止血、保护血管的。

第三节　血型（ABO血型系统）

一、血型与红细胞凝集反应

（一）血型　指血细胞膜上特异抗原的类型。通常所说的血型多指红细胞血型，目前已确认的红细胞血型系统有30余种，其中与临床关系最密切的是ABO和Rh血型系统。

医学教育网 www.med66.com

（二）红细胞凝集　若将血型不相容的两个人的血滴放在玻片上混合，其中的红细胞即凝集成簇，这种现象称为红细胞凝集。在补体作用下，发生凝血的红细胞会继发溶血。当给人输入血型不相容的血液时，在血管内可发生红细胞凝集和溶血反应，不仅堵塞毛细血管，溶血时释放的血红蛋白还会损害肾小管，同时机体还会发生超敏反应，严重时危及生命。因此，血型鉴定是安全输血的前提。红细胞凝集的本质是抗原-抗体反应。

（三）凝集原　红细胞膜上的血型抗原在凝集反应中称为凝集原。

（四）凝集素　能与红细胞膜上的凝集原（血型抗原）起反应的特异抗体，称为凝集素。凝集素为 γ-球蛋白，存在于血浆中。

[经典例题 1]

通常所说的血型是指

A. 红细胞膜上的凝集素　　　　　　B. 红细胞膜上的凝集原

C. 红细胞膜上的受体　　　　　　　D. 血浆中凝集素

E. 血浆中凝集原

[参考答案] 1. B

　　抗原——又称凝集原——在红细胞膜上；抗体——又称凝集素——在血浆里。

二、ABO 血型系统分型原则

红细胞膜上有两种抗原，即 A 抗原和 B 抗原。在血浆中存在两种相对应的抗体，即抗 A 抗体和抗 B 抗体。根据红细胞膜上抗原的类型，将血液分为 A 型、B 型、AB 型、O 型四种血型。

红细胞膜上只有 A 抗原，称为 A 型血；红细胞膜上只有 B 抗原，称为 B 型血；红细胞膜上同时有 A、B 两种抗原（既有 A 抗原、又有 B 抗原），称为 AB 型血；红细胞膜上两种抗原都没有（既无 A 抗原、也无 B 抗原），称为 O 型血。

注意：A 型血的血浆中含有抗 B 抗体；B 型血的血浆中含有抗 A 抗体；AB 型血的血浆中既无 A 抗体，也无 B 抗体；O 型血的血浆中既有 A 抗体，也有 B 抗体。

　　抗原和相应的抗体（如 A 抗原和 A 抗体），绝不可能同时存在于一个人的血液中。

表 1-10　血型的分型

血型	红细胞膜凝集原	血清中的凝集素	凝集试验	
			A 型血清（含抗 B）	A 型血清（含抗 A）
A 型	A	抗 B	−	+
B 型	B	抗 A	+	−
AB 型	A 和 B	无抗 A 和抗 B	+	+
O 型	无 A 和 B	抗 A 和抗 B	−	−

注："+"表示有凝集反应，"−"表示无凝集反应

第四章　血液循环

第一节　心脏生理

一、心率和心动周期

心率是心脏每分钟搏动的次数。心脏一次收缩和舒张为一个机械活动周期，称心动周期。心房与心室的心动周期均包括收缩期和舒张期。由于心脏泵血主要是心室的作用，故心动周期通常是指心室的活动周期。如果正常成年人的心率为75次/分，则一个心动周期持续0.8秒。

命题点：心率加快，心动周期缩短。收缩期和舒张期均缩短，但舒张期的缩短更明显，因此，心率增快时心肌的工作时间相对延长，休息时间相对缩短，这对心脏的持久活动是不利的。

二、心脏泵血的过程中心室容积、压力以及瓣膜的启闭和血流方向的变化

血液在心脏中按单方向流动，经心房→心室→动脉。在心脏的射血过程中，心室舒缩活动所引起的心室内压力的变化是促进血液流动的动力，而瓣膜的开放和关闭则决定着血流的方向。

表1-11　心脏射血过程中心室容积、压力及瓣膜的启闭和血流方向的变化

心动周期时相	压力关系	瓣膜状态		血流方向	心室容积
		房室瓣	主动脉瓣		
等容收缩期	房内压<室内压↑<主动脉压	关	关	无血液进出心室	不变
快速射血期	房内压<室内压↑↑>主动脉压	关	开	心室→动脉（量大、速度快）	快速减小
减慢射血期	房内压<室内压↓<主动脉压	关	开	心室→动脉（量小、速度慢）	继续减小
等容舒张期	房内压<室内压↓↓<主动脉压	关	关	无血液进出心室	不变
快速充盈期	房内压>室内压↓<主动脉压	开	关	心房→心室（量大、速度快）	快速增大
减慢充盈期	房内压>室内压↑<主动脉压	开	关	心房→心室（量小、速度慢）	继续增大
心房收缩期	房内压>室内压<主动脉压	开	关	心房→心室	稍增大

[经典例题1]

在心动周期中，心室充盈主要依靠

A. 胸腔大静脉收缩　　　　　　　　　B. 心房收缩期射血

C. 心室舒张引起的低压抽吸　　　　　D. 胸膜腔负压抽吸

E. 心包的周期性扩张

[参考答案] 1. C

三、心输出量及其影响因素

（一）心输出量

表 1-12　心输出量（心脏泵血功能评价指标）

指标	定义	正常值（正常成年人）	意义
每搏输出量	一侧心室一次收缩射入动脉的血量，简称搏出量	约为70ml（60~80ml）	
每分输出量	一侧心室每分钟射出的血量，简称心输出量 心输出量=搏出量×心率	男：4.5~6L 女：比男性低10%	
心指数	每平方米体表面积的心输出量 心指数=心输出量/体表面积	3~3.5L/（min·m²）	分析比较不同个体之间心功能
射血分数	每搏量占心室舒张末期容积的百分比	55%~65%	作为评价心功能的指标更为全面
每搏功	心室一次收缩所做的功 每搏功≈搏出量（L）×（平均动脉血压-左心房平均压）×13.6（kg/L）×9.807×0.001	——	衡量心室功能的主要指标
每分功	每分功=每搏功×心率 是指心室每分钟收缩射血所做的功	——	

（二）影响心输出量的因素

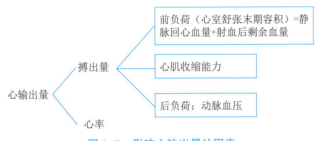

图 1-9　影响心输出量的因素

由于心输出量=搏出量×心率，因此，凡能影响每搏输出量和心率的因素均可影响心输出量，而每搏量的多少又受心肌收缩的前负荷、后负荷以及心肌收缩能力等因素的影响。

1. 前负荷（异长调节）

（1）定义：心室肌收缩前所承受的负荷。前负荷=心室舒张末期容积=静脉回心血量+射血后剩余血量。

（2）对搏出量的影响机制：心室舒张末期容积越大，心肌的初长度越长，心肌收缩的力量越强，因而搏出量愈多；反之，心室舒张末期容积越小，心肌的初长度越短，心肌收缩的力量越弱，因而搏出量愈少。

（3）异长调节：在这种调节机制中，引起调节的因素是心肌细胞本身初长度的改变，其效应是心肌细胞收缩强度的变化，因此将这种形式的调节又称为异长自身调节。这种调节的生理意义在于对每搏量进行一定限度的精细调节，使每搏输出量与回心血量相适应，使左、右室的每搏量相一致。

2. 后负荷

（1）定义：动脉血压是心室收缩所承受的负荷。后负荷=动脉血压，左心室的后负荷为主动脉压、右心室的后负荷为肺动脉压。

（2）对搏出量的影响

①在其他条件不变的情况下：血压↑→搏出量↓（等容收缩期延长而射血期缩短）→射血后剩余血量↑+静脉回心血量→心室舒张末期容积↑→心肌收缩力↑耗氧量↑（通过异常调节，心脏代偿）→搏出量↑（得以维持正常的搏出量）；

②高血压危象：心脏失代偿→搏出量↓↓↓。

总之，血压在一定范围内变化，通过心脏代偿，保证搏出量不变；超出代偿能力，搏出量下降。

3. 心肌收缩能力（等长调节）

（1）定义：心肌不依赖于前负荷和后负荷而能改变其收缩力的内在特性，称心肌收缩能力。

（2）对搏出量的影响：心肌收缩能力增强，每搏量增加，反之则减少。

（3）等长调节：这种调节与心肌的初长度变化无关，故又称等长自身调节。

（4）影响心肌收缩能力的因素：神经、体液、药物等都可以通过改变心肌收缩能力来调节每搏量。

4. 心率

（1）正常人安静状态下，正常值为60～100次/分，平均为75次/分；一定范围内，心率增加，心输出量增加。

（2）超过一定范围，>180次/min或<40次/min，则心输出量下降。

[经典例题2]

某人由平卧位突然站立，静脉回心血量减少，每搏量、动脉血压降低，该人搏出量减少是由于下列哪项所致

A. 等长调节   B. 心迷走神经兴奋

C. 异长调节   D. 心室后负荷增大

E. 心交感神经兴奋

[参考答案] 2. C

四、心肌细胞的跨膜电位

根据组织学和电生理学特性，可粗略地将心肌细胞分为两大类型：一类是普通的心肌细胞，又称为工作细胞，包括心房肌细胞和心室肌细胞，含有丰富的肌原纤维，执行收缩功能；另一类是特殊分化的心肌细胞，又称自律细胞，组成心脏的特殊传导系统，包括窦房结细胞和浦肯野细胞等。

1. 工作细胞的跨膜电位及其形成机制

人和哺乳动物心室肌细胞的静息电位约为$-90mV$，形成机制与神经细胞、骨骼肌细胞基本相同，主要是由K^+外流形成的K^+平衡电位，但动作电位却有明显的不同。心室肌细胞动作电位的主要特征在于复极过程比较复杂，持续时间很长，通常分为0、1、2、3、4五个时期。

表1-13 心室肌动作电位的分期及特点

分期	除极期	复极化			
	0期	1期	2期	3期	4期
		快速复极初期	平台期或缓慢复极期	快速复极末期	静息期
形成机制	Na^+内流	K^+外流	Ca^{2+}内流，K^+外流同时存在	K^+外流	Na^+-K^+泵，Na^+-Ca^{2+}交换

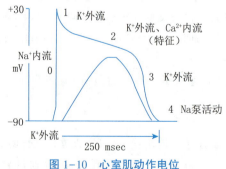

图1-10 心室肌动作电位

2. 自律细胞

（1）自律细胞与非自律细胞的最大区别有明显的4期自动去极化。4期自动去极化是自律细胞产生自动节律的基础。

（2）窦房结细胞（重要）：窦房结P细胞的4期自动去极速度最快，在每次心搏活动中最先去极达到阈

电位水平，产生一个新的动作电位，因此成为心脏正常起搏点。①0 期机制——Ca^{2+} 内流（慢）——又称为慢反应自律细胞；②4 期自动除极——最快——100 次/分——正常起搏点；③4 期机制（If）——进行性衰减的 K^+ 外流（主）。其 4 期自动去计划机制：①K^+ 外流的进行性衰减是窦房结细胞 4 期去极化的重要离子基础之一；②辅以内向离子流（主要是钠内流）的进行性增强。当去极化达到 40mV 时可自发的引起下一个动作电位，周而复始。

（3）浦肯野细胞（了解）：浦肯野细胞动作电位的 0、1、2、3 期的波形及离子机制与心室肌细胞相似，但第 4 期存在自动去极化。①0 期机制——Na^+ 内流（快）——又称为快反应自律细胞；②4 期自动除极——比较慢——25 次/分——潜在起搏点；③4 期机制（If）——Na^+ 内流逐渐增多、K^+ 外流的逐渐减弱。

2 期（平台期）是心室肌细胞动作电位持续时间长的主要原因，也是心室肌细胞动作电位与骨骼肌细胞区别的主要特征，还是有效不应期长的原因。

五、心肌细胞的生理特性

心肌细胞具有兴奋性、自律性、传导性和收缩性四种生理特性。前三者是以心肌生物电活动为基础的电生理特性；收缩性则是心肌的一种机械特性。

1. 心肌的兴奋性　心肌细胞受刺激时产生动作电位的能力称兴奋性。

（1）兴奋性的周期性变化：心肌细胞在一次兴奋的过程中，细胞的兴奋性出现规律的周期性变化，经历有效不应期（绝对不应期和局部反应期）→相对不应期→超常期→正常。

（2）特点：有效不应期特别长，相当于心肌收缩活动的整个收缩期及舒张早期。

（3）生理意义：心肌在收缩期和舒张早期以前不会接受刺激产生第二次兴奋和收缩，使心肌不会发生强直收缩，从而保证了心脏收缩舒张交替进行，使心脏泵血功能得以完成。

2. 自动节律性（自律性）　心肌细胞能够在没有外来刺激的条件下，自动地发生节律性兴奋的特性，称为自动节律性，简称自律性。具有自动节律性的组织或细胞，称自律组织或自律细胞。

（1）评价自律性的指标：自律细胞在单位时间内自动发生兴奋的次数是衡量其自律性高低的指标。影响自律性的因素有最大复极电位与阈电位之间的差异、4 期自动除极化的速度。

（2）心脏起搏点：在心脏特殊传导组织的自律细胞中，窦房结 P 细胞的自律性最高，为 100 次/分。房室交界约为 50 次/分，房室束约为 40 次/分，末梢浦肯野细胞约为 25 次/分。因此，窦房结成为心脏的正常起搏点，由窦房结起搏而形成的心律称为窦性心律。正常情况下，窦房结以外的自律组织并不自动产生兴奋，只起传导兴奋的作用，属于潜在起搏点。

正常情况下，窦房结通过抢先占领和超速驱动压抑两种方式控制着潜在起搏点，使它们的自动兴奋受到抑制而表现不出来，从而实现由窦房结的节律来主宰整个心脏的节律活动。

3. 传导性　心肌细胞所具有的对兴奋的传导能力叫作传导性。

（1）传导房室：心肌细胞传导兴奋的机制与神经细胞和骨骼肌细胞相同，也是以"局部电流"的方式进行传导。同时，局部电流可通过闰盘传播到另一个心肌细胞。

（2）心脏内兴奋传播的特点：窦房结→心房肌及"优势传导通路"→房室交界区→房室束、左右束支→浦肯野纤维网→心室肌。

（3）传导速度：兴奋在心脏内的传导速度很不同，心房肌 0.4m/s，心室肌 1m/s，房室交界约 0.02 m/s，浦肯野纤维 4m/s。心室内传导阻滞的传导速度较快，这样由方式交界传入心室的兴奋可迅速向左右心室传导，利于心室同步收缩。

（4）生理意义：房室延搁的生理意义是使心房收缩完毕之后心室才开始收缩，不至于产生房室收缩重叠的现象，从而保证了心室血液的充盈及泵血功能的完成。房室延搁的病理意义是使得房室交界成为传导阻滞的好发部位。

4. 收缩性　心肌和骨骼肌同属横纹肌。心肌收缩的特点有：

（1）同步收缩：心肌细胞之间有低电阻的闰盘存在，兴奋可在细胞间迅速传播，引起所有细胞几乎同步收缩和舒张。也称"全或无"式收缩。

（2）不发生强直收缩：在有效不应期内，心肌细胞不再接受任何刺激而产生兴奋和收缩。因此，正常情况下，心脏不会发生强直收缩。

（3）对细胞外 Ca^{2+} 依赖性大：心肌细胞内 Ca^{2+} 储量少，兴奋-收缩耦联过程高度依赖 Ca^{2+} 内流。故严重的低钙血症和高钙血症，均可影响心脏收缩。如：心跳骤停。

[经典例题 3]

心肌不会发生强直收缩的原因是

A. 心肌是功能上的合胞体　　　　　　　　B. 肌质网不发达，Ca^{2+} 贮存少

C. 有效不应期特别长　　　　　　　　　　D. 心肌呈"全或无"式收缩

E. 会自动节律收缩

[参考答案] 3. C

六、正常心电图的波形及其生理意义

典型心电图的基本波形主要包括 P 波、QRS 波群、T 波。有时在 T 波后，还出现一个小的 U 波。

表 1-14　心电图波形的生理意义

P 波	反映两心房去极化过程
QRS 波群	反映两心室去极化过程
T 波	反映两心室复极过程
PR 间期	反映从心房开始去极化到心室开始去极化的时间
QT 间期	反映心室肌去极化和复极化所需时间
ST 段	反映两心室缓慢复极化的过程
PR 段	反映心室开始去极化到完全复极化所经历的时间

第二节　血管生理

一、各类血管的功能特征

表 1-15　各类血管在血液循环功能中不同的作用

生理名称	解剖名称	特征	功能
弹性储器血管	主动脉、大动脉	管壁厚，富含弹性纤维；储备弹力势能	①使心室间断射血变为血管内连续血流；②减小动脉血压波动，减小脉压差
阻力血管	小动脉、微动脉	富含平滑肌，管径细；构成血流阻力的主要部位	①形成外周阻力，以维护大动脉压；②控制器官内部供血
交换血管	毛细血管	特别薄，管壁仅为单层内皮细胞；血流速度慢	为物质交换提供条件
容量血管	静脉系统	管壁薄、管腔粗、容量大、但缺乏弹性；可扩张性大，血流慢	①储备血液；②调节回心血量
短路血管	动-静脉吻合支	血管短；连通微动脉与微静脉	①调节体温；②参与调节回心血量

二、动脉血压

1. 动脉血压的形成 血压是指血管内流动的血液对于单位面积血管壁的侧压力。各段血管的血压不同，平常所说的血压是指动脉血压。动脉血压的形成条件有以下4个方面：

（1）心血管内有足够的血液充盈：动脉血压形成的前提。循环系统中血液的充盈程度可以用循环系统平均充盈压来表示，其高低取决于血量和循环容积之间的相对关系。

（2）心脏射血：动脉血压形成的必要条件。心室射血所释放的能量一部分作为血液流动的动能，推动血液向前流动；另一部分转化为大动脉扩张所储存的势能。由于心脏射血是间断的，因此在动脉血压随心室射血而发生周期性变化。心室收缩时血压升高(收缩压)，心室舒张时血压下降(舒张压)。

（3）外周阻力：即血流阻力，主要取决于小动脉和微动脉的口径，口径越小，血流阻力越大。外周阻力使得心室每次收缩射出的血液只有约1/3在心室收缩期流到外周，其余的暂时储存于主动脉和大动脉中，使血压升高。

（4）主动脉和大动脉的弹性储器作用：主要意义是缓冲动脉血压，减小波动幅度(减小脉压差)。当心室收缩射血时，主动脉和大动脉被扩张，可多容纳一部分血液，使射血期血压(收缩压)不至于太高；当心室舒张时，扩张的主动脉和大动脉发生弹性回缩，一方面维持血液在舒张期的持续流动，另一方面可维持舒张期血压，让舒张压不至于太低。

2. 影响动脉血压的因素

表 1-16 影响动脉血压的因素

每搏输出量	主要影响收缩压	搏出量增大，动脉血压升高，收缩压升高比舒张压明显，脉压增大
心率	主要影响舒张压	心率加快，舒张压升高比收缩压明显，脉压减小
外周阻力	主要影响脉压	外周阻力加大，舒张压升高，收缩压升高不如舒张压明显，脉压减小
主动脉和大动脉的弹性	主要影响脉压	老年人动脉硬化，大动脉的弹性储存作用减弱，血压波动大，脉压加大
循环血量和血管容量的比例	既影响收缩压也影响舒张压	循环血量减少、血管容量加大，均可引起血压下降

[经典例题1]

在影响动脉血压的诸多因素中，搏出量增加而其他因素不变时，脉压增大的主要原因是

A. 收缩压，舒张压均降低　　　　　　B. 收缩压，舒张压均增高

C. 收缩压升高，舒张压降低　　　　　D. 收缩压降低，舒张压变化不大

E. 收缩压升高，舒张压变化不大

[参考答案] 1. E

大失血——循环血量绝对减少——血压下降；

过敏性休克(如青霉素)，外周血管扩张——循环血量相对减少——血压下降。

三、静脉血压与静脉血流

1. 中心静脉压

（1）定义 通常将右心房和胸腔内大静脉的血压称为中心静脉压，其正常变动范围为4~12cmH_2O；各器官静脉血压称为外周静脉压。

（2）影响因素：中心静脉压的高低取决于心脏射血能力和静脉回心血量。

①心脏射血能力：心脏收缩力增强，每搏量较多，心腔余血量较少，中心静脉压就较低。反之，心脏射血能力减弱时，中心静脉压就升高。

②静脉回心血量：静脉回流量大、速度快，中心静脉压升高。

（3）测定中心静脉压的临床意义：①判断心功能；②指导输血、输液。

2. 静脉回心血量及其影响因素

静脉回心的动力＝外周静脉压－中心静脉压，单位时间内的静脉回心血量取决于外周静脉压和中心静脉压的差，以及静脉对血流的阻力。

表 1-17　静脉回心血量及其影响因素

影响因素	变化	静脉回心血量	作用机制
体循环平均充盈压	↑	↑	外周静脉压与中心静脉压差增大
	↓	↓	外周静脉压与中心静脉压差减小
心脏收缩力量	↑	↑	心舒期抽吸力增大
	↓	↓	心舒期抽吸力变小
体位改变	立位变卧位	↑	外周静脉压与中心静脉压差加大
	卧位变立位	↓	身体低垂部分血管扩张
骨骼肌的挤压作用	肌肉运动↑	↑	肌肉收缩期挤压和舒张期抽吸作用增强。持续收缩则静脉回流减少
	肌肉运动↓	↓	
呼吸运动	胸内负压↑	↑	吸气时，胸内负压增大，腔静脉扩张，静脉回流增加；呼气时则减少
	胸内负压↓	↓	

[经典例题 2]

中心静脉压的高低取决于下列哪项因素

A. 血管容量和血量　　　　　　　　　B. 动脉血压和静脉血压之差

C. 心脏射血能力和静脉回心血量　　　D. 心脏射血能力和外周阻力

E. 外周静脉压

[参考答案] 2. C

四、组织液的生成与回流及其影响因素

1. 组织液的生成

（1）组织液生成与回流的部位——毛细血管

组织液是血浆滤过毛细血管壁生成的，同时组织液又通过毛细血管壁重吸收回流入毛细血管。

（2）组织液生成与回流的动力——有效滤过压

有效滤过压＝（毛细血管血压＋组织液胶体渗透压）－（血浆胶体渗透压＋组织液静水压）。

流经毛细血管的血浆，有 0.5%~2% 在毛细血管动脉端以滤过的方式进入组织间隙，其中约 90% 在静脉端被重吸收回血液，其余的 10% 进入毛细淋巴管，成为淋巴液。

2. 影响组织液生成的因素

表 1-18　影响组织液生成的因素

影响因素	临床实例
毛细血管血压升高	充血、淤血引起的水肿 如：心源性水肿（右心衰下肢水肿、左心衰肺水肿），下肢静脉血栓形成，下肢淤血引起的水肿
血浆胶体渗透压降低	低蛋白血症（如肝炎、肾炎、严重营养不良）

医学教育网 www.med66.com

续表

影响因素	临床实例
毛细血管通透性	炎症性水肿、过敏性水肿
淋巴液回流受阻	丝虫病导致的淋巴管阻塞；乳癌阻塞淋巴管引起的水肿

促进组织液生成的主要动力是——毛细血管血压；

促进组织液回流的主要动力是——血浆胶体渗透压。

第三节　心血管活动的调节

一、神经调节

1. 心血管神经支配

表 1-19　心脏的神经支配

	心交感神经	心迷走神经
中枢	T_{1-5}	延髓背核疑核
神经递质	去甲肾上腺素(NE)	乙酰胆碱(Ach)
受体	β	M
支配部位	窦房结、房室交界、房室束、心房肌、心室肌	窦房结、房室交界、房室束、心房肌(心室肌迷走神经较少，对 Ach 不敏感)
作用	细胞膜对 Ca^{2+} 通透性增高； 对 K^+ 通透性降低	细胞膜对 Ca^{2+} 通透性降低； 对 K^+ 通透性增高
效应	正性变时、变力、变传导—— 心率加快 房室传导加快 心肌收缩力增强 心输出量增多 血压升高	负性变时、变力、变传导—— 心率减慢 房室传导减慢 心肌收缩力减弱 心输出量减少 血压降低

另：交感缩血管神经，人体内绝大多数血管只受交感缩血管神经的单一支配。节后纤维末梢释放的递质为去甲肾上腺素。血管平滑肌细胞有 α 和 $β_2$ 肾上腺素能受体。

2. 压力感受性反射　最重要的心血管反射是颈动脉窦和主动脉弓压力感受性反射。由于此反射引起的效应主要是血压下降，所以也称为降压反射。

(1)压力感受器：感受装置是位于颈动脉窦和主动脉弓血管外膜下的感觉神经末梢，称为动脉压力感受器。动脉压力感受器并不是直接感受血压的变化，而是感受血管壁的机械牵张程度。当动脉血压升高时，动脉管壁被牵张的程度就增大，压力感受器发放的神经冲动也就增多。在一定范围内，压力感受器的传入冲动频率与动脉管壁的扩张程度成正比。

(2)传入神经和中枢联系：颈动脉窦压力感受器的传入神经纤维组成颈动脉窦神经，窦神经加入舌咽神经，进入延髓，到达孤束核。主动脉弓压力感受器的传入神经纤维行走于迷走神经干内，然后进入延髓，到达孤束核。

(3)反射效应：动脉血压升高时，压力感受器传入冲动增多，通过中枢整合机制，使心迷走紧张加强，心交感紧张和交感缩血管紧张减弱，其效应为心率减慢，心排出量减少，外周阻力降低，故动脉血压下降。反之，当动脉血压降低时，压力感受器传入冲动减少，使迷走紧张减弱，交感紧张加强，于是心率加快，心排出量增加，外周阻力增高，血压回升。该反射引起的主要效应是使血压下降。

（4）生理意义：压力感受性反射是一种负反馈调节，其生理意义在于保持动脉血压的相对恒定，防止动脉血压过高或过低。压力感受性反射在动脉血压的长期调节中并不起重要作用。该反射的主要作用是在心输出量、外周阻力、血容量等发生突然变化时，对动脉血压进行快速调整。

[经典例题1]

降压反射的生理意义是

A. 降低动脉血压   B. 升高动脉血压

C. 减弱心血管活动   D. 增强心血管活动

E. 维持动脉血压相对稳定

[参考答案]1. E

二、体液调节

1. 肾素-血管紧张素系统（RAS）　是人体重要的体液调节系统，对心血管的正常发育，心血管功能稳态、电解质和体液平衡的维持，以及血压的调节均有重要作用。

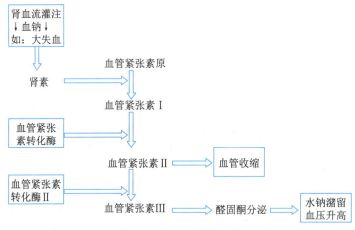

图1-11　RAS作用体系

（1）RAS构成：①肾素：由肾小球近球细胞分泌；②血管紧张素原：由肝脏合成；③血管紧张素Ⅰ：肾素可将血管紧张素原激活为血管紧张素Ⅰ；④血管紧张素Ⅱ：血管紧张素转化酶（ACI）可将血管紧张素Ⅰ转化为血管紧张素Ⅱ；⑤血管紧张素Ⅲ：血管紧张素Ⅱ被进一步水解为血管紧张素Ⅲ。

（2）RAS的激活：①当各种原因引起肾血流灌注减少时，肾素分泌就会增多。②血浆中 Na^+ 浓度降低时，肾素分泌也增加。③交感神经兴奋，入球小动脉收缩，肾素分泌增加。

（3）血管紧张素Ⅱ（AngⅡ）的生物活性：AngⅡ是已知最强的缩血管活性物质之一，可通过中枢和外周机制，使外周阻力增大，血压升高。机制包括：①使全身微动脉收缩，外周阻力增大，血压升高；也可使静脉收缩，回心血量增多；②兴奋交感神经：作用于交感神经末梢上的血管紧张素受体，使交感神经末梢释放去甲肾上腺素增多；还可作用于中枢神经系统内一些神经元的血管紧张素受体，使交感缩血管紧张加强；③刺激肾上腺皮质球状带细胞合成和释放醛固酮，促进肾小管和集合管对 Na^+ 和水的重吸收，并使细胞外液量增加。

（4）其他血管紧张素的生物活性：血管紧张素Ⅰ不具有生理活性。AngⅢ的缩血管效应仅为血管紧张素Ⅱ的10%~20%，但刺激肾上腺皮质合成和释放醛固酮的作用较强。

（5）临床意义：在正常生理情况下，循环血中血管紧张素Ⅱ浓度较低，因此，对正常血压的维持作用不大。在某些病理情况下，如失血、失水时RAS系统的活动加强，并对循环功能的调节起重要作用。

2. 肾上腺素和去甲肾上腺素

（1）来源：肾上腺素和去甲肾上腺素属于儿茶酚胺。循环血液中的肾上腺素和去甲肾上腺素主要由肾上腺髓质分泌，其中肾上腺素约占80%，去甲肾上腺素约占20%。

（2）肾上腺素：①机制：肾上腺素可与 α 和 β（β_1、β_2）两类肾上腺素能受体结合。在心脏，肾上腺素与 β_1 肾上腺素能受体结合，产生正性变时和变力作用，使心排出量增加。在血管，肾上腺素的作用取决于血管平滑肌上 α 和 β_2 肾上腺素能受体分布的情况。在皮肤、肾、胃肠道的血管平滑肌上，α 肾上腺素能受体在数量上占优势，肾上腺素的作用是使这些器官的血管收缩；在骨骼肌和肝的血管，β_2 肾上腺素能受体占优势，这类受体被激活时引起血管舒张。②效应：小剂量的肾上腺素常以兴奋 β_2 肾上腺素能受体的效应为主，引起血管舒张，外周阻力降低；大剂量的肾上腺素以缩血管为主，使外周阻力增大。

（3）去甲肾上腺素：①机制：去甲肾上腺素主要与 α 肾上腺素能受体结合，也可与心肌的 β_1 肾上腺素能受体结合，但和血管平滑肌的 β_2 肾上腺素能受体结合的能力较弱。②效应：静脉注射去甲肾上腺素，可使全身血管广泛收缩，动脉血压升高；血压升高又使压力感受性反射活动加强，压力感受性反射对心脏的抑制效应超过去甲肾上腺素对心脏的直接效应，故心率减慢。

（4）临床应用：临床上常把肾上腺素用作强心剂，去甲肾上腺素用作升压药。

3. 血管升压素（VP）　血管升压素（VP）又称抗利尿激素（ADH）。

（1）来源：是由下丘脑神经元合成的激素。

（2）功能：其名称反映了该激素的两种调节功能，一是增强肾集合管对水的重吸收，起到抗利尿作用；二是维持血容量，而且还能促使血管收缩，升高血压，对维持血压的稳态非常重要。

（3）调节机制：①当血浆晶体渗透压升高时，可通过下丘脑渗透压感受器促进 VP（ADH）释放；②当血容量减少、血压降低时，可通过容量感受器和压力感受器反射性促进 VP（ADH）释放。

4. 血管内皮生成的血管活性物质

（1）舒血管物质：主要有一氧化氮（NO）和前列环素（PGI_2）；

（2）缩血管物质：内皮素（ET）有强烈而持久的缩血管效应，并能促进细胞增殖与肥大，并参与心血管细胞的凋亡、分化、表型转化等多种病理过程。

第五章　呼　吸

第一节　肺的通气功能

一、呼吸及其基本过程

整体而言，机体与环境之间的气体交换称为呼吸。这是因为机体在新陈代谢的过程中，不断地消耗 O_2，同时产生 CO_2。而机体自身无有效储备 O_2，也不能有过多 CO_2 在体内潴留。因此，需要不断地从外界摄取 O_2 并排出 CO_2。

呼吸过程包括三个连续的环节：①外呼吸：指外界空气与血液在肺部实现的气体交换，包括肺通气和肺换气两方面；②气体在血液中的运输：指机体通过血液循环，把肺的 O_2 运送到组织细胞，又把组织细胞代谢产生的 CO_2 运送到肺的过程；③内呼吸：是指血液通过组织液与细胞之间的气体交换过程，也称为组织换气。

二、肺通气原理

(一)肺通气的动力　肺泡与外界环境之间的压力差是肺通气的直接动力，呼吸肌的节律性舒缩所引起的胸廓节律性扩大和缩小则是肺通气的原动力。

呼吸肌收缩(舒张)→胸廓的扩大(缩小)→肺的扩张(回缩)→肺泡内压<大气压(肺泡内压>大气压)→气体进(出)肺。

1. 呼吸运动　呼吸肌收缩和舒张引起的胸廓节律性的扩大和缩小称为呼吸运动。主要的吸气肌为膈肌和肋间外肌，主要的呼气肌为肋间内肌和腹肌；此外，还有一些辅助吸气肌，如斜角肌、胸锁乳突肌等。

表 1-20　平静呼吸与用力呼吸

平静呼吸	吸气是主动的，呼气是被动的 吸气主要由膈肌、肋间外肌收缩完成；呼气是膈肌、肋间外肌舒张完成
用力呼吸	吸气和呼气都是主动的 吸气由膈肌、肋间外肌、辅助吸气肌参与；呼气由肋间内肌、腹肌参与收缩

表 1-21　呼吸运动的形式

形式	表现	主要参与的肌肉	出现的可能原因
腹式呼吸	腹壁起伏	膈肌	提示胸部疾病，也见于幼儿
胸式呼吸	胸壁起伏	肋间外肌	提示腹部活动受限
混合式呼吸	腹壁和胸部都有起伏	膈肌和肋间外肌	正常呼吸形式

2. 肺内压　肺内压是肺泡内的压力

(1)吸气初：肺内压<大气压，吸气开始；吸气末：肺内压=大气压，吸气停止。

(2)呼气初：肺内压>大气压，呼气开始；呼气末：肺内压=大气压，呼气停止。

3. 胸膜腔和胸膜腔内压

(1)胸膜腔：在肺和胸廓之间存在一密闭性腔隙，称胸膜腔，由紧贴于肺表面的胸膜脏层和紧贴于胸廓内壁的胸膜壁层构成。胸膜腔内没有气体，仅有少量浆液。作用：①润滑；②使两层胸膜紧贴在一起。若胸膜破裂，胸膜腔与大气相通，空气立即进入胸膜腔形成气胸，使两层胸膜分开，肺因本身的弹性回缩力而塌陷(肺不张)。

(2)胸膜腔内压：正常情况下，胸膜腔内压总是低于大气压，故又称胸内负压。胸膜腔内压=大气压-肺弹性回缩力。在吸气末和呼气末，肺内压=大气压=0，则胸膜腔内压=-肺弹性回缩力。平静呼吸时，无论吸气还是呼气，胸膜腔内的压力始终为负值。吸气末胸膜腔内负压最大。

(3)胸内负压生理意义：①胸腔负压牵引肺，维持肺的扩张状态，并使肺随着胸廓的扩张而扩张；②有利于胸腔内的腔静脉和胸导管等扩张，从而促进静脉血液和淋巴液回流。

[经典例题 1]

平静吸气时，参与呼吸动作的主要肌肉是

A. 斜角肌和胸锁乳突肌　　　　　　　B. 膈肌和肋间内肌

C. 肋间外肌和膈肌　　　　　　　　　D. 肋间内肌和腹壁肌

E. 肋间内肌和肋间外肌

[参考答案] 1. C

(二)肺通气的阻力

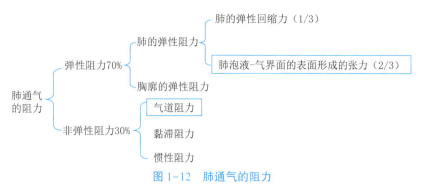

图 1-12　肺通气的阻力

1. 弹性阻力

（1）弹性阻力和顺应性的关系：弹性组织在外力作用下变形时，有对抗变形和弹性回位的倾向，为弹性阻力。顺应性是指在外力作用下弹性组织的可扩张性，容易扩张者，顺应性大，弹性阻力小；不易扩张者，顺应性小，弹性阻力大。顺应性与弹性阻力呈反比关系。

（2）肺弹性阻力：肺弹性阻力=肺组织本身的弹性回缩力+表面张力产生的回缩力。

①肺组织本身的弹性回缩力：主要来自弹性纤维和胶原纤维（占肺总弹性阻力 1/3）。

②表面张力：主要来自肺泡液-气界面表面张力（占肺总弹性阻力 2/3）。

（3）肺泡表面活性物质

表 1-22　肺泡表面活性物质

来源	肺泡Ⅱ型细胞分泌的一种复杂的脂蛋白混合物
成分	主要成分是二棕榈酰卵磷脂（DPPC）
分布于	肺泡表面
作用	降低肺泡表面张力
功能	①降低吸气阻力，减少吸气做功 ②维持肺泡稳定性：吸气时防止肺泡过度膨胀破裂、呼气时防止肺泡塌陷；防止大肺泡过度膨胀、小肺泡萎陷 ③防止肺水肿，避免表面张力对毛细血管血浆和组织液产生的"抽吸"作用
临床意义	①肺炎、肺栓塞等，可因肺泡表面活性物质合成减少而发生肺不张 ②早产儿因肺不成熟，缺乏肺泡表面活性物质，易发生新生儿呼吸窘迫综合征

（4）胸廓的弹性阻力：主要来自胸廓的弹性成分。胸廓处于自然位置时，肺容量为肺总量的 67%（相当于平静吸气末的肺容量）。

平静吸气末→胸廓无变形→无弹性阻力。

深吸气→肺容量>肺总量的 67%→弹性阻力向内→成为吸气的阻力，呼气的动力。

深呼气→肺容量<肺总量的 67%→弹性阻力向外→成为吸气的动力、呼气的阻力。

胸廓的弹性阻力可以用胸廓的顺应性来表示。

临床意义：肥胖、胸廓畸形、胸膜增厚、腹腔内占位病变——胸廓顺应性降低。

2. 非弹性阻力　包括惯性阻力、黏滞阻力、气道阻力。其中气道阻力是非弹性阻力的主要成分（占 80%~90%）。健康人，平静呼吸时的总气道阻力主要发生在鼻（约占总阻力 50%），声门（约占 25%）及气管和支气管（约占 15%）等部位，仅 10% 的阻力发生在口径小于 2mm 的细支气管。气管口径是影响气道阻力的主要因素。

[经典例题 2]

下列关于肺表面活性物质成分和功能的描述，正确的是

A. 有助于维持肺泡的稳定性　　　　　　　B. 主要成分是糖脂复合物

C. 可防止肺气肿的发生　　　　　　　　　D. 由肺泡Ⅰ型上皮细胞合成与分泌

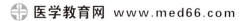

E. 主要作用是增加肺泡表面张力

[参考答案] 2. A

支气管痉挛、炎症致气管黏膜水肿——气道口径小——气道阻力大，通气量减小；

交感神经兴奋→激动气管平滑肌 β_2 受体→气管扩张，口径大→气道阻力小，通气量大；

副交感神经兴奋→激动气管平滑肌 M 受体→气管收缩，口径小→气道阻力大，通气量小。

三、肺活量与用力呼气量

表 1-23　肺活量与用力呼气量

指标	计算方法	正常值			生理意义
肺活量	潮气量+补吸气量+补呼气量	成年男性 3500ml 女性 2500ml			反映肺通气功能的指标，但不能充分反映肺组织的弹性状态和气道的通畅程度
用力呼气量		1s	2s	3s	反映一定时间内所能呼出的气量，是评价肺通气功能的较好指标
		83%肺活量	96%肺活量	99%肺活量	

四、肺通气量与肺泡通气量

表 1-24　肺通气量与肺泡通气量

指标	定义	成人正常值
肺通气量	每分钟吸入或呼出的气体总量 肺通气量=潮气量×呼吸频率	6~9L
最大通气量	尽力作深快呼吸时，每分钟所能吸入或呼出的最大气量	70~120L
解剖无效腔	每次吸入的气体，一部分将留在鼻(或口)与终末细支气管之间的呼吸道内，不参与气体交换，这部分呼吸道的容积，称解剖无效腔	150ml
肺泡无效腔	进入肺泡内的气体，因血液在肺内分布不均而不能都与血液进行气体交换，未发生气体交换的这一部分肺泡容量	——
生理无效腔	生理无效腔=解剖无效腔+肺泡无效腔≈解剖无效腔	——
肺泡通气量	肺泡通气量=(潮气量-无效腔气量)×呼吸频率 每分钟吸入肺泡的新鲜空气量，可反映真正有效的气体交换量	每次呼吸仅使肺泡内的气体更新1/7

第二节　呼吸气体的交换与运输

一、肺换气和组织换气

1. 形式　单纯扩散。肺泡气中 O_2→血液；血液中的 CO_2→肺泡。

2. 动力　气体分压差(张力差)，O_2 和 CO_2 扩散极为迅速，不到 0.3 秒，血液流经肺毛细血管全长约 1/3 时，已经基本上完成交换过程。

表 1-25　气体交换(肺换气/组织换气)

	肺泡气(空气)	静脉血	动脉血	组织
PO_2	102 ——→ 40		97~100 ——→ 30	
PCO_2	40 ←—— 46		40 ←—— 50	

O_2——"从外向内"扩散——O_2分压：最高是肺泡气、最低是组织(细胞内液)。

CO_2——"从内向外"扩散——CO_2分压：最高是组织(细胞内液)，最低是肺泡气。

3. 影响肺换气的因素

表 1-26 影响肺部气体交换的因素

影响因素	关系	临床意义
呼吸膜的厚度	肺换气效率与呼吸膜厚度呈反比	肺纤维化、肺水肿时→呼吸膜增厚→肺换气↓
呼吸膜的面积	肺换气效率与面积呈正比	运动时→呼吸膜面积↑ 肺不张、肺实变、肺栓塞时→呼吸膜面积↓
通气/血流比值(V_A/Q)	$V_A/Q>0.84$：通气过度或血流减少 $V_A/Q<0.84$：通气不足或血流相对过剩	$V_A/Q=0.84$，正常人，肺换气效率最高 $V_A/Q>0.84$，相当于肺泡无效腔加大，如：肺栓塞 $V_A/Q<0.84$，相当于发生了功能性动-静脉短路，如：支哮、气管异物 V 注意：肺气肿——上述两种 V_A/Q 异常均可发生，故肺换气严重障碍

[经典例题 1]

决定肺部气体交换方向的主要因素是

A. 气体的溶解度　　　　　　　　　　　B. 气体的分压差

C. 肺泡膜的通透性　　　　　　　　　　D. 气体分子量的大小

E. 气体与血红蛋白的亲和力

[参考答案] 1. B

4. 组织换气　流经全身组织的动脉血经气体交换转变为混合静脉血。组织换气的机制和影响因素与肺换气相似，不同的是气体的交换发在液相(血液、组织液、细胞内液)介质之间，且扩散膜两侧氧气和二氧化碳分压差随着细胞内的氧化代谢强度和组织血流量而不同。

二、氧和二氧化碳在血液中的运输的主要形式及氧解离曲线

1. O_2 和 CO_2 在血液中的运输的主要形式

表 1-27 氧和二氧化碳的运输形式

	O_2 的运输形式	CO_2 的运输形式
物理溶解	占 O_2 运输总量的 1.5%	占 CO_2 运输总量的 5%
化学结合(主要形式)	主要方式：氧合血红蛋白(HbO_2)占 O_2 运输总量的 98.5% $Hb+O_2 \underset{O_2分压低(毛细血管)}{\overset{O_2分压高(肺)}{\rightleftharpoons}} HbO_2$	碳酸氢盐(HCO_3^-)，占88%——"最主要" 氨基甲酰血红蛋白(HHbNHCOOH)，占7%——"CO_2 释放最快"

2. 氧解离曲线　即氧合血红蛋白解离曲线；是表示血液 PO_2 与 Hb 氧饱和度间关系的曲线。氧解离曲线呈"S"形，反映 Hb 与 O_2 的亲和力随两者的结合或解离而发生改变，即表示在不同 PO_2 下 Hb 与 O_2 解离与结合的情况。Hb 与 O_2 亲和力高，曲线左移，Hb 与 O_2 亲和力低，则曲线右移。在组织处或当体液的酸度、PCO_2、温度和 2,3-二磷酸甘油酸浓度升高时，Hb 对 O_2 的亲和力降低，有助于 O_2 的解离和释放，以利于组织细胞对 O_2 的利用；反之，在肺部当或送些因素降低时，则 Hb 对 O_2 的亲和力升高，有利于 HbO_2 的形成。

[经典例题 2]

CO_2 在血液中运输的主要方式是

A. 物理溶解

B. 与水结合生成碳酸

C. 与 Hb 结合形成氨基甲酰血红蛋白

D. 形成碳酸氢盐

E. 与血浆蛋白结合

[参考答案] 2. D

第三节　呼吸运动的调节

化学因素对呼吸的反射性调节

指的是动脉血或脑脊液中的 O_2、CO_2 和 H^+ 浓度的变化，通过化学感受器，反射性地改变呼吸运动的过程，称为化学感受性反射。

化学感受器是指其适宜刺激是化学物质的感受器。参与呼吸调节的化学感受器因其所在部位的不同，分为外周化学感受器和中枢化学感受器。

表 1-28　外周化学感受器与中枢化学感受器

	外周化学感受器	中枢化学感受器
位置	颈动脉体（主要调节呼吸） 主动脉体（主要调节循环）	延髓腹外侧浅表部位的头端、尾端 （中枢区不具备化学感受性）
特点	①适宜刺激物为 $H^+\uparrow$、$PaCO_2\uparrow$、$PaO_2\downarrow$ ②感受的是 PaO_2，并不是 O_2 的含量 ③对 $PaCO_2$ 突然增高的调节反应快	①适宜刺激物为 H^+、CO_2 ②对缺 O_2 不敏感，但对 H^+ 的敏感性高 ③对 $PaCO_2$ 突然增高的调节反应慢
生理功能	在机体低 O_2 时，维持对呼吸的驱动	①调节脑脊液的 H^+ 浓度 ②使中枢神经系统有一定稳定的 pH 环境

1. CO_2 对呼吸运动的调节　CO_2 兴奋呼吸的驱动作用是通过两条途径实现的，一是通过刺激中枢化学感受器，再兴奋呼吸中枢；二是刺激外周化学感受器，再兴奋呼吸中枢，但两条途径中前者是主要的。

2. H^+ 对呼吸运动的调节　H^+ 对呼吸的调节也是通过外周化学感受器和中枢化学感受器实现的。中枢化学感受器对 H^+ 的敏感性较外周的高，约为外周的 25 倍。但是，血液中的 H^+ 不易通过血脑屏障，限制了它对中枢化学感受器的作用。脑脊液中的 H^+ 才是中枢化学感受器的最有效刺激。

3. 低 O_2 对呼吸运动的调节　低 O_2 对呼吸的兴奋作用完全是通过外周化学感受器实现的。PO_2 对正常呼吸的调节作用不大；仅当 $PO_2<80mmHg$ 时，即严重缺氧时，肺通气量才有明显的增加；临床上，严重肺气肿、肺心病等导致机体慢性缺氧和 CO_2 潴留，此时中枢化学感受器 CO_2 的刺激已经耐受，此时驱动呼吸主要依靠 $PO_2\downarrow$，故而不能给予纯 O_2，否则可导致呼吸暂停（解除了低氧对外周化学感受器的刺激作用）。

[经典例题 1]

PCO_2 升高引起呼吸加深加快最主要是通过哪部分引起的

A. 直接刺激呼吸中枢

B. 刺激中枢化学感受器而兴奋呼吸中枢

C. 刺激颈动脉窦压力感受器

D. 刺激颈动脉体化学感受器

E. 刺激主动脉体化学感受器

[参考答案] 1. B

PaCO₂可以刺激的感受器——中枢化学感受器(为主)+外周化学感受器。

PaO₂可以刺激的感受器——外周化学感受器。

第六章　消化和吸收

第一节　胃内消化

一、胃液的性质、主要成分及其作用

1. 性质无色、酸性($pH\ 0.9 \sim 1.5$)。

2. 成分盐酸(由壁细胞分泌)、胃蛋白酶原(由主细胞分泌)、黏液(由表面上皮细胞、泌酸腺的黏液颈细胞、贲门腺和幽门腺共同分泌)、碳酸氢盐(由胃黏膜的非泌酸细胞分泌)、内因子(由壁细胞分泌)。

3. 作用

(1)盐酸：①激活胃蛋白酶原成为胃蛋白酶，并提供适宜的酸性环境；②使食物中的蛋白质变性，易于被消化；③杀灭随食物入胃的细菌；④胃酸进入小肠可促进促胰液素、缩胆囊素的释放，从而促进胰液、胆汁和小肠液的分泌；⑤入小肠后有利于小肠吸收铁和钙。

(2)胃蛋白酶原：激活的胃蛋白酶可使胃蛋白酶原转变为胃蛋白酶，即自身催化。胃蛋白酶能使蛋白质水解。

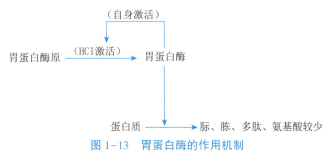

图 1-13　胃蛋白酶的作用机制

(3)内因子：由壁细胞分泌的一种糖蛋白，能与维生素 B_{12} 结合，形成内因子- B_{12} 复合物，保护 B_{12} 免受破坏，并促使其在回肠末端主动吸收，因此胃(大部)切除的患者必须由胃肠外补充维生素 B_{12} 。

(4)黏液-碳酸氢盐屏障：进入胃内的 HCO_3^- 并非直接进入胃液中，而是与胃黏膜表面的黏液联合形成一个抗胃黏膜损伤的屏障，称为黏液-碳酸氢盐屏障。它能有效地保护胃黏膜免受胃内盐酸和胃蛋白酶的损伤。

[经典例题 1]

下列哪项不属于胃液的作用

A. 杀菌　　　　　　　　　　　　　　B. 激活胃蛋白酶原

C. 使蛋白质变性　　　　　　　　　　D. 对淀粉进行初步消化

E. 促进维生素 B_{12} 的吸收

[参考答案] 1. D

二、胃的运动形式

1. 容受性舒张　为胃特有的运动形式，当咀嚼、吞咽食物时，食物刺激咽和食管可通过迷走神经反射性地引起胃壁肌肉舒张。其生理意义是适应大量食物涌入，而胃内压力并不明显升高，从而使胃更好地完成容受和贮存食物的功能。同时防止食糜过早排入小肠，有利于食物在胃内充分消化。

2. 胃的蠕动　空腹时不出现，食物入胃后约 5 分钟，蠕动即开始。蠕动从胃的中部开始，有节律地向幽门方向进行，每分钟 3 次。意义在于：使食物与胃液充分混合，以利于胃液发挥消化作用；搅拌和粉碎食物，并将食物向前推进；促进胃排空。

3. 胃的排空及其控制　食物由胃排入十二指肠的过程称为胃的排空。胃的排空是间断进行的，促进胃排空的因素作用加强，增强胃的运动，使胃内压大于十二指肠，胃即排空一次；食糜排入十二指肠后，抑制胃排空的因素作用加强，从而终止胃的排空。如此往复进行，直至完全排空。胃的排空过程与十二指肠内的消化和吸收过程是相适应的。

(1) 排空速度：一般在食物入胃后 5 分钟开始，不同食物排空速度不同：流体、小颗粒食物快于固体、大块食物；糖类排空最快，蛋白质次之，脂肪最慢；混合食物完全排空约需 4~6 小时。

(2) 胃排空的控制

表 1-29　胃排空的控制因素

	胃内因素——促进胃排空	十二指肠内因素——抑制胃排空
生理作用	加强胃的运动，促进胃排空	抑制胃的运动，延缓胃排空
生理机制	迷走-迷走反射、壁内神经丛反射 促胃液素促进胃的运动	肠-胃反射 促胰液素、抑胃肽等抑制胃的运动
刺激因素	食糜对胃的扩张和刺激	食糜(酸、脂肪、高渗溶液)进入十二指肠后对肠壁的机械性扩张和刺激

[经典例题 2]

能抑制胃排空的因素是

A. 壁内神经丛反射　　　　　　　　　B. 迷走-迷走反射

C. 组胺　　　　　　　　　　　　　　D. 进入胃内的食物

E. 肠-胃反射

[参考答案] 2. E

第二节　小肠内消化

一、胰液和胆汁的性质、成分及作用

1. 胰液的性质、主要成分及其作用

(1) 性质：无色、无嗅、碱性、等渗。

(2) 主要成分：HCO_3^-、胰淀粉酶、胰脂肪酶、胰蛋白酶原和糜蛋白酶原。小肠液中的肠致活酶可以激活胰蛋白酶原，此外，酸、胰蛋白酶本身也能使胰蛋白酶原活化；胰蛋白酶可以激活糜蛋白酶原，转化为有活性的糜蛋白酶。

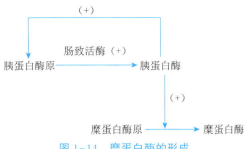

图 1-14　糜蛋白酶的形成

（3）作用：胰液含有糖、脂肪和蛋白质三种营养物质的消化酶，是所有消化液中消化力最强、消化功能最全面的一种消化液。

（4）食物是刺激胰液分泌的自然因素。胰液分泌受神经和体液因素的双重调节，以体液调节为主。

2. 胆汁的性质、成分及作用

表 1-30　胆汁的分泌和排出

分泌	由肝细胞分泌
性质	肝胆汁呈金黄色或桔棕色，pH 7.4；胆囊胆汁颜色较深，呈弱酸性，pH 6.8
成分	水分(占97%)；无机成分(K^+、Na^+、Cl^-、Ca^{2+}、HCO_3^-)； 有机成分(胆盐、胆固醇、胆色素、脂肪酸、卵磷脂、黏蛋白等)；无消化酶
作用	①促进脂肪消化、吸收 ②促进脂溶性维生素的吸收 ③中和胃酸及促进胆汁自身分泌

食物是刺激胆汁分泌和排出的自然因素，按其刺激作用的强弱依次为高蛋白、高脂肪、混合性和糖类食物。胆汁分泌和排出受神经及体液因素的双重调节，以体液调节为主。

[经典例题 1]

激活糜蛋白酶原的是

A. 肠致活酶
B. 盐酸
C. 胰蛋白酶
D. 羧基肽酶
E. 组胺

[参考答案] 1. C

二、小肠的运动形式

1. 小肠的运动

（1）紧张性收缩：是小肠进行其他运动的基础。

（2）分节运动：分节运动是一种以环行肌为主的节律性分段收缩和舒张运动。分节运动在空腹时几乎不存在，进食后才逐渐增强起来。分节运动在小肠上部频率较高，下部较低。作用：①使食糜与消化液充分混合，便于化学性消化；②使食糜与肠壁紧密接触，为吸收创造良好条件；③挤压肠壁，有助于血液和淋巴的回流。

（3）蠕动和蠕动冲：见于消化期。蠕动冲则可一次把食糜从小肠始端推向末端，传播远、速度快。

（4）消化间期移行性复合运动(MMC)其意义与胃 MMC 相似。

2. 回盲括约肌的功能

回盲括约肌平时保持轻度收缩状态，功能：①防止回肠内容物过快进入大肠，有利于消化和吸收的完全进行；②其活瓣样作用阻止大肠内容物向回肠倒流。

3. 小肠运动的调节小肠的运动主要受肌间神经丛调节，食糜的机械和化学性刺激可通过局部反射加强运动。

胃肠共有的运动形式——紧张性收缩、蠕动；

胃特有的运动形式——容受性舒张；

肠特有的运动形式——分节运动。

第三节　吸　收

一、小肠是吸收的主要部位

消化后的小分子营养物质、水和无机盐通过消化管黏膜进入血液和淋巴液的过程，称为吸收。吸收的主要部位在小肠。

1. 小肠有利于吸收的条件

（1）小肠的吸收面积大，通过环状皱褶、绒毛和微绒毛这些结构使其面积增加约 600 倍，达到 $200 \sim 250m^2$。

（2）食物在小肠内停留时间长。

（3）运输条件好，小肠黏膜中有丰富的毛细血管和毛细淋巴管。

（4）食物在小肠内已被分解为适于吸收的小分子物质。

2. 小肠吸收的途径

（1）跨细胞途径；（2）细胞旁途径。

二、食物中主要成分的吸收

1. 水的吸收成人每日摄取水分约 $1 \sim 2L$，分泌各种消化液约 $6 \sim 8L$，即每日经过消化道的液体总量约 8L 以上，绝大部分在小肠内吸收，最后随粪便排出的约 150ml。水的吸收是被动的，NaCl 主动吸收产生的渗透压梯度是水吸收的动力。

2. 钠的吸收小肠黏膜对钠的吸收属于主动转运，依赖于肠上皮细胞基底侧膜上的钠泵活动。

3. 铁的吸收正常人每日吸收铁约 1mg，铁的吸收是一个主动过程，吸收铁的主要部位是在小肠上部。

影响铁吸收的因素：①铁的吸收与人体对铁的需要量有关，体内铁过多时吸收量减少，孕妇、儿童、失血者对铁的吸收量增加；②Fe^{2+} 比 Fe^{3+} 更好吸收，VC、盐酸促进铁的吸收。抗酸药、抑酸药影响铁的吸收。

4. 钙的吸收主要吸收部位是小肠。

（1）吸收方式：十二指肠是跨上皮细胞主动吸收钙的主要部位，小肠各段都可通过细胞旁途径被动吸收钙。从钙吸收的量来看，则后一途径更多。

（2）影响钙吸收的因素：①活化的维生素 D 和机体对钙的需要量是调节小肠钙吸收的最重要因素。②肠内一定的酸度和脂肪等可促进 Ca^{2+} 吸收；食物中磷酸过多可与 Ca^{2+} 形成不溶性化合物，影响吸收。

5. 糖的吸收食物中的糖类一般须被分解为单糖后才能被小肠吸收。其中以半乳糖和葡萄糖的吸收为最快，果糖次之，甘露糖则最慢。葡萄糖的吸收是逆浓度梯度进行的继发性主动转运（Na^+-葡萄糖同向转运体）。

6. 蛋白质的吸收食物中的蛋白质必须在肠道中分解为氨基酸和寡肽后才能被吸收，吸收部位主要在小肠。氨基酸吸收的途径与葡萄糖相似，属继发性主动转运过程（Na^+-氨基酸同向转运体）。寡肽可被小肠上皮细胞摄取后分解为氨基酸而吸收。

7. 其他物质的吸收大部分维生素在小肠上段被吸收，而维生素 B_{12} 在回肠末端被吸收；胆固醇在小肠上部被吸收；脂肪的吸收以淋巴途径为主。

[经典例题1]

吸收胆盐、维生素 B_{12} 的主要部位是

A. 胃
B. 小肠
C. 大肠
D. 回肠
E. 直肠

[参考答案] 1. D

第四节 消化器官活动的调节

一、消化道的神经支配及其作用

1. 外来神经 外来神经即支配胃肠的自主神经：①交感神经：一般对消化活动起抑制性调节作用；②副交感神经：主要有迷走神经和盆神经，一般对消化活动起兴奋性调节作用，少数是肽能纤维，起抑制作用。

2. 内在神经丛 内在神经丛是由无数神经元和神经纤维组成的神经网络，分布于从食管中段到肛门管壁内，形成局部神经反应系统，又称肠神经系统。包括：

①黏膜下神经丛：位于黏膜下层，主要调节腺细胞和上皮细胞的功能；②肌间神经丛：位于环行肌与纵行肌层之间，主要调节平滑肌活动，参与消化道运动的调节。

二、主要胃肠激素及其作用

1. 来源和种类由胃肠道黏膜层的内分泌细胞分泌的激素统称为胃肠激素。

2. 作用胃肠激素的作用主要有：①调节消化腺的分泌和消化道的运动；②调节其他激素的释放；③营养作用，刺激消化道组织的代谢和促进生长。

表 1-31 主要胃肠激素名称

	主要生理作用	引起释放的主要因素
促胃液素 （胃泌素）	促进胃酸和胃蛋白酶的分泌； 使胃窦和幽门括约肌收缩，延缓胃排空； 促进胃肠运动； 促进消化道黏膜生长	蛋白质消化产物； 胃扩张
促胰液素 （胰泌素）	促进胰液及胆汁中（H_2O/HCO_3^-）分泌； 抑制胃酸分泌、胃肠运动； 收缩幽门括约肌，延缓胃排空； 促进胰腺外分泌部生长	盐酸；脂肪酸
缩胆囊素	刺激胰腺分泌； 促使胆囊收缩、松弛壶腹括约肌； 加强小肠和大肠运动； 增强幽门括约肌收缩，延缓胃排空； 促进胰腺外分泌部生长	蛋白质消化产物； 脂肪酸
抑胃肽	刺激胰岛素分泌； 抑制胃酸和胃蛋白酶分泌； 抑制胃排空	葡萄糖、脂肪酸、氨基酸

第七章　能量代谢和体温

第一节　能量代谢

一、能量代谢及其影响因素

(一)能量代谢的概念　能量代谢指的是生物体内与能量代谢伴随发生的能量的释放、转移、储存和利用。

(二)机体可利用的能量形式

1. ATP　ATP是人体各功能活动的直接供能物质，也是能量储存的重要形式。

2. CP 磷酸肌酸(CP)是主要存在于肌肉和脑组织中的另一只高能化合物。CP是ATP的储能库，当ATP消耗过多，CP可将能量转移给ATP；当能量过剩，ATP可将多余能量转给CP。

(三)机体能量的来源及利用

机体可利用的能量来源于食物中糖、脂肪、蛋白质这些营养物质的氧化分解。分解过程中生成的能量50%以上直接转化为热能，用以维持体温，其余部分则以化学能的形式储存在ATP的高能磷酸键中，供机体完成各种功能活动时利用，如肌肉舒缩、生物合成、物质跨膜转运、腺体分泌、递质释放等。

糖类是人体所需能量的主要来源，通常占50%~70%。脂肪也是人体的重要能源物质，且为能量储存的主要形式。人体消耗的能量中，脂肪一般占30%~50%。蛋白质一般不用作提供能量，而是主要用于合成细胞的组分，或合成酶或激素等生物活性物质。只有在某些特殊情况下，如长期不进食或体力极度消耗时，机体才依靠蛋白质分解供能。

(四)影响能量代谢的因素

1. 肌肉活动　对能量代谢的影响最显著。机体耗氧量的增加与肌肉活动的强度成正比。

2. 精神活动　平静思考问题时对能量代谢的影响不大，但当精神处于紧张状态，如烦恼、恐惧或情绪激动时，能量代谢率可显著提高。这是由于随之出现的肌紧张增强以及交感神经兴奋，甲状腺激素、肾上腺激素等刺激代谢的激素释放增多的原因。

3. 食物的特殊动力效应　摄食活动能使机体产生额外的能量消耗，即产热量额外增加，这种现象称为食物的特殊动力效应。三种营养物质中，蛋白质类食物的特殊动力效应最显著(30%)、糖(6%)、脂肪(4%)、混合性食物为(10%)。其临床意义是，为了补充这部分能量消耗，进食时需注意添加。

4. 环境温度　在20~30℃的环境温度中，人体能量代谢最为稳定。低于20℃时，由于寒冷刺激引起骨骼肌肌紧张增强而能量代谢增加；高于30℃时，由于体内生物化学过程加速以及循环、呼吸等功能活动增强，也能使能量代谢增加。

二、基础代谢率

1. 定义　基础代谢率(BMR)是指基础状态下单位时间内的能量代谢。基础代谢是指基础状态是指人体处在清醒、而又非常安静，不受肌肉活动、精神紧张、进食及环境温度等因素影响时的状态。基础代谢率是评价机体能量代谢的指标。基础代谢率比一般安静时的代谢率低，是清醒时的最低水平，但在熟睡时更低，做梦时可增高。

2. 测定　BMR的条件在测定基础代谢率时受试者应在清醒、静卧、无肌紧张。测量前静卧0.5小时以上，无精神紧张，餐后12~14小时，室温保持在20~25℃的条件下进行。基础代谢率的高低与体重不成比例关系，而与体表面积成正比。基础代谢率以每小时，每平方米体表面积的产热量为单位，即 kJ/($m^2 \cdot h$)。

3. 正常值 基础代谢率的实际数值同正常平均值相比较,一般相差±15%之内属正常范围,相差在±20%以上者,才可能是病理性的。

4. 影响 BMR 的因素

(1)生理因素:性别(男性>女性)、年龄(儿童>成人)、月经周期。

(2)病理因素

基础代谢率升高见于甲亢、发热、糖尿病、红细胞增多症、白血病等;

基础代谢率降低见于甲减、肾上腺功能低下、垂体功能低下、肾病综合征、病理性饥饿等。

[经典例题1]

使基础代谢率增高的主要激素是

A. 糖皮质激素　　B. 肾上腺素　　C. 雌激素　　D. 甲状腺激素　　E. 甲状旁腺激素

[参考答案] 1. D

第二节　体　温

一、体温的概念、正常值及生理变动

1. 概念 指机体核心部分的平均温度。体内各器官的代谢水平不同,其温度也略有差别,由于血液不断循环,深部各器官的温度会趋于一致。因此深部血液的温度可代表各内脏器官的平均温度。临床上通常用直肠、口腔和腋窝等部位的温度来代表体温。

2. 体温的正常变动 正常体温变动范围一般不超过1℃。

(1)昼夜节律:指人体体温在一昼夜之中的周期性波动。清晨2~6时最低,午后1~6时最高。体温的昼夜节律由下丘脑视交叉上核控制。

(2)性别影响:成年女子体温平均比男子高约0.3℃,且其基础体温随月经周期而发生波动,其规律为:月经期和卵泡期较低,排卵日最低,排卵后(黄体期内)体温较高。排卵后体温升高是由于黄体分泌的孕激素的作用所致。

(3)年龄影响:新生儿期,由于体温调节机制发育不完善,易受环境温度影响;儿童的体温较高,以后随年龄的增长,体温逐渐变低,老年人最低。

(4)肌肉活动影响:由于代谢增强,因而产热量增加。

(5)其他影响:精神紧张、情绪激动、进食等影响能量代谢的因素都能影响体温变动。

二、机体的主要产热器官和散热方式

人体之所以能维持恒定的体温,是在体温调节机制的控制下产热与散热过程处于动态平衡的结果。

1. 主要产热器官 安静时,机体的主要产热器官是内脏,按单位重量计算,肝是产热量最大的器官。运动、劳动时及发热初期体温升高时,骨骼肌是最主要的产热器官。新生儿的棕色脂肪参与非寒战产热。

2. 散热方式 人体散热的主要部位是皮肤。皮肤散热有以下几种方式:

表 1-32　人体散热的几种方式

	辐射散热	传导散热	对流散热	蒸发散热
定义	人体以热射线(红外线)的形式将体热传给外界较冷的物质	机体的热量直接传给与之接触的温度较低的物体	通过气体流动进行气体交换的一种散热方式	水分从体表蒸发时吸收热量而散发体热的一种方式
散热条件	皮温>环境温度	皮温>环境温度	皮温>环境温度	皮温>环境温度(不感蒸发);皮温≤环境温度(可感蒸发)

续表

	辐射散热	传导散热	对流散热	蒸发散热
散热面积	有影响	有影响	有影响	有影响
环境温度	有严重影响	有影响	有影响	有影响
环境湿度	–	–	有影响	有影响
风速	–	–	有影响	有影响
生理特点	安静状态下的主要散热方式	肥胖者传导散热量少	散热量受风速影响极大	高温环境中唯一有效的散热方式
举例	空调	冰帽	风扇	酒精擦浴

第八章　肾脏的排泄功能

第一节　尿　量

一、尿量的正常值

正常成年人的尿量为 1~2L/d，平均 1.5L/d。受摄入水量和通过其他途径排出水量多少的影响，尿量可呈现一定幅度的变化。

二、多尿、少尿、无尿的概念

如果尿量经常保持在 2500ml/d 以上，称为多尿；在 100~400ml/d，称为少尿；在 100ml/d 以下，则称为无尿，均属于不正常现象。多尿可因水分丢失过多而发生脱水，少尿或无尿可使代谢产物蓄积体内，这些变化都将扰乱机体内环境的相对稳定，影响机体正常的生命活动。

第二节　尿液生成的基本过程

尿生成的基本过程包括肾小球的滤过、肾小管和集合管的重吸收、肾小管和集合管的分泌三个基本过程。

一、肾小球的滤过、有效滤过压和肾小球滤过率

肾小球滤过是指血液流经肾小球时，血浆中的水和小分子溶质通过滤过膜进入肾小囊腔形成滤液（原尿）的过程。滤液中除蛋白质含量极微外，其他成分的含量以及晶体渗透压、pH 等都与血浆基本相同，而血细胞和大分子血浆蛋白不能进入滤液，仍存留在血液中。

肾小球有效滤过压＝肾小球毛细血管血压－（血浆胶体渗透压＋肾小囊内压）

单位时间内（每分钟）两肾生成的滤液盘，称为肾小球滤过率。它是衡量肾功能的一个重要指标，正常成年人安静时的肾小球滤过率约为 125ml/min。

二、肾小管和集合管的重吸收和分泌

1. 肾小管和集合管的重吸收　是指小管液（原尿进入肾小管后改称为小管液）在流经肾小管和集合管时，其中大部分的水和溶质（有的几乎是全部）被小管上皮细胞吸收回血液的过程。由于肾小管各段和集合管对水和溶质的重吸收是有选择的，故水和各类物质的重吸收率不尽相同。按两肾生成的原尿量为 125 ml/min 计算，

则日生成量可达 180L，而终尿量平均为 1.5L/d，说明原尿中的水 99% 以上被重吸收，对葡萄糖和氨基酸可全部重吸收，对 Na^+ 和 HCO_3^- 等可大部分重吸收，对尿素和磷酸根等可部分重吸收，对肌酐等代谢产物和进入体内的异物(如药物及其代谢产物等)则不被重吸收而全部排出体外。这种选择性重吸收作用，既保留了对机体有用的物质，又清除了对机体有害的和过剩的物质，从而实现了对内环境的净化作用。肾小管各段中，近端小管的重吸收能力强，小管液中的各种营养物质几乎全部在近端小管被重吸收。此外，小管液中大部分水和电解质及部分尿素、尿酸等，也在该段被重吸收。近端小管重吸收水、盐的量很多，但不受调节；而远曲小管和集合管重吸收水、盐的量较少，却可根据机体的水、盐平衡状态进行调节，水的重吸收主要受抗利尿激素调节，Na^+ 和 K^+ 的转运主要受醛固酮调节。

2. 肾小管和集合管分泌　肾小管和集合管上皮细胞将其自身代谢产物排入小管液中的过程称为分泌；将血液中的某些物质排入小管液中的过程则称为排泄。但两者通常并不严格区分，一般统称为分泌。肾小管和集合管主要能分泌 H^+、NH_3、K^+，这对保持体内的酸碱平衡和 Na^+、K^+ 平衡具有重要意义。此外，肾小管和集合管还能将血浆中的某些物质，如：肌酐等，以及进入体内的某些异物，如青霉素、酚红、速尿(呋塞米)、利尿酸等排入小管液。

第三节　影响和调节尿生成的因素

一、影响肾小球滤过的因素

1. 肾小球有效滤过压　决定有效滤过压的三个因素中任何一个因素发生改变，都会影响肾小球有效滤过压，从而改变肾小球滤过率。

(1)肾小球毛细血管血压：在安静状态下，当血压在 80~180mmHg 范围内变动时，由于肾血流量存在自身调节机制，能使肾小球毛细血管血压和肾小球滤过率保持相对稳定。但当动脉血压降到 80mmHg 以下时，超过了其自身调节范围，结果肾血流量减少，肾小球毛细血管血压明显降低，有效滤过压下降，肾小球滤过率减小，可出现少尿，甚至无尿。

(2)血浆胶体渗透压：正常人的血浆胶体渗透压比较稳定。但某些疾病可使血浆蛋白含量明显减少，或由静脉输入大量生理盐水使血浆稀释，均可导致血浆胶体渗透压降低，因而有效滤过压增加，尿量增多。

(3)肾小囊内压：正常情况下，肾小囊内压也较稳定。当肾盂或输尿管结石、肿瘤压迫或其他原因引起输尿管阻塞时，都可使肾盂内压力升高而导致肾小囊内压升高，结果使有效滤过压降低，尿量减少。

2. 肾小球滤过膜

(1)滤过面积：正常成年人两肾总滤过面积在 1.5m² 以上。在病理情况下，如急性肾小球肾炎，炎症部位的肾小球毛细血管管径变窄或完全堵塞，使有效滤过面积明显减小，肾小球滤过率减小，原尿量减少。

(2)通透性：正常人肾小球滤过膜通透性较稳定，一般只允许分子量小于 69000 或有效半径小于 4.2nm 的物质通过；如果物质带负电荷，即使其分子量为 69000，有效半径小于 4.2nm 也不能被滤过。当肾小球发生病变时，滤过膜通透性增大，或滤过膜上带负电荷的糖蛋白减少或消失，将导致尿量增多，并出现不同程度的蛋白尿、血尿；若通透性减小，则导致少尿。

3. 肾血浆流量　在其他条件不变时，肾血浆流量与肾小球滤过率呈正变关系。通常，血液在流经肾小球毛细血管的过程中，由于水不断被滤出，血浆胶体渗透压逐渐升高，有效滤过压逐渐下降至零，所以，并非毛细血管全段都有滤过发生。静脉大量输入生理盐水或 5% 葡萄糖溶液使肾血浆流量增加，肾小球毛细血管内血浆胶体渗透压升高速率和有效滤过压下降速率均减慢，有滤过作用的毛细血管长度增加，肾小球滤过率增大，尿量增多。相反，各种原因引起休克时，交感神经兴奋，肾血管收缩，肾血流量和血浆流量减少，肾小球滤过率减小，尿量减少。

二、影响肾小管重吸收的因素

小管液中溶质的浓度　小管液中溶质浓度高,则小管液渗透压大,因而可妨碍肾小管特别是近端小管对水的重吸收,导致尿量增多,NaCl 排出也增多。这种由于小管液中溶质浓度升高导致的利尿现象,称为渗透性利尿。例如,糖尿病患者的多尿和甘露醇的利尿原理。

三、血管升压素及醛固酮对尿生成的调节

1. **血管升压素**　又称抗利尿激素,由下丘脑视上核(为主)和室旁核的神经内分泌细胞合成和分泌,经下丘脑-垂体束运抵神经垂体储存,并由此释放入血。抗利尿激素通过提高远曲小管(作用较弱)和集合管(主要)上皮细胞对水的通透性,增加水的重吸收而发挥抗利尿作用。血浆晶体渗透压升高、循环血量减少、血压降低、剧烈疼痛和高度精神紧张,以及血管紧张素 II 等体液因子,均可刺激抗利尿激素的合成和分泌,其中血浆晶体渗透压升高最为重要,循环血量减少也很重要。

2. **醛固酮**　醛固酮由肾上腺皮质球状带的细胞分泌,其主要作用是促进远曲小管和集合管上皮细胞对 Na^+ 的重吸收和对 K^+ 的分泌,Cl^- 和水也随 Na^+ 而被重吸收,因而具有维持 Na^+/K^+ 平衡和细胞外液量相对稳定的作用。醛固酮的分泌主要受肾素血管紧张素系统的调节。血管紧张素 II 和血管紧张素 III 均可刺激醛固酮分泌,但前者的缩血管作用较强,而后者主要刺激醛固酮的分泌。此外,血 K^+ 浓度升高和(或)血 Na^+ 浓度降低也可刺激醛固酮分泌;反之,则醛固酮分泌减少。但肾上腺皮质球状带对血 K^+ 浓度的改变更为敏感。

［经典例题 1］

血 K^+ 浓度升高时,分泌增加的激素是

A. 心房钠尿肽 　　　　　　　　　　B. 血管紧张素 II

C. 肾素 　　　　　　　　　　　　　　D. 醛固酮

E. 抗利尿激素

［参考答案］1. D

第九章　神经系统的功能

第一节　突触传递

一、突触及其传递的过程

1. **突触的概念**　突触通常是指神经元与神经元之间发生功能接触的结构。根据突触接触部位的不同,经典的突触一般分为轴-体突触、轴-树突触、轴-轴突触三类。按突触传递效应的不同,可将突触分为兴奋性突触和抑制性突触。

2. **突触的结构**　经典的突触由突触前膜、突触间隙、突触后膜三部分构成。突触前膜与突触后膜两者之间没有原生质相连,而是存在一个宽 20~40nm 的间隙,称为突触间隙。

3. **突触传递过程**　神经-肌接头兴奋的传递就是典型的突触传递,是兴奋从一个细胞传给另一个细胞的过程。当突触前神经元兴奋传到神经末梢时,使突触前膜发生去极化,当去极化达一定水平时,引起突触前膜上的电压门控 Ca^{2+} 通道开放,Ca^{2+} 内流。突触前膜内 Ca^{2+} 浓度的增高,引起突触小泡向前膜移动和前膜接触、融合,最终导致前膜以出胞方式释放神经递质。递质经突触间隙扩散到达突触后膜,作用于突触后膜上特异性受体,引起突触后膜上某些离子通道开放(或关闭),导致突触后膜发生一定程度的去极化

或超极化。这种突触后膜上的电位变化称为突触后电位。

[经典例题 1]

动作电位到达轴突前膜引起递质释放与哪种离子的跨膜移动有关

A. K^+外流　　　B. Ca^{2+}外流　　　C. Na^+内流　　　D. Ca^{2+}内流　　　E. Na^+外流

[参考答案] 1. D

二、兴奋性和抑制性突触后电位

1. 兴奋性突触后电位　当神经冲动抵达突触前膜时，突触前末梢释放兴奋性递质作用于突触后膜受体，提高突触后膜对Na^+和K^+，特别是对Na^+的通透性，Na^+跨突触后膜内流使突触后膜发生去极化，这种突触后膜上的去极化电位变化称为兴奋性突触后电位（EPSP）。EPSP 是一种局部电位，可发生总和，若干个 EPSP 总和使膜去极化达到阈电位水平时，即可在突触后神经元的轴突始段爆发动作电位，并沿着轴突传向轴突末梢。

2. 抑制性突触后电位　当神经冲动抵达突触前膜时，突触前末梢释放抑制性递质作用于突触后膜受体，提高突触后膜对Cl^-和K^+，特别是对Cl^-的通透性，Cl^-跨突触后膜内流使突触后膜发生超极化，这种突触后膜上的超极化电位变化称为抑制性突触后电位（IPSP）。IPSP 使突触后神经元的膜电位远离阈电位水平，不易产生动作电位，即对突触后神经元产生抑制效应。IPSP 也是一种局部电位，也可发生总和，若干个 IPSP 总和的结果是使抑制效应更强。

三、中枢兴奋传播的特征

1. 单向传递　中枢兴奋传播经化学性突触传递时，只能从突触前末梢传向突触后神经元，即向一个方向传递。其意义是限定神经兴奋传导所携带的信息只能沿指定路线运行。

2. 突触延搁　兴奋在中枢传播时较慢的现象称为突触延搁。因为兴奋经过一个化学性突触需要 0.3～0.5毫秒，比在神经纤维上传导要慢得多。反射通路上跨越的化学性突触数目越多，则兴奋传递所需的时间也越长。

3. 总和　突触后神经元发生兴奋需要多个 EPSP 总和达到阈电位才能引发，总和包括时间性总和空间性总和。

4. 兴奋节律的改变　突触后神经元的兴奋节律往往不同于突触前神经元，从而兴奋节律发生改变。

5. 对内外环境变化敏感和易疲劳　因突触间隙与细胞外液相通，因此内环境理化因素的变化可影响化学突触传递。易疲劳与神经递质的耗竭有关。

[经典例题 2]

在整个反射弧中，最易出现疲劳的部位是

A. 感受器　　　　　　　　　　　　　　B. 传入神经元

C. 反射中枢的突触　　　　　　　　　　D. 传出神经元

E. 效应器

[参考答案] 2. C

第二节　神经系统的感觉功能

一、感觉传入通路

来自各种感受器的神经冲动经脑神经和脊神经后根进入脊髓，再沿各自的上行通路到达丘脑。由丘脑各部分向大脑皮层投射的通路称为感觉投射系统。根据投射特征的不同分为特异投射系统和非特异投射系统两类。

表 1-33 特异投射系统及非特异投射系统比较

	特异投射系统	非特异投射系统
定义	是指丘脑特异感觉接替核及其投射至大脑皮层的神经通路	是指丘脑非特异感觉接替核及其投射至大脑皮层的神经通路(脑干网状结构上行激动系统)
投射细胞群	丘脑的第一、二类细胞群	丘脑的第三类细胞群
投射范围	投向大脑皮质的特定区域	投向大脑皮质的广泛区域
投射方式	点对点投射	弥散投射,不具有点对点的关系
传导的冲动	特异性的感觉	各种不同感觉的共同上传途径
功能	引起特定感觉,激发大脑皮质发出神经冲动	本身不能单独激发大脑皮质神经元放电,主要是维持和改变大脑皮质兴奋状态
临床意义	不易受药物影响	容易受药物影响,如镇静催眠药

二、痛觉

1. 痛觉及其感受器 痛觉是一组与组织损伤有关的不愉快感觉和情感体验。痛觉感受器两个特点：①无适宜刺激,任何形式的刺激当达到对机体造成伤害的程度时均可使之兴奋并产生痛觉。组织损伤或发生炎症时,由于受损细胞释放的内源性致痛物质有 K^+、H^+、5-羟色胺、缓激肽、前列腺素、降钙素基因相关肽和 P 物质等。②痛觉感受器不易产生适应,痛觉具有报警作用,是机体实现自我保护的重要机制之一。

2. 皮肤痛 当皮肤(体表)受到伤害性刺激时,先后出现快痛和慢痛。

表 1-34 快痛和慢痛的比较

	快痛	慢痛
发生和消失	快	慢
疼痛性质	刀割或针刺样;锐痛,定位明确	烧灼样;钝痛,定位不明确
伴随不愉快情绪	无或不明显	明显存在
传入神经纤维	A_δ 传入纤维	C 类纤维
皮层投射部位	体表第一、第二感觉区	扣带回(属边缘系统)

3. 内脏痛 内脏痛的特征包括：①发生缓慢、疼痛持久、定位不精确；②对机械性牵拉、痉挛、缺血和炎症等刺激十分敏感,而对切割、烧灼不敏感；③常伴有不愉快或不安等情绪活动以及出汗、恶心呕吐、血压降低等自主神经反应。

4. 牵涉痛 是指某些内脏疾病引起的身体远隔的体表部位发生疼痛或痛觉过敏的现象。对牵涉痛的了解有助于某些疾病的诊断。

表 1-35 临床常见内脏疾患的体表牵涉痛部位汇总

内脏疾患	牵涉痛部位
心肌缺血	心前区、左肩和左上臂
膈中央部受刺激	肩上部
胃溃疡和胰腺炎	左上腹和肩胛间
胆囊炎、胆石症发作	右肩区
阑尾炎	上腹部或脐周(发病开始时)
肾结石	腹股沟区
输尿管结石	睾丸

第三节　神经系统对躯体运动的调节

一、骨骼肌牵张反射及其类型

牵张反射的概念　骨骼肌受外力牵拉而伸长时，引起受牵拉的同一肌肉收缩的反射活动，称为牵张反射。有两种类型：腱反射和肌紧张。

表 1-36　腱反射和肌紧张

	腱反射	肌紧张
定义	指快速牵拉肌腱时发生的牵张反射	指缓慢持续牵拉肌腱时发生的牵张反射
作用	肌肉的快速收缩，产生动作	受牵拉肌肉紧张性收缩，阻止被拉长
感受器	肌梭	肌梭
效应器	肌肉收缩速度快的快肌纤维	肌肉收缩速度慢的慢肌纤维
收缩特点	同步性快速收缩，表现明显的动作；不能持久进行，易疲劳	持续性交替收缩，不表现为明显的动作；能持久进行，不易疲劳
反射类型	单突触反射	多突触反射
生理意义	辅助诊断疾病	维持姿势，辅助诊断疾病
举例	膝反射、跟腱反射、肘反射	维持姿势

二、基底神经节对躯体运动的调节功能

1. 基底神经节　基底神经节是大脑皮层下的一些神经核群，包括新纹状体（尾核、壳核）、旧纹状体（苍白球），另外丘脑底核、中脑黑质，在功能上与基底神经节紧密联系，也被归入其中。

2. 基底节运动主要功能　是调节躯体运动。

3. 基底节损害时的主要表现　基底神经节的功能失调将引起运动障碍性疾病。一般来说基底神经节损伤的临床表现可分为两大类：一是运动过少而肌紧张增强，例如帕金森病；另一类是运动过多而肌紧张降低，例如舞蹈病。

表 1-37　帕金森病与舞蹈病

	帕金森病（震颤麻痹）	舞蹈病
病变部位	黑质	纹状体
病变机制	黑质：多巴胺↓ 纹状体：相对 Ach↑	纹状体：Ach↓ 黑质：相对多巴胺↑
临床特点	全身肌张力增高，肌肉强直 随意运动减少，动作缓慢，表情呆板 常伴有静止性震颤	肌张力降低，随意运动增多 （不自主的上肢、头部舞蹈样动作）
药物治疗	左旋多巴（补充多巴胺） 东莨菪碱、苯海索（中枢抗胆碱）	利血平（可使多巴胺耗竭）

三、小脑对躯体运动的调节功能

小脑对调节肌紧张、维持姿势、协调和形成随意运动均起重要作用。在生理学上，根据小脑的传入和传出纤维，可将小脑分为前庭小脑、脊髓小脑和皮质小脑 3 个主要的功能部分，它们对躯体运动的调节有不同的作用。

表 1-38 小脑的主要功能

	前庭小脑	脊髓小脑	皮质小脑
部位	绒球小结叶	蚓部和半球中间部	半球外侧部
功能	维持躯体平衡和眼球运动	调节肌紧张，协调随意运动的控制	参与随意运动的设计和程序编制
受损表现	站立不稳、步基宽、步态蹒跚、容易跌倒、可出现位置性眼球震颤	运动笨拙，随意运动不能很好控制、意向性震颤，肌张力减退、肌无力等，统称为小脑性共济失调	无明显症状，可有起始运动迟缓和已形成的快速而熟练动作的缺失

[经典例题 1]

小脑半球外侧部受损的表现是

A. 运动编程功能受损

B. 运动启动功能受损、熟练动作的缺失

C. 身体平衡功能障碍

D. 意向性震颤

E. 位置性眼球震颤

[参考答案] 1. B

四、大脑皮层对躯体运动调节功能

1. 大脑皮层运动区 包括中央前回、运动前区、运动辅助区和后顶叶皮层。中央前回和运动前区是主要运动区。

2. 运动传出通路 包括两条传出路径：皮层脊髓束、皮层脑干束。

3. 受损表现 临床上，运动传出通路损伤可产生软瘫(柔软性麻痹)和硬瘫(痉挛性麻痹)两种表现。

表 1-39 软瘫和硬瘫的比较

	软瘫	硬瘫
产生原因	脊髓或脑运动神经元损伤	姿势调节系统损伤(即调节肌紧张的中枢部位损伤)
瘫痪范围	较局限	较广泛
随意运动	丧失	丧失
肌萎缩	明显	不明显
肌紧张	减退、肌肉松软	增强，肌肉痉挛
腱反射	减弱或消失	增强
巴宾斯基征	阴性	阳性

软瘫——运动传出通路断了，例如：路面断了；

硬瘫——运动调节系统坏了，例如：没交警了。

第四节 神经系统对内脏功能的调节

一、自主神经系统的主要递质、受体与功能

自主神经对内脏器官的调节作用是通过神经末梢释放神经递质而实现的，自主神经系统的递质主要是乙酰胆碱和去甲肾上腺素，相应的受体为胆碱能受体和肾上腺素能受体。

1. 乙酰胆碱及其受体

（1）胆碱能纤维：以乙酰胆碱为递质的神经纤维称为胆碱能纤维。自主神经系统中的胆碱能纤维包括：①全部交感和副交感神经的节前纤维；②大多数副交感神经节后纤维（除少数释放肽类物质的纤维外）；③少数交感神经节后纤维，指支配温热性汗腺的交感神经节后纤维和支配骨骼肌血管的交感舒血管纤维。此外，躯体运动神经纤维也属于胆碱能纤维。

（2）胆碱能受体

表 1-40　胆碱能受体

	M 受体（毒蕈碱受体）	N 受体（烟碱受体）
分型	5 种亚型（M_{1-5}），均与 G 蛋白耦联受体	2 种亚型（$N_{1,2}$）受体
特点	Ach 效应能被毒蕈碱模拟 Ach 效应能被阿托品阻断	Ach 效应能被烟碱模拟 Ach 效应不能被阿托品阻断 六烃季铵阻断 N_1、十烃季铵阻断 N_2 筒箭毒碱阻断 N_1+N_2
中枢分布	几乎参与了神经系统的所有功能	几乎参与了神经系统的所有功能
周围分布	多数副交感节后（除少数释放肽类、嘌呤类外） 少数交感节后（支配骨骼肌的舒血管和汗腺）	自主神经节的突触后膜上 神经-骨骼肌的终板膜上
效应	心脏活动抑制 支气管、胃肠平滑肌、膀胱逼尿肌、虹膜环形肌收缩 消化性分泌↑，汗腺分泌↑，骨骼肌血管舒张	引起自主节后神经元兴奋 引起骨骼肌收缩

2. 去甲肾上腺素及其受体

（1）肾上腺素能纤维：以去甲肾上腺素为递质的神经纤维称为肾上腺素能纤维。自主神经系统中大部分交感节后纤维（除支配温热性汗腺的交感神经节后纤维和支配骨骼肌血管的交感舒血管纤维外）都属于肾上腺素能纤维。

（2）肾上腺素能受体

表 1-41　肾上腺素能受体的特点

	α 受体	β 受体
分型	2 种亚型（$\alpha_{1,2}$）受体，均与 G 蛋白耦联受体	3 种亚型（β_{1-3}）受体，均与 G 蛋白耦联受体
中枢分布	去甲肾上腺素能神经元参与心血管活动、情绪、体温、摄食、觉醒等的调节 肾上腺素能神经元主要参与心血管活动的调节	同左
周围分布	皮肤、肾、胃肠的血管平滑肌以 α 受体为主	骨骼肌、肝脏的血管平滑肌，心脏以 β 受体为主
特点	哌唑嗪阻断 α_1 受体 育亨宾阻断 α_2 受体 酚妥拉明阻断 $\alpha_1+\alpha_2$	阿替洛尔、美托洛尔阻断 β_1 受体 心得乐（丁氧胺）阻断 β_2 受体 心得安（普萘洛尔）阻断 $\beta_1+\beta_2$
作用	与 NE 结合主要产生平滑肌兴奋效应（血管、子宫、虹膜辐射状肌） 少数为抑制性效应（如小肠舒张）	β_1 与 NE 结合产生正性效应 β_2 与 NE 结合产生抑制效应（血管、子宫、小肠、支气管） β_3 主要分布在脂肪组织，与脂肪分解有关

3. 自主神经系统的功能

自主神经系统是由交感神经系统和副交感神经系统两部分组成。又根据这两部分神经释放的神经递质不同，分为胆碱能系统和肾上腺素能系统；其中胆碱能系统，是指神经末梢释放乙酰胆碱作为递质的神经系统，副交感交感神经一般属于此类。肾上腺素能系统是指神经末梢释放去甲肾上腺素作为递质的神经，交感神经一般属于此类。

表 1-42 自主神经的主要功能

器官	交感神经	副交感神经
对整体生理功能调节的意义	应急反应——剧烈运动、窒息、失血、寒冷环境下等，交感神经兴奋以促使机体适应环境的急变	保护机体、休整恢复、促进消化、积蓄能量、加强排泄和生殖功能
情景想象	打架、被老虎追、迎战	吃饭、睡觉、休息
循环系统	心率增快、心肌收缩力增强	心率减慢、心肌收缩力减弱
呼吸系统	支气管平滑肌舒张	支气管平滑肌收缩，黏液分泌增加
消化系统	分泌黏稠唾液 抑制消化活动——消化腺分泌抑制，胃肠运动减弱，括约肌收缩	分泌稀薄唾液，消化腺 增强消化活动——消化腺分泌增加，胃肠运动增强，括约肌舒张
泌尿系统	抑制排尿——逼尿肌舒张，括约肌收缩	促进排尿——逼尿肌收缩、括约肌舒张
眼	瞳孔扩大——瞳孔开大肌收缩	瞳孔缩小——瞳孔括约肌收缩
皮肤	竖毛肌收缩，汗腺分泌	——
代谢	血糖升高——糖原分解增加、胰岛素分泌减少	血糖降低——糖原分解减少，胰岛素分泌增加

二、脑干和下丘脑的功能

1. 脑干的功能　脑干具有许多重要的内脏活动中枢，其中，延髓具有特别重要的作用。因为呼吸运动、心血管运动、胃肠运动、消化腺分泌等，其基本反射中枢都位于延髓，因此延髓有生命中枢之称。此外，中脑是瞳孔对光反射的中枢。

2. 下丘脑的功能　下丘脑是较高级的内脏活动调节中枢，它所调节的内脏活动通常是较为复杂的生理功能活动中的一部分。包括：体温调节、水平衡调节、本能行为（摄食、饮水和性行为）、情绪调节、内分泌活动调节及生物节律控制等。

第五节　脑的高级功能

条件反射的概念及意义

1. 条件反射的概念　是指机体在后天生活过程中，在非条件反射的基础上，于一定条件下建立起来的反射，简言之，是通过后天训练、学习而获得的反射。例如，给狗喂食可引起唾液分泌，这是非条件反射，食物即非条件刺激。在平时，铃声不会引起狗分泌唾液，因为铃声与唾液分泌无关，故称为无关刺激。但若每次喂食前出现铃声，经多次反复后，只要铃声出现，狗就会分泌唾液。在这种情况下，无关刺激就转变为条件刺激。因此，条件反射是条件刺激与非条件刺激在时间上相结合而建立起来的。这个过程称为强化。

在上述经典条件反射建立后，如果反复应用条件刺激（铃声）而不给予非条件刺激（喂食）强化，条件反射（唾液分泌）就会减弱，最后完全消失。这称为条件反射的消退。条件反射的消退不是条件反射的简单丧失，而是大脑皮质内产生了抑制效应。

2. 条件反射的意义　与非条件反射相比，条件反射更具有预见性、灵活性、精确性，因而对复杂多变的环境变化具有更加完善的适应能力。

第十章　内分泌

第一节　腺垂体激素

腺垂体合成和分泌的激素有6种，包括：①促甲状腺激素(TSH)；②促卵泡激素(FSH)；③黄体生成素(LH)；④促肾上腺皮质激素(ACTH)；⑤生长激素(GH)；⑥催乳素(PRL)。其中前4种可统称为促激素，而FSH和LH可合称为促性腺激素。

一、生长激素(GH)的生理作用

1. 来源由腺垂体合成和分泌，是腺垂体含量最多的激素。

2. 生物作用

(1)促生长作用：生长激素是促进生长发育最重要的激素。能促进骨、软骨、肌肉以及其他组织细胞分裂增生，蛋白质合成增加。生长激素对软骨的作用是通过生长介素(又称胰岛素样生长因子)起作用，而不是直接作用。如果人幼年期缺乏生长激素，将出现生长停滞，身材矮小，但不影响智力，称为侏儒症；若幼年期生长激素分泌过多，发生巨人症；而成年后生长激素分泌过多，将导致肢端肥大症。

(2)促进代谢：促进肝外组织蛋白质合成；促进脂肪分解与氧化；生理水平的生长激素通过刺激胰岛素的分泌使血糖降低，但过量的生长激素则可抑制糖的利用使血糖升高。

(3)参与应激反应：应激时生长激素分泌增多。

二、生长激素分泌的调节

1. 下丘脑的调节作用　生长激素分泌受下丘脑分泌的生长激素释放激素和生长激素抑制激素(生长抑素)的双重调节，前者起促进作用，后者则起抑制作用。一般认为，生长激素释放激素对生长激素分泌起经常性调节作用，而生长激素抑制激素则主要在应激情况下才发挥调节作用。反过来，血中生长激素和IGF-1可对下丘脑和腺垂体产生负反馈调节。

2. 睡眠的影响　生长激素在觉醒状态下分泌量极少；进入慢波睡眠后分泌量明显增多，而转入异相睡眠后 分泌量又复减少。

3. 代谢因素的影响　血糖降低可显著刺激生长激素的分泌，血中氨基酸增多也可刺激其分泌；而血中游离脂肪酸增多则可抑制其分泌。

4. 其他因素　运动、饥饿、应激刺激，以及甲状腺激素、雌激素与雄激素均能促进GH分泌。

第二节　甲状腺激素

一、生理作用

1. 增强能量代谢　基础代谢率增高、耗氧量增加、产热增加。产热效应与Na^+-K^+-ATP酶活性升高、氧化磷酸化加强有关。甲状腺激素是人体调节产热活动最重要的体液因素。

2. 调节物质代谢

(1)蛋白质：生理量的甲状腺激素促进蛋白质合成；大剂量的甲状腺激素(如甲亢)促进蛋白质分解。

（2）糖代谢：血糖先升高后降低——大剂量的 T_3、T_4 可促进糖的吸收和糖异生，因此甲亢患者血糖升高，但 T_3、T_4 还可以促进外周组织对糖的利用，降低血糖，故甲亢患者随后血糖又很快降低。

（3）脂肪：血胆固醇降低——甲状腺激素既可促胆固醇降解，也可促合成，但促分解作用>促合成作用。

3. 促进生长与发育

（1）脑：甲状腺激素能促进神经细胞树突和轴突的形成，也促进髓鞘与胶质细胞的形成，以及促进神经组织内的蛋白质、磷脂、各种重要的酶及递质的合成，因此对神经系统功能的发生与发展极为重要。

（2）骨：主要是刺激骨化中心的发育和软骨骨化。

在胚胎期缺碘或出生后甲状腺功能低下的儿童，脑和骨的发育明显障碍，因而表现为智力迟钝，身材矮小，称为呆小症，又称克汀病。

4. 对中枢神经系统的影响 提高神经系统的兴奋性——甲状腺功能亢进时，主要表现为注意力不集中、过敏疑虑、多愁善感、喜怒失常、烦躁不安、失眠多梦、肌肉震颤等；相反，甲状腺功能低下时，出现记忆力减退，说话和行动迟缓，淡漠无情与终日思睡等状态。

5. 对心血管系统的影响 甲状腺激素可使心率加快，心缩力增强，心输出量与心脏做功增加——甲状腺功能亢进时，可出现心动过速，心肌可因过度耗竭而致心力衰竭。

二、分泌调节

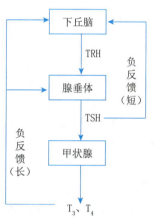

图 1-15 下丘脑-垂体-甲状腺轴的调节

1. 下丘脑-腺垂体-甲状腺轴调节系统又称"TRH-TSH-T_3、T_4 环路"——下丘脑释放的 TRH 通过垂体门脉系统刺激腺垂体分泌 TSH，TSH 刺激甲状腺滤泡增生、甲状腺激素的合成与分泌。当血液中游离的 T_3、T_4 升高到一定水平时又产生负反馈效应，抑制 TSH 和 TRH 的分泌。

2. 甲状腺的自身调节甲状腺可以根据血碘水平，通过自身调节改变摄取与合成甲状腺激素的能力。血碘开始增加时可诱导碘的活化和甲状腺激素合成；但当血碘升高到一定水平后反而抑制碘的活化过程，使甲状腺激素合成减少。

3. 自主神经对甲状腺活动的影响交感神经兴奋时，可使甲状腺激素合成增加，副交感神经的作用相反。

第三节 肾上腺糖皮质激素

一、生理作用

1. 对物质代谢的影响

（1）糖代谢：使血糖升高——促进糖异生，促进糖利用，对抗胰岛素作用。肾上腺皮质功能亢进患者，可出现糖尿。

（2）蛋白质代谢：**促进蛋白质分解**——促进肝外组织蛋白质分解，肝内蛋白合成。糖皮质激素分泌过多时，将出现肌肉消瘦、骨质疏松、皮肤变薄、淋巴组织萎缩等。

（3）脂肪代谢：**促进脂肪分解，使脂肪重新分布**——四肢脂肪分解，头、面、躯干脂肪合成。肾上腺皮质功能亢进时，可出现满月脸、水牛背，呈现"向心性肥胖"的特殊体形。

（4）对水盐代谢的影响　**保钠保水排钾**——对肾远曲小管和集合管重吸收钠和排出钾有较弱的促进作用。另外可降低肾小球入球小动脉血管阻力，增加肾血浆流量而增加肾小球滤过率，有利于水排出。肾上腺皮质功能不全者，排水能力明显降低，严重时可出现水中毒。

2. 在应激反应中的作用

（1）应激反应：当机体遭受到各种有害刺激，如创伤、手术、感染、中毒、缺氧、疼痛、寒冷、恐惧等，腺垂体立即释放大量 ACTH，并使糖皮质激素快速大量分泌，引起机体发生非特异性的防御反应，这一反应称为应激反应。

（2）应激反应的生理意义：此反应有利于机体整体功能的全面动员，提高机体对有害刺激的耐受能力，减轻各种不良反应，对维持机体生命活动具有极其重要的意义。

3. 对其他组织器官的作用　糖皮质激素还能增强骨骼肌的收缩力；促进胎儿肺表面活性物质的合成；临床大剂量使用糖皮质激素，具有抗炎、抗过敏、抗毒、抗休克作用。另对机体整体和组织器官活动影响广泛，主要有：

（1）对血细胞的影响：**顺口溜：红中白板高、酸碱淋巴少**——糖皮质激素可使红细胞、血小板和中性粒细胞数量增加，而使淋巴细胞和嗜酸性粒细胞数量减少。

（2）对循环系统的影响：**血压升高**——能增强血管平滑肌对儿茶酚胺的敏感性（允许作用），有利于提高血管张力和维持血压；还可降低毛细血管壁的通透性，减少血浆滤出，有利于维持血容量。

（3）对胃肠道的影响：**促胃液分泌**——糖皮质激素可促进胃腺分泌胃酸和胃蛋白酶原，也可提高胃腺细胞对迷走神经与促胃液素的反应性，故长期大剂量应用糖皮质激素易诱发或加重消化性溃疡。

（4）对神经系统的影响：提高中枢神经系统的兴奋性。

二、分泌调节

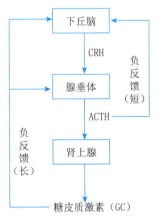

图 1-16　下丘脑-垂体-肾上腺轴的调节

1. 下丘脑-腺垂体-肾上腺皮质轴的调节　又称"CRH-ACTH-GC 环路"，下丘脑分泌的 CRH 促进腺垂体合成和释放 ACTH，继而促进 GC 分泌。下丘脑 CRH 的分泌具有昼夜节律。CRH 的分泌量于清晨醒前为最高，白天维持在低水平，入睡后逐渐降低，午夜降至最低水平，然后逐渐升高。由于下丘脑 CRH 的节律性释放，故 ACTH 和 GC 的分泌量也发生相应的日周期波动。

临床意义：腺垂体病变导致 ACTH 缺乏，则肾上腺迅速萎缩。

2. 负反馈调节　血中糖皮质激素浓度升高，可反馈性减少腺垂体 ACTH 的合成与释放，同时腺垂体对

CRH 的反应性减弱。糖皮质激素的负反馈调节主要作用于垂体，也可作用于下丘脑，称为长反馈；ACTH 还可反馈抑制 CRH 神经元，称为短反馈。

3. 应激时的调节　在应激情况下，有中枢神经系统通过增强"CRH－ACTH－GC"系统的活动，可使 ACTH 和 GC 的分泌量明显增多，完全不受上述轴系负反馈的影响。

第四节　胰岛素

一、生理作用

主要是促进合成代谢，调节血糖稳定。

1. 糖代谢胰岛素是唯一的降血糖激素——降糖机制包括：促进组织细胞对葡萄糖的摄取和利用，加速糖原合成与储存，抑制糖异生，促进葡萄糖转变为脂肪酸，储存于脂肪组织中。(技巧：促进糖消耗、储存、转化；抑制糖异生)

临床意义：胰岛素不足(如糖尿病)，血糖升高，当血糖>肾糖阈，则出现糖尿。

2. 脂肪代谢促进脂肪的合成与储存，抑制脂肪的动员和分解。

临床意义：胰岛素不足(如糖尿病)，脂肪储存减少，分解增加(消瘦)；血脂升高，脂肪酸在肝内分解氧化增多，产生大量酮体(可导致酮症酸中毒)。

3. 蛋白质代谢在各个环节上促进蛋白质合成，抑制蛋白质的分解。

临床意义：胰岛素不足(如糖尿病)，蛋白质分解增加、合成减少，则创伤不易愈合，免疫力低下、肌肉萎缩(糖尿病足、皮包骨)。

二、分泌调节

1. 血糖浓度　血中葡萄糖水平是调节胰岛素分泌最重要的因素。血糖浓度升高时，胰岛素分泌明显增加，促使血糖降低；反之亦然，从而维持血糖水平保持稳定。

2. 氨基酸和脂肪酸的作用许多氨基酸能刺激胰岛素分泌，其中以精氨酸和赖氨酸的作用最强。血中脂肪酸和酮体大量增加时，也可促进胰岛素分泌。

3. 激素的作用促进胰岛素分泌的激素有胃肠激素(包括抑胃肽、胰高血糖样多肽、促胃液素、促胰液素和缩胆囊素，以抑胃肽最显著)，均可通过升高血糖间接刺激胰岛素分泌；抑制胰岛素分泌的激素有生长抑素、肾上腺素。

4. 神经调节胰岛受迷走神经与交感神经支配，前者通过乙酰胆碱作用于 M 受体直接促进胰岛素分泌，也可通过刺激胃肠激素释放而间接促进胰岛素释放；后者通过去甲肾上腺素作用于 α 受体抑制胰岛素分泌。

[经典例题 1]

调节胰岛素分泌最重要的因素是

A. 血中氨基酸浓度

B. 血糖浓度

C. 血中脂肪酸浓度

D. 迷走神经

E. 胰高血糖素

[参考答案] 1. B

1. 使蛋白质合成增加的激素生长激素、生理量的甲状腺激素、胰岛素、睾酮、雌激素。

2. 使蛋白质分解增加的激素糖皮质激素、大量的甲状腺激素。

3. 各种激素缺乏性疾病

①呆小症——幼年时 T_3、T_4 缺乏；②黏液性水肿——成年人 T_3、T_4 缺乏；③甲亢——成年人 T_3、T_4 过多；④巨人症——幼年时 GH 过多；⑤侏儒症——幼年时 GH 过少；⑥肢端肥大症——成人 GH 过多；⑦满月脸、水牛背——GC 过多；⑧佝偻病——幼年时 VD_3 缺乏；⑨骨质疏松——成人 VD_3 缺乏；⑩闭经泌乳综合征——成人 PRL 过多。

第五节　调节钙、磷代谢的激素

一、甲状旁腺激素的生理作用及其分泌调节

1. 生理作用　主要为升高血钙和降低血磷。主要途径有下列三条：

①对肾的作用：PTH 可促进肾近端小管对 Ca^{2+} 的重吸收，减少尿钙排泄，从而升高血钙；同时可抑制近端小管对磷的重吸收，促进尿磷排出，使血磷降低；PTH 还可激活 α-羟化酶，使 25-$(OH)D_3$ 转变为有活性的 1，25-$(OH)_2D_3$。

②对骨的作用：PTH 可促进骨 Ca^{2+} 入血，升高血 Ca^{2+}。但 PTH 分泌过多可增强溶骨过程，导致骨质疏松。

2. 分泌调节　甲状旁腺素主要受血钙水平的调节，间接受血磷、血镁的调节。血钙水平轻微下降，1 分钟内即可增加 PTH 分泌，使血钙迅速回升。

临床上行甲状腺手术时，若不慎误切甲状旁腺可导致严重的低钙血症，出现手足搐搦、惊厥、甚至喉肌痉挛而窒息死亡。

二、降钙素的生理作用及其分泌调节

1. 来源　由甲状腺滤泡旁细胞(或称 C 细胞)合成和分泌。

2. 生物学作用　降钙素具有降低血钙和血磷的作用。

3. 作用机制　主要通过以下途径实现：①对骨的作用：CT 可抑制破骨细胞的溶骨过程、增强成骨过程，使骨组织钙磷沉积增加，从而降低血磷和血钙；②对肾的作用：能抑制肾小管对钙、磷、钠及氯的重吸收，增加尿中钙磷的排泄量。

4. 分泌调节　①血钙：CT 的分泌主要受血钙水平的调节，血钙浓度增加时，CT 分泌增加。CT 与 PTH 对血钙的作用相反，两者共同调节血钙浓度，维持血钙的稳定；②胃肠激素：胃泌素、促胰液素、缩胆囊素、胰高血糖素可刺激 CT 分泌；③血镁：血镁浓度升高可刺激 CT 分泌。

三、维生素 D_3 的生理作用及其生成调节

1. 维生素 D_3 的转化　人体内的维生素 D_3 除来自食物外，相当一部分来自皮肤 7-脱氢胆固醇经日光紫外线照射转化为维生素 D_3 原。维生素 D_3 原首先在肝脏内转变为 25-$(OH)D_3$，然后在肾内进一步转变为活性最高的 1，25-$(OH)_2D_3$。

2. 生物学作用主要作用是升高血钙和血磷。

3. 作用机制通过以下途径实现：①对小肠的作用：促进小肠黏膜上皮细胞对钙和磷的吸收；②对骨的作用：一方面通过增加破骨细胞数量，增加骨的溶解，使骨钙和骨磷释放入血；另一方面，又能刺激成骨细胞的活动，促进骨钙沉积和骨的形成。总的效应是升高血钙。此外，还可以协同PTH升高血钙的作用；③对肾的作用：促进肾小管对钙和磷的重吸收。

4. 生成调节维生素D、血钙、血磷降低时，可促进$1,25-(OH)_2D_3$的生成；PTH可促进$1,25-(OH)_2D_3$的生成；此外$1,25-(OH)_2D_3$的生成还受雌激素的影响。

[经典例题1]

降钙素的主要靶器官是

A. 甲状旁腺　　　B. 肾脏　　　C. 胃肠道　　　D. 骨　　　E. 腺垂体

[参考答案] 1. D

第十一章　生　殖

第一节　男性生殖

睾丸的内分泌功能：睾丸间质细胞能分泌雄激素，主要为睾酮，为类固醇激素。

雄激素的生理作用

1. 对胚胎分化的影响含Y染色体的胚胎在第7周时分化出睾丸，并能分泌雄激素，雄激素可诱导男性内、外生殖器的分化。

2. 对附性器官和第二性征的影响睾酮能刺激附性器官的生长发育，也能促进男性第二性征的出现并维持。

3. 生精作用睾酮和双氢睾酮进入曲细精管，促进生精细胞的分化和精子的生成。

4. 对性行为和性欲的影响是维持正常性欲和性行为的必要条件。

5. 对代谢的影响促进蛋白质合成，尤其是肌肉和生殖器官蛋白质的合成；促进骨骼生长、钙磷沉积；促进红细胞生成。

[经典例题1]

下列关于睾酮功能的叙述，错误的是

A. 促进精子生殖成熟　　　B. 抑制蛋白质合成　　　C. 促进骨骼生长

D. 促进喉结的出现　　　E. 维持正常性欲

[参考答案] 1. B

第二节　女性生殖

一、雌激素和孕激素的生理作用

卵巢分泌的激素主要是雌激素和孕激素，此外，还能分泌抑制素、少量雄激素。卵泡期主要由颗粒细胞和内膜细胞分泌雌激素，而黄体期则由黄体细胞分泌孕激素和雌激素。

1. 雌激素中以雌二醇的生物活性最强，孕激素则以孕酮的活性最强。

医学教育网 www.med66.com

表 1-43　雌激素的生理作用

生殖器官	子宫	促进子宫发育、子宫内膜增生增厚(增殖期)、宫颈黏液量大稀薄、对缩宫素的敏感性增强
	输卵管	促进输卵管上皮增生、分泌增多、运动增强，有利于精子与卵子的运行
	阴道	促进阴道上皮增生、角化，糖原含量增加，阴道分泌物呈酸性，阴道自净能力增强
	卵巢	促进卵泡发育成熟(与 FSH 协同)，促进排卵(诱导排卵前 LH 的分泌高峰)
乳腺和第二性征	乳腺	促进乳腺发育(主要促进乳腺腺管发育)、乳房增大、乳头乳晕着色
	女人味	促使脂肪沉积在"该沉积的地方"、音调高尖、骨盆宽大
其他	乳腺	促进乳腺发育、乳房增大(主要促进乳腺腺管发育)
	骨骼	促进青春期骨的成熟和骨骺闭合；刺激成骨细胞活动(促进骨钙沉积，增加骨坚硬度)、抑制破骨细胞活动(抑制骨质再吸收率，减少骨量丢失)
	心血管	雌激素对心血管有保护作用
	其他	促进蛋白质合成，促进生长发育；降低血浆胆固醇和低密度脂蛋白含量，增加高密度脂蛋白含量；保钠保水排钾(雌激素可使醛固酮分泌增多)

2. 孕激素的生理作用

表 1-44　孕激素的生理作用

生殖器官	子宫	促使增生期的子宫内膜转化为分泌期(铺床、分泌糖原→给宝宝吃) 降低子宫平滑肌对缩宫素的敏感性(不让子宫收缩→摇篮) 抑制母体对胎儿的排斥反应(盾牌→保护胎儿，与母体和谐相处) 宫颈口关闭，宫颈黏液量少黏稠(关上门→避免宝宝被打扰)
	阴道	阴道上皮脱落
	输卵管	蠕动减弱
乳腺		促进乳腺腺泡发育(注意：雌激素刺激腺管发育) 妊娠后，孕激素、雌激素、催乳素一起，使乳腺为泌乳做好准备
其他	产热作用	排卵后，孕激素使基础体温升高 双相体温提示有排卵，单相体温提示无排卵
	代谢	促进钠水排泄 使消化道平滑肌张力下降(早孕反应的原因之一)

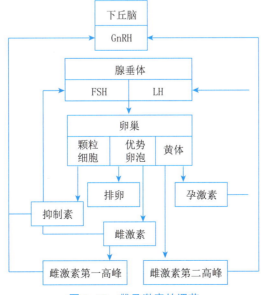

图 1-17　雌孕激素的调节

二、卵巢和子宫内膜周期性变化的激素调节

1. 卵泡期指月经开始(一批原始卵泡开始发育)至排卵(卵泡成熟)的阶段,约 14 天。卵泡期的初期,血液中 E_2、P 水平很低,对腺垂体和下丘脑的负反馈作用减弱,GnRH 和 FSH、LH 浓度逐渐升高,促进卵泡发育,E_2 也逐渐升高。排卵前 1 周,卵泡合成的 E_2 明显增加,从而使 FSH 下降(E_2 对垂体的负反馈作用),LH 仍缓慢升高。在排卵前一天,E_2 水平达高峰(第一高峰),E_2 通过正反馈作用于下丘脑,使 GnRH 分泌增加,GnRH 刺激腺垂体分泌释放 LH,形成血中 LH 高峰。

此期,在雌二醇的刺激下,子宫内膜表现出增殖期的变化。

2. 排卵次级卵母细胞被排出的过程称为排卵。LH 峰是引发排卵的关键因素。排卵前卵泡已基本发育成熟,当 LH 峰出现时,高浓度的 LH 促使卵母细胞进一步分裂成熟,并排卵。

3. 黄体期指排卵开始至下次月经来潮的阶段。排卵后,卵巢周期进入黄体期,卵泡颗粒细胞和内膜细胞分别转化为颗粒黄体细胞和内膜黄体细胞。黄体细胞在 LH 作用下分泌 P 和 E_2,血中孕激素和雌激素水平逐渐升高,一般在排卵后 7~8 天形成雌激素的第二个高峰(第二高峰<第一高峰)和孕激素分泌峰。由于高浓度的孕激素和雌激素对下丘脑、垂体的负反馈作用,抑制 GnRH 和 FSH、LH 的分泌,使黄体后期,FSH 和 LH 一直处于低水平。如未能受精,在排卵后 9~10 天,黄体开始退化,雌、孕激素分泌量逐渐减少,对下丘脑和垂体的负反馈作用减弱,FSH 和 LH 分泌量又开始增加,于是新一个卵巢周期再次开始。

此期,子宫内膜由于孕激素和雌激素的刺激,呈现分泌期改变,为受精卵的着床做准备。若不受孕,黄体退化使孕激素和雌激素浓度迅速下降,引起子宫内膜剥脱形成月经。若受孕且受精卵着床,则胚胎绒毛细胞分泌 hCG,使黄体继续发育,称妊娠黄体。继续分泌孕激素和雌激素,以维持妊娠。

[经典例题1]

在排卵前一天血液中出现黄体生成素高峰,若事先用抗雌激素血清处理动物,则黄体生成素高峰消失。表明黄体生成素高峰是由下列哪种激素高峰诱导的

A. 卵泡刺激素

B. 孕激素

C. 促肾上腺皮质激素

D. 肾上腺皮质激素

E. 雌激素

[参考答案] 1. E

第二篇

生物化学

 考情分析

历年考情概况

常考知识点	历年常考内容	历年分值
蛋白质的化学	氨基酸的分类，尤其要掌握酸性氨基酸和碱性氨基酸的种类；蛋白质四级结构的特点及重要的化学键；蛋白质变性	1
维生素	水溶性维生素作用及缺乏症；脂溶性维生素作用及缺乏症	1
酶	酶的分子结构与酶的活性中心；酶促反应动力学；同工酶	0
糖代谢	糖酵解及关键酶；三羧酸循环；磷酸戊糖途径，蚕豆病是遗传性6-磷酸葡萄糖脱氢酶缺乏；糖原的合成与分解；糖异生	2
生物氧化	两条呼吸链的组成和排列顺序；氧化磷酸化的调节	1
脂质代谢	脂肪酸的合成代谢；脂肪酸β氧化；酮体的生成、利用和生理意义；胆固醇的代谢；血浆脂蛋白的代谢	1
氨基酸代谢	营养必需氨基酸的概念和种类；氨基酸的一般代谢；个别氨基酸的代谢	1
核酸的结构、功能与核苷酸代谢	核酸的分子组成；DNA 的一级和二级结构；RNA 的结构与功能；嘌呤核苷酸的分解代谢产物；嘧啶核苷酸的分解代谢产物	1
肝的生物化学	生物转化的反应类型及酶系；胆汁酸的代谢；胆色素和黄疸	1

易错考点摘要

考点	考查角度
糖代谢	(1)糖酵解：三个阶段基本途径；关键酶有丙酮酸激酶、己糖激酶和6-磷酸果糖激酶-1(最重要)。 (2)三羧酸循环：①消耗一分子乙酰 CoA。②经四次脱氢，二次脱羧，一次底物水平磷酸化。生成 1 分子 $FADH_2$，3 分子 $NADH+H^+$。2 分子 CO_2，1 分子 GTP。(一共生成 10 个 ATP)无 H_2O 生成。③不可逆步骤(第1、3、4个步骤)其关键酶有：柠檬酸合酶、异柠檬酸脱氢酶、α-酮戊二酸脱氢酶，整个循环反应为不可逆反应。 (3)糖原的合成：①合成部位：肝脏。②关键酶：糖原合酶。③能量变化：消耗 2 分子 ATP。④活性葡萄糖：UDPG。 (4)磷酸戊糖途径：是指由葡萄糖生成磷酸戊糖及 $NADPH+H^+$；蚕豆病是指遗传性 6-磷酸葡萄糖脱氢酶缺乏症患者。

考点	考查角度
脂质代谢	(1)脂肪酸β氧化：β-氧化是重点，氧化对象是脂酰，脱氢加水再脱氢，硫解切掉两个碳，产物乙酰CoA，最后进入三羧酸。 (2)酮体的生成、利用和生理意义：①酮体组成是乙酰乙酸、β-羟丁酸、丙酮三者的总称(酮体三兄弟)；②生成原料乙酰CoA；③代谢定位：肝内合成，肝外用。 (3)胆固醇的合成部位、原料及酶：胆固醇由18个乙酰CoA加上36个ATP加上16个NADPH+H^+合成1分子的胆固醇(合成部位在肝脏)，其关键酶是HMG-CoA还原酶。 (4)血浆脂蛋白的分类及生理功能
蛋白质的化学	氨基酸的分类，尤其要掌握酸性氨基酸和碱性氨基酸的种类； 蛋白质四级结构的特点及重要的化学键； 蛋白质变性

本篇学习方法或注意事项

生物化学作为医师的基础科目，主要考查蛋白质的结构和功能、核酸以及糖、脂肪和蛋白质三大物质的代谢。与临床疾病相关联的考点，如蚕豆病，白化病，黄疸，苯丙酮尿症等疾病。建议考生：

(1)对生物化学的学习，最好先跟着老师的网课授课思路对重要内容认真听课。边听课边在教材上对考试内容作出标记。

(2)每听完一个章节，做对应章节的考题，然后对照答案找出正确的答案，并加以理解和纠错。

(3)考前再看一遍冲刺班的网课，然后再对曾做过的习题熟悉一遍，就可以达到满意的学习效果。

Learning plan
学习时间规划表

第01天　第　章	第02天　第　章	第03天　第　章	第04天　第　章	第05天　第　章	第06天　第　章
听老师的课　☐ 复习讲义　☐ 做习题　☐	听老师的课　☐ 复习讲义　☐ 做习题　☐	听老师的课　☐ 复习讲义　☐ 做习题　☐	听老师的课　☐ 复习讲义　☐ 做习题　☐	听老师的课　☐ 复习讲义　☐ 做习题　☐	听老师的课　☐ 复习讲义　☐ 做习题　☐
第07天　第　章	第08天　第　章	第09天　第　章	第10天　第　章	第11天　第　章	第12天　第　章
听老师的课　☐ 复习讲义　☐ 做习题　☐	听老师的课　☐ 复习讲义　☐ 做习题　☐	听老师的课　☐ 复习讲义　☐ 做习题　☐	听老师的课　☐ 复习讲义　☐ 做习题　☐	听老师的课　☐ 复习讲义　☐ 做习题　☐	听老师的课　☐ 复习讲义　☐ 做习题　☐
第13天　第　章	第14天　第　章	第15天　第　章	第16天　第　章	第17天　第　章	第18天　第　章
听老师的课　☐ 复习讲义　☐ 做习题　☐	听老师的课　☐ 复习讲义　☐ 做习题　☐	听老师的课　☐ 复习讲义　☐ 做习题　☐	听老师的课　☐ 复习讲义　☐ 做习题　☐	听老师的课　☐ 复习讲义　☐ 做习题　☐	听老师的课　☐ 复习讲义　☐ 做习题　☐
第19天　第　章	第20天　第　章	第21天　第　章	第22天　第　章	第23天　第　章	第24天　第　章
听老师的课　☐ 复习讲义　☐ 做习题　☐	听老师的课　☐ 复习讲义　☐ 做习题　☐	听老师的课　☐ 复习讲义　☐ 做习题　☐	听老师的课　☐ 复习讲义　☐ 做习题　☐	听老师的课　☐ 复习讲义　☐ 做习题　☐	听老师的课　☐ 复习讲义　☐ 做习题　☐
第25天　第　章	第26天　第　章	第27天　第　章	第28天　第　章	第29天　第　章	第30天　第　章
听老师的课　☐ 复习讲义　☐ 做习题　☐	听老师的课　☐ 复习讲义　☐ 做习题　☐	听老师的课　☐ 复习讲义　☐ 做习题　☐	听老师的课　☐ 复习讲义　☐ 做习题　☐	听老师的课　☐ 复习讲义　☐ 做习题　☐	听老师的课　☐ 复习讲义　☐ 做习题　☐
第31天　第　章					
听老师的课　☐ 复习讲义　☐ 做习题　☐					

注意：每天的学习建议按照"听课→做题→复习讲义"三部曲来进行；另：计划一旦制订，请各位同学严格执行。

第一章　蛋白质的化学

一、蛋白质的分子组成

(一)元素组成

蛋白质是生物体的基本组成成分之一。组成蛋白质分子的元素主要有碳、氢、氧、氮、硫等，其中氮元素是蛋白质的特征性元素，各种蛋白质的含氮量很接近，平均16%，因此可以用于测定生物样品中蛋白质的含量。

(二)基本单位

蛋白质的基本单位是氨基酸，人体有20种氨基酸(不包括鸟氨酸)，除甘氨酸外，其中19种氨基酸为L-α-氨基酸。

1. 氨基酸的分类

表2-1　氨基酸的分类

非极性脂肪族氨基酸(有6种)	脯氨酸、亮氨酸、异亮氨酸、缬氨酸、丙氨酸、甘氨酸	普亮亮携饼干
极性中性氨基酸(有6种)	苏氨酸、甲硫氨酸、天冬酰胺、丝氨酸、半胱氨酸、谷氨酰胺	苏甲天施半谷
含芳香环的氨基酸(有3种)	苯丙氨酸、酪氨酸、色氨酸	一本落色书
酸性氨基酸有(有2种)	天冬氨酸和谷氨酸	冬天的谷子是酸的
碱性氨基酸有(有3种)	赖氨酸、精氨酸和组氨酸	捡来精读

[经典例题1]

下列氨基酸属于酸性氨基酸的是

A. 丙氨酸　　　　B. 赖氨酸　　　　C. 丝氨酸　　　　D. 谷氨酸　　　　E. 苯丙氨酸

[参考答案] 1. D

冬天(天冬氨酸)的谷(谷氨酸)子是酸(酸性氨基酸)的，捡(碱性氨基酸)来(赖氨酸)精(精氨酸)读(组氨酸)。

2. 其他的氨基酸

表2-2　其他的氨基酸

含羟基(-OH)的氨基酸	苏氨酸、丝氨酸、酪氨酸	苏州丝绸具有江南水乡的烙印
含酰胺基(-CONH-)的氨基酸	谷氨酰胺和天冬酰胺	—
含硫基(-SH)的氨基酸	半胱氨酸	—
含氨基(-NH₂)的氨基酸	赖氨酸、精氨酸、组氨酸	碱性氨基酸

二、蛋白质的分子结构

(一)肽键和肽链

1. 肽键　是由一个氨基酸的α-羧基与另一个氨基酸的α-氨基脱水缩合而形成的酰胺键。肽键特点是不能自由旋转，具有部分双键性质。

2. 肽链　有两个或两个以上的氨基酸以肽键相连的化合物称肽链。10 个以内的氨基酸相连而成的肽称寡肽，10 个以上的氨基酸相连而成的肽称多肽。

(二)蛋白质的一级结构

1. 概念　多肽链中氨基酸的排列顺序。

2. 主要的化学键　肽键。

3. 意义　一级结构非空间结构，但它是决定蛋白质空间结构的主要因素。

[经典例题 2]

蛋白质的一级结构是指

A. 亚基聚合　　　B. α-螺旋　　　C. β-折叠　　　D. 氨基酸序列　　　E. 氨基酸含量

[参考答案] 2. D

(三)蛋白质的二级结构

1. 概念　某一段肽链的局部空间结构(一条肽链中的一段)。

2. 主要的化学键　氢键。

3. 蛋白质二级结构的主要形式有 α-螺旋、β-折叠、β-转角、无规卷曲。

4. α-螺旋的特点　①主链围绕中心轴旋转，每隔 3.6 个氨基酸残基上升一个螺距；②每个氨基酸残基与第四个氨基酸残基形成氢键。氢键维持了 α-螺旋结构的稳定；③α-螺旋为右手螺旋(顺时针旋转)，氨基酸侧链基团伸向螺旋外侧。

(四)蛋白质的三级结构

1. 概念　整条肽链中所有原子在三维空间的排布位置(整条肽链)。

2. 主要的化学键　盐键、疏水键、二硫键、氢键等。

(五)蛋白质的四级结构

1. 概念　蛋白质分子中各亚基的空间排布(多条肽链)。

2. 主要化学键　氢键，疏水键和离子键。

表 2-3　蛋白质的四级结构小结

结构	一级结构	二级结构	三级结构	四级结构
概念	蛋白质分子中从 N→C 端的氨基酸的排列顺序	多肽链主链骨架盘绕折叠而形成的构象	多肽链所有原子的三维空间的整体排布	蛋白质分子中各亚基之间的立体排布、接触部位的布局等
形式	线状	α-螺旋、β-折叠、β-转角、无规则卷曲	结构域	亚基
维系键	肽键(主)、二硫键	氢键	氢键、疏水键(主)、范德华力、盐键、二硫键	疏水键、氢键、离子键

三、蛋白质的理化性质

(一)等电点

蛋白质是两性电解质，当蛋白质处于某一 pH 溶液时，蛋白质所带正负电荷数相等，净电荷等于零，蛋白质为兼性离子，此时溶液的 pH 称为该蛋白质的等电点(pI)。

(二)沉淀

蛋白质从溶液中析出的现象称为沉淀。体外沉淀蛋白质的方法主要有盐析、重金属离子沉淀、生物碱试剂沉淀、有机溶剂沉淀等。盐析蛋白质常用的中性盐有硫酸铵、硫酸钠和氯化钠等。盐析沉淀的蛋白质通常不发生变性，故此法常用于天然蛋白质的分离，但是沉淀的蛋白质中混有大量中性盐，必须经透析、超滤等方法除去。

重金属离子如 Ag^+、Hg^{2+}、Pb^{2+} 等，可与蛋白质的负离子结合，形成不溶性蛋白质沉淀。沉淀的条件为 pH 稍大于蛋白质的 pI 为宜。临床上利用蛋白质与重金属盐结合形成不溶性沉淀这一性质，抢救重金属盐中毒患者。给患者口服大量酪蛋白、清蛋白等，然后再用催吐剂将结合的重金属盐呕出以解毒。

（三）蛋白质的变性

1. 概念　在某些物理和化学因素作用下，其特定的空间构象被破坏，导致其理化性质改变和生物活性的丧失，称蛋白质的变性。

2. 本质　破坏非共价键和二硫键，不改变蛋白质的一级结构中氨基酸的序列。

3. 意义　①低温保存生物活动蛋白质，避免其变性失活；②消毒灭菌。

4. 特点　①化学性质改变：生物活性的丧失。②物理性质的改变：溶解度降低、黏度增加、结晶能力降低、生物活性丧失、易沉淀、易被蛋白水解酶水解。

5. 复性　变性的蛋白质，只要其一级结构仍完好，可在一定条件下恢复其空间结构，随之理化性质和生物学性质也重现，这称为复性。

[经典例题 3]

变性蛋白质的主要特点是

A. 不易被蛋白酶水解　　　　　　　　　B. 分子量降低

C. 溶解性增加　　　　　　　　　　　　D. 生物学活性丧失

E. 共价键被破坏

[参考答案] 3. D

第二章　维生素

维生素是维持机体正常功能所必需的一组小分子有机化合物，不是机体组织的组成成分，也不是供能物质，然而在调节物质代谢和维持生理功能等方面发挥着重要作用。维生素可以分为水溶性维生素和脂溶性维生素。

一、脂溶性维生素的生理作用及缺乏症

表 2-4　脂溶性维生素的分类、功能及缺乏症

	生理功能	活性形式	缺乏症
VitA	构成视紫红质；参与糖蛋白的合成；保持上皮组织结构的完整；促进生长发育	视黄醇、视黄醛、视黄酸	夜盲症、干眼病、生长停顿、发育不良
VitD	促进钙、磷吸收，促进骨盐代谢与骨的正常发育	$1,25(OH)_2D_3$	儿童——佝偻病　成人——骨软化症
VitE	抗氧化作用；促进血红素合成；维持生殖机能	生育酚	目前尚未发现缺乏症
VitK	促进血液凝固	甲基 1,4-萘醌	凝血功能异常

二、水溶性维生素的生理作用及缺乏症

表 2-5　水溶性维生素的分类、功能及缺乏症

维生素	生理功能	活性形式	缺乏症（重点记忆）
VitB$_1$	α-酮酸的氧化脱羧酶系的辅酶；转酮醇酶的辅酶；影响神经传导	焦磷酸硫胺素（TPP）	脚气病、末梢神经炎、胃肠道症状

续表

维生素	生理功能	活性形式	缺乏症(重点记忆)
VitB$_2$	黄素蛋白或黄酶的辅酶	黄素单核苷酸(FMN)、黄素腺嘌呤二核苷酸(FAD)	口角炎、舌炎、阴囊皮炎、眼睑炎、角膜血管增生
VitB$_6$	氨基酸脱羧酶及转氨酶的辅酶，在氨基酸代谢中起传递氨基作用	磷酸吡哆醛、磷酸吡哆胺	低血色素小细胞性贫血、血清铁增高
VitB$_{12}$	甲基转移酶的辅酶，参与甲基化促进DNA合成；促进红细胞成熟	甲钴胺素	巨幼细胞性贫血
VitPP	脱氢酶的辅酶，参与生物氧化体系	尼克酰胺腺嘌呤二核苷酸(NAD$^+$)、尼克酰胺腺嘌呤二核苷酸磷酸(NADP$^+$)	糙皮病
VitC	参与体内羟化反应；参与氧化还原反应；促进铁吸收；参与胆固醇转化；促进叶酸还原为四氢叶酸	抗坏血酸	坏血病
泛酸	构成辅酶A的成分，参与酰基的转移；构成ACP的成分参与脂肪酸的合成	CoA和ACP(酰基载体蛋白)	易疲劳和胃肠功能障碍
叶酸	以FH$_4$的形式参与一碳单位的转移；与蛋白质、核酸合成，红细胞、白细胞成熟有关	四氢叶酸	巨幼细胞性贫血

[经典例题1]

维生素A缺乏时可引起

A. 癞皮病　　　　　　　　　　　B. 脚气病

C. 夜盲症　　　　　　　　　　　D. 坏血病

E. 佝偻病

[参考答案] 1. C

第三章　酶

一、概述

(一)概念

酶是一类由活细胞产生的，对其特异底物具有高效催化作用的有机生物催化剂。

(二)酶促反应的特点

1. 高度的催化效率　酶有高效的催化能力，主要是因为大幅度降低了反应的活化能。

2. 高度的特异性　根据酶对底物选择的严格程度不同，酶的特异性通常分为以下三种：

(1)绝对特异性：有的酶只能催化一种底物发生一定的反应，称为绝对特异性。

(2)相对特异性：一种酶可作用于一类化合物或一种化学键，称为相对特异性。

(3)立体异构特异性：酶对底物的立体构型的特异要求，称为立体异构特异性。

3. 可调节性　酶的催化作用是受调控的，这是与无机催化反应的不同点。

4. 不稳定性　酶是蛋白质，其空间结构可受到各种理化因素的影响以致改变酶的催化活性，所以酶具有高度的不稳定性。

[经典例题 1]

酶的催化高效性是因为

A. 启动热力学不能发生的反应　　　　B. 能降低反应的活化能

C. 能升高反应的活化能　　　　　　　D. 可改变反应的平衡点

E. 对底物的选择性

[参考答案] 1. B

二、酶的结构与功能

(一)酶的分子组成

酶的化学本质为蛋白质的天然酶,可分为单纯蛋白质的酶、结合蛋白质的酶两类。单纯酶就是单纯蛋白质,结合酶包括酶蛋白和辅助因子,酶蛋白决定着反应的特异性。辅助因子包括辅酶和辅基,辅酶与酶蛋白结合疏松,辅基与酶蛋白结合紧密。

(二)酶的活性中心与必需基团

酶的活性中心指酶分子能与底物结合并发生催化作用的局部空间结构。凡具有活性的酶都具有活性中心,活性中心内有必需基团,它包含两个基团(结合基团和催化基团),其特点是与催化作用直接相关,是酶发挥催化作用的关键部位。活性中心可与底物特异结合,将底物转化为产物,但不参与活性中心组成,而是在活性中心外维持活性中心空间构象的基团称为活性中心外的必需基团。常见的必需基团有组氨酸的咪唑基,丝氨酸的羟基,半胱氨酸的巯基,以及谷氨酸的γ-羧基。当酶蛋白变性时,肽链展开,活性中心被拆散,酶的活性也因而丧失。

(三)酶原与酶原激活

在细胞内合成及分泌的没有活性的酶称为酶原。酶原在一定的条件下,可转变成有活性的酶,此过程称为酶原激活。酶原可避免细胞产生的蛋白酶对细胞进行自身消化,并使酶在特定的部位和环境中发挥作用,如胃蛋白酶原仅在分泌至胃腔后在 HCl 作用下才能被激活。

(四)同工酶

1. 概念　是指催化相同的化学反应,而酶蛋白的分子结构、理化性质乃至免疫学性质不同的一组酶。

2. 举例　乳酸脱氢酶($LDH_1 \sim LDH_5$ 共 5 种同工酶)心、肾以 LDH_1 为主,LDH_2 次之;肺以 LDH_3 和 LDH_2 为主;骨骼肌以 LDH_5 为主;肝以 LDH_5 为主,LDH_4 次之。血清中 LDH 含量的顺序是 $LDH_2 > LDH_1 > LDH_3 > LDH_4 > LDH_5$。

[经典例题 2]

肝中较丰富的 LDH 同工酶是

A. LDH_1　　　　　　　　　　　　　B. LDH_2

C. LDH_3　　　　　　　　　　　　　D. LDH_4

E. LDH_5

[参考答案] 2. E

三、影响酶促反应速度的因素

(一)底物浓度对反应速度的影响

米氏方程

$V = V_{max} [S] / \{ K_m + [S] \}$

①[S]:底物浓度;②V:反应速度;③V_{max}:最大反应速率;④K_m:为米氏常数。

1. 酶浓度　在反应底物浓度足够大的情况下,酶反应速度和酶的浓度成正比,酶浓度一定时,酶反应速度随底物的浓度增加而增加,但当酶已全部被底物饱和时,再增加底物,酶反应速度不再增加。所以在应用中一般以过量的底物在短时间内达到最大的反应速度。

2. 底物浓度 底物浓度对酶的活性不产生影响，只对酶促反应速率产生影响，随着底物浓度增加，酶促反应速率逐渐加快，达到某一值后不再随着浓度的增加而增加。

3. 米氏常数 等于酶促反应速度为最大反应速度一半时的底物浓度。

(二)pH

酶活性受其所在环境 pH 的影响而有显著差异。其原因是酶的催化作用主要决定于活性中心及一些必需基团的解离状态。有的需呈正离子状态，有的需呈负离子状态，有的则应处于不解离状态，这就需要一定的 pH 环境使各必需基团处于适当的解离状态，使酶发挥最大活性，酶催化活性最大时的环境 pH 称为酶促反应的最适 pH。如胃蛋白酶的最适 pH 为 1.5，胰蛋白酶的最适 pH 为 7.8。

(三)温度

酶对温度的变化极敏感。若自低温开始，逐渐增高温度，则酶反应速度也随之增加。但到达某一温度后，继续增加温度，酶反应速度反而下降。这是因为温度对酶促反应有双重影响。高温度一方面可加速反应的进行，另一方面又能加速酶变性而减少有活性酶的数量，降低催化作用，两种影响适当时，即既不因温度过高而引起酶损害，也不因过低而延缓反应进行时，反应速度最快。酶促反应速度最快时的环境温度称为酶的最适温度，温血动物组织中，酶的最适温度一般在 37~40℃之间。

(四)激活剂

使酶由无活性变为有活性或使酶活性增加的物质称为酶的激活剂。激活剂大多为金属阳离子，如 Mg^{2+}、K^+、Mn^{2+} 等；少数为阴离子，如 Cl^- 等。

(五)抑制剂

有些物质(不包括蛋白质变性因子)能减弱或停止酶的作用，此类物质称为酶的抑制剂。抑制剂多与酶的活性中心内、外的必需基团结合，抑制酶的催化活性。如果能将抑制剂去除，酶仍表现其原有活性。

1. 不可逆性抑制

抑制剂与酶活性中心的必需基团形成共价键结合，不能用简单透析、稀释等方法除去，这一类抑制剂称为不可逆性抑制剂，所引起的抑制作用为不可逆性抑制作用。化学毒剂，如农药 1059、敌百虫等有机磷制剂即属此类。

2. 可逆性抑制

表 2-6 与非共价键结合的异同点

	不可逆性抑制作用	竞争性抑制作用	非竞争性抑制作用	反竞争性抑制作用
作用机制	抑制剂与酶活性中心的必需基团形成共价键结合，使酶失活	抑制剂与酶的底物相似，可与底物竞争酶的活性中心，使酶不能与底物结合，抑制酶促反应	抑制剂与酶活性中心外的必需基团结合，而不影响底物与酶的结合，形成的酶-底物-抑制剂复合物不能释放产物，使酶丧失活性从而抑制酶促反应	抑制剂与酶-底物复合物结合阻止产物的生成
与 I 结合的组分	E	E	E、ES	ES
结合方式	共价键结合	非共价键结合	非共价键结合	非共价键结合
抑制剂的去除方式	不能用简单透析、稀释等方法除去	能用简单透析、稀释等方法除去	能用简单透析、稀释等方法除去	能用简单透析、稀释等方法除去
具体实例	有机磷制剂抑制胆碱酯酶	丙二酸或戊二酸抑制琥珀酸脱氢酶、磺胺类药物抑制四氢叶酸合成酶	—	—
K_m 变化	反应终止	增大	不变	减小
V_{max} 变化	反应终止	不变	降低	降低

竞 K 大，非 V 小，反竞 K，V 都变小。

[经典例题 3]

酶促反应中竞争性抑制对底物浓度（K_m）和反应速度（V_{max}）的影响正确的是

A. V_{max} 值不变　　　　　　　　　　　B. V_{max} 值↑

C. K_m 值↑　　　　　　　　　　　　　D. V_{max} 值↓

E. K_m 值↓

[参考答案] 3. C

第四章　糖代谢

糖是人类食物的主要成分，主要生理功能是为生命活动提供能源和碳源。它是机体的一种重要的能量来源。

一、糖的分解代谢

（一）糖（无氧）酵解

在缺氧情况下，葡萄糖生成乳酸的过程称之为糖酵解，是葡萄糖无氧氧化和有氧氧化的共同起始途径。

1. 主要过程　可分为三个阶段：第一阶段包括葡萄糖转变成 3-磷酸甘油醛，此阶段需要 ATP；第二阶段为 3-磷酸甘油醛转变为丙酮酸，在此阶段中有 ATP 的生成；第三阶段为丙酮酸还原为乳酸。糖酵解的全部反应过程均在胞质中进行。

2. 关键酶　丙酮酸激酶、己糖激酶和 6-磷酸果糖激酶-1（最重要）。

3. 生理意义　①迅速提供能量，如骨骼肌在剧烈运动时相对缺氧时的供能；②为红细胞供能；③神经、白细胞、骨髓等即使有氧也常由糖酵解提供部分能量。

[经典例题 1]

糖酵解的关键酶是

A. 3-磷酸甘油醛脱氢酶　　　　　　　　B. 丙酮酸脱氢酶

C. 6-磷酸果糖激酶-1　　　　　　　　　D. 磷酸甘油酸激酶

E. 乳酸脱氢酶

[参考答案] 1. C

糖酵解关键酶：丙激磷（冰激凌），是由 6 个果糖做成的。

（二）糖的有氧氧化

1. 概念　有氧情况下，葡萄糖彻底氧化成 H_2O 和 CO_2，并释放出能量的过程。

2. 基本过程

表 2-7　糖的有氧氧化基本过程

	内容	部位	说明
第一阶段	葡萄糖无氧酵解生成丙酮酸	胞浆	生成的 NADH+H$^+$ 被转运进线粒体，通过呼吸链将其中的 2 个氢氧化成水，并生成 ATP
第二阶段	丙酮酸氧化脱羧成乙酰 CoA 及 NADH+H$^+$	线粒体	由丙酮酸脱氢酶复合体催化，包括 3 个酶和 5 个辅酶：丙酮酸脱氢酶（TPP）、二氧硫辛酰胺转乙酰酶（硫辛酸和 CoA）和二氧硫辛酰胺脱氢酶（FAD，NAD$^+$）
第三阶段	三羧酸循环及氧化磷酸化	线粒体	三羧酸循环亦称柠檬酸循环、Krebs 循环。产生的乙酰 CoA 可氧化成为 CO_2

3. 三羧酸循环

（1）概念：指乙酰 CoA 和草酰乙酸缩合生成含三个羧基的柠檬酸开始，反复地进行脱氢脱羧，生成草酰乙酸，再重复循环反应的过程。

（2）反应部位：线粒体。

（3）反应步骤：乙酰草酰成柠檬，柠檬又生 α-酮，琥酰琥酸延胡索，苹果落在草丛中。

三羧酸循环小结：经过一次三羧酸循环，①消耗一分子乙酰 CoA；②经四次脱氢，二次脱羧，一次底物水平磷酸化，生成 1 分子 $FADH_2$，3 分子 NADH+H$^+$，2 分子 CO_2，1 分子 GTP，（一共生成 10 个 ATP）无 H_2O 生成；③不可逆步骤（第 1、3、4 个步骤）其关键酶有：柠檬酸合酶、α-酮戊二酸脱氢酶复合体、异柠檬酸脱氢酶，整个循环反应为不可逆反应。

4. 三羧酸循环生理意义

（1）供能，是机体产生能量的主要方式。

（2）三大营养物质分解代谢的共同途径，糖、脂肪、蛋白质在体内氧化分解都产生乙酰辅酶 A，然后进入三羧酸循环进行降解。

（3）三大营养物质相互转换的枢纽、为呼吸链供 H。

[经典例题 2]

关于三羧酸循环过程的叙述正确的是

A. 循环一周生成 4 对 NADH

B. 循环一周可生成 2 分子 ATP

C. 乙酰 CoA 经三羧酸循环转变成草酰乙酸

D. 循环过程中消耗氧分子

E. 循环一周生成 2 分子 CO_2

[参考答案] 2. E

（三）磷酸戊糖途径的生理意义

1. 概念

磷酸戊糖途径是指由葡萄糖生成磷酸戊糖及 NADPH+H$^+$，前者再进一步转变成 3-磷酸甘油醛和 6-磷酸果糖的反应过程。

2. 细胞定位

胞液。

3. 反应过程

可分为二个阶段：①第一阶段：氧化反应生成磷酸戊糖，NADPH+H$^+$ 及 CO_2；②第二阶段：非氧化反应包括一系列基团转移。

4. 关键酶

6-磷酸葡萄糖脱氢酶。还原型谷胱甘肽可以保护红细胞膜蛋白的完整性。遗传性 6-磷酸葡萄糖脱氢酶缺乏症患者，体内磷酸戊糖途径障碍，NADPH+H$^+$ 缺乏，使 GSH 合成减少，红细胞尤其是衰老的红细胞易破裂而溶血，患者常在食用蚕豆后发病，故称为蚕豆病。

5. 生理意义

(1)利用葡萄糖生成 5-磷酸核糖，为核酸的合成提供核糖。

(2)生成大量 NADPH+H$^+$：①作为供氢体，参与体内的合成代谢，如合成脂肪酸、胆固醇等；②作为加单氧酶的辅酶，参与羟化反应；③作为谷胱甘肽还原酶的辅酶，使谷胱甘肽保持还原状态。

(3)通过磷酸戊糖途径中的转酮醇基及转醛醇基反应，使各种糖在体内得以互相转变。

[经典例题 3]

下列关于磷酸戊糖途径正确的是

A. 不能产生 ATP

B. 是体内二氧化碳的主要来源

C. 可生成 NADPH，通过电子传递链可产生 ATP

D. 饥饿时葡萄糖经此途径代谢增加

E. 可生成 NADH，通过电子传递链可产生 ATP

[参考答案] 3. A

二、糖原的合成与分解

(一)概念

糖原合成是指由葡萄糖生成糖原的过程，主要发生在肝和骨骼肌。

> ①合成部位：肝脏；②关键酶：糖原合酶；③能量变化：消耗 2 分子 ATP；④活性葡萄糖：UDPG。

(二)肝糖原的分解

糖原分解指肝糖原分解为葡萄糖的过程。

(三)生理意义

糖原是动物体内糖的储存形式。肝和肌肉是贮存糖原的主要组织器官，但肝糖原和肌糖原的生理功能有很大不同。肌糖原主要为肌肉收缩提供能量，肝糖原则是血糖的重要来源，这对于一些依赖葡萄糖作为能源的组织，如脑、红细胞等尤为重要。

三、糖异生

(一)概念

非糖化合物转变为葡萄糖或糖原的过程。部位：主要在肝、肾细胞的胞浆及线粒体。

(二)原料

乳酸、甘油、丙酮酸及生糖氨基酸(丙氨酸、丝氨酸、苏氨酸和天冬氨酸)等。

(三)反应途径

1. 丙酮酸→磷酸烯醇式丙酮酸 丙酮酸在线粒体内，由丙酮酸羧化酶催化生成草酰乙酸，后者转变为苹果酸穿出线粒体并恢复为草酰乙酸，再在磷酸烯醇式丙酮酸羧激酶的催化下转变为磷酸烯醇式丙酮酸。

2. 1,6-二磷酸果糖在果糖二磷酸酶催化下转变为 6-磷酸果糖。

3. 6-磷酸葡萄糖水解为葡萄糖，此反应由葡萄糖-6-磷酸酶催化。该酶是糖异生的关键酶之一，不存在于肌肉组织中，故肌肉组织不能生成自由葡萄糖。

(四)关键酶丙酮酸羧化酶、磷酸烯醇式丙酮酸羧激酶、果糖二磷酸酶和葡萄糖-6-磷酸酶。

> 糖异生原料是：三酸一甘油；糖异生关键酶是：两羧两磷酸。

(五)生理意义

1. 饥饿情况下维持血糖浓度恒定。

2. 补充肝糖原　肌肉收缩(尤其在氧供不足)时通过糖酵解生成乳酸，乳酸通过血液循环进入肝脏异生为葡萄糖，葡萄糖释放入血液后可被肌肉氧化利用，以上循环称为乳酸循环。

3. 维持酸碱平衡。

[经典例题4]

长期饥饿时糖异生的生理意义之一是

A. 有利于补充血糖　　　　　　　　　　　B. 有利于排钠保钾

C. 有利于必需氨基酸合成　　　　　　　　D. 有利于脂肪合成

E. 有利于脂酸合成

[参考答案] 4. A

四、血糖

(一)概念

血液中的葡萄糖称为血糖。血糖含量随进食、运动等变化而有所波动，但空腹血糖水平相当恒定，维持在 3.89~6.11mmol/L。血糖浓度维持在恒定范围得益于血糖的来源与去路始终处于动态平衡。血糖浓度的相对恒定对保证组织器官、特别是大脑的正常生理活动具有重要意义。

(二)血糖的来源和去路

血糖的来源主要有：

1. 食物中的糖经消化吸收进入血中，这是血糖的主要来源。

2. 肝糖原分解，这是空腹时血糖的直接来源。

3. 糖异生作用。

4. 其他的单糖，如果糖、半乳糖等单糖也可转变为葡萄糖，以补充血糖。

血糖的去路主要有：

1. 葡萄糖在各组织中氧化分解供能，这是血糖的主要去路。

2. 葡萄糖在肝、肌肉等组织中合成糖原。

3. 转变为非糖物质，如脂肪、非必需氨基酸、多种有机酸等。

4. 转变为其他糖及衍生物，如核糖、脱氧核糖、唾液酸、氨基糖等。

5. 当血糖浓度过高时，超过了肾糖阈(约 8.89mmol/L)时，葡萄糖即由尿中排出，出现糖尿。

(三)血糖浓度的调节

表 2-8　血糖的调节

	特点	调节的机制
胰岛素	体内唯一降低血糖水平的激素	促进葡萄糖向细胞内转运、加速糖原合成、抑制糖原分解、加快糖的有氧氧化、抑制肝内糖异生以及减缓脂肪动员的速率
胰高血糖素	体内升高血糖水平的主要激素	使肝糖原分解增加、抑制糖酵解而加速糖异生、加速氨基酸的摄取从而增强糖异生、加速脂肪动员
糖皮质激素	引起血糖升高，肝糖原增加	促进肌蛋白分解产生氨基酸进行糖异生，抑制肝外组织摄取和利用葡萄糖
肾上腺素	强有力的升高血糖的激素	当人经历某些刺激(例如兴奋，恐惧，紧张等)分泌出这种化学物质，能让人呼吸加快(提供大量氧气)，心跳与血液流动加速，瞳孔放大，为身体活动提供更多能量，使反应更加快速
肝脏	最重要的调节器官	以肝糖原形式贮存葡萄糖；当空腹时肝糖原可分解为葡萄糖；还可通过糖异生维持血糖相对恒定
肌肉	以肌糖原贮存葡萄糖	肌肉组织以肌糖原形式贮存葡萄糖，同时可通过乳酸循环将乳酸异生为葡萄糖

	特点	调节的机制
神经调节	各组织受神经整体调节	交感神经兴奋时，血糖浓度升高； 迷走神经兴奋时，血糖水平降低

（四）高血糖和低血糖

1. 高血糖及糖尿

临床上将血糖浓度高于 6.11mmol/L（葡萄糖氧化酶法）称为高血糖。当血糖浓度超过肾糖阈时，葡萄糖即从尿中排出，可出现糖尿。在生理情况下也可出现高血糖和糖尿，如情绪激动时通过交感神经调节，促进肾上腺素等分泌增加，肝糖原分解，血糖浓度升高，出现糖尿，称为情感性糖尿；一次性食入大量的糖，血糖急剧升高，出现糖尿称为饮食性糖尿；临床上点滴葡萄糖过快也会引起糖尿。以上情况的特点是高血糖和糖尿都是暂时的，且空腹血糖水平正常。持续性高血糖和糖尿，特别是空腹血糖水平和糖耐量曲线高于正常，主要见于糖尿病。糖尿病型糖耐量曲线的表现为：空腹血糖较正常型高，进食糖后血糖迅速升高，并可超过肾糖阈，同时出现糖尿。或在原来已有糖尿的基础上尿糖含量进一步升高。2 小时血糖含量不能恢复到空腹血糖水平。

某些慢性肾炎、肾病综合征等肾脏疾患致肾对糖的重吸收障碍也可出现糖尿，但血糖及糖耐量曲线均正常。

2. 低血糖

空腹血糖浓度低于 3.89mmol/L（葡萄糖氧化酶法）时称为低血糖。出现低血糖的原因有：①胰性，如胰岛 α 细胞功能低下、胰岛 β 细胞功能亢进等。②肝性，如肝癌、糖原累积病等。③内分泌异常，如肾上腺皮质功能低下、垂体功能低下等。④肿瘤，如胃癌等。⑤饥饿或不能进食者。

血糖水平过低，会影响脑细胞的功能，从而出现头晕、心悸、倦怠、饥饿感等，严重时出现昏迷，称为低血糖休克，如不及时给患者补充葡萄糖，可导致死亡。

第五章　生物氧化

一、概述

（一）概念

物质在生物体内进行的氧化作用称生物氧化，主要指糖、脂肪、蛋白质等在体内分解时逐步释放能量，最终生成 CO_2 和 H_2O 的过程。ATP 是直接供能物质，ADP 直接被磷酸化。

（二）生物氧化的特点

糖、脂类及蛋白质等营养物质在体内及体外都能氧化产生 CO_2 和 H_2O。但体内的生物氧化与体外燃烧不同。

1. 生物氧化是在细胞内由酶催化的氧化反应，几乎每一反应步骤都由酶催化。反应不需要高温，也不需要强酸、强碱及强氧化剂的协助，在体温及近中性的 pH 环境中即可进行。

2. 生物氧化是逐步进行、逐步完成的，所以反应不会骤然放出大量能量，当然更不会产生高温、高热。反应中逐步释放的能量有相当一部分可使 ADP 磷酸化生成 ATP，从而储存在 ATP 分子中，以供机体生理生化活动之需。

二、呼吸链

（一）概念

线粒体内膜上由酶和辅酶按照一定的顺序组成的递氢体或电子传递体称为呼吸链。

（二）两条呼吸链的组成和排列顺序

1. 电子传递链的组成成分　①NADH；②黄素蛋白；③铁硫蛋白；④泛醌；⑤细胞色素 C。

2. 线粒体内参与氧化磷酸化的呼吸链主要有两条

（1）NADH（烟酰胺腺嘌呤二核苷酸）氧化呼吸链：NADH→FMN（黄素单核苷酸）→CoQ→Cyt b→Cyt c_1→Cyt c→Cyt aa_3→O_2。

（2）$FADH_2$（琥珀酸）氧化呼吸链：琥珀酸→FAD（黄素腺嘌呤二核苷酸）→CoQ→Cyt b→ Cyt c_1→Cyt c→Cyt aa_3→O_2。

［经典例题 1］

下列哪一个不是琥珀酸氧化呼吸链的成分

A. FMN

B. 铁硫蛋白

C. CoQ

D. Cyt c

E. Cyt c_1

［参考答案］1. A

三、ATP 的生成

（一）ATP 的生成和利用

体内 ATP 的生成方式有两种，一种是作用物水平的磷酸化，代谢过程中产生的高能化合物可直接将其高能键中贮存的能量传递给 ADP，使 ADP 磷酸化形成 ATP。

体内生成 ATP 的第二种方式是在电子传递过程中发生 ADP 磷酸化，这也是 ATP 生成的主要方式。由代谢物脱下的氢通过呼吸链传递给氧生成水，同时逐步释放能量，使 ADP 磷酸化生成 ATP。呼吸链电子传递的氧化过程与 ADP 磷酸化、生成 ATP 相偶联的过程称氧化磷酸化。

（二）影响氧化磷酸化的因素

1. 电子传递抑制剂（呼吸链）如：鱼藤酮、粉蝶霉素 A、异戊巴比妥、抗霉素 A、二巯基丙醇、CO 及 H_2S。

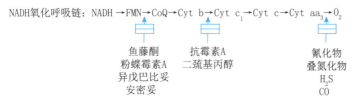

图 2-1　氧化呼吸链

2. 解偶联剂　使氧化与磷酸化偶联过程脱离，如：2，4-二硝基苯酚。

3. 氧化磷酸化抑制剂　氧化磷酸化速度受 ATP/ADP 比值影响。主要受 ADP 调节，ADP 多时磷酸化加快。另外还受寡霉素、甲状腺素的影响。

4. ADP 调节作用　ATP 增多，ADP 浓度增高，氧化磷酸化速度加快，反之 ADP 不足，氧化磷酸化速度减慢。

5. 甲状腺素　可激活细胞膜上的钠泵（Na^+，K^+-ATP 酶），使 ATP 加速分解为 ADP 和 Pi，因而使 ATP/ADP 比值下降，氧化磷酸化速度加快。由于 ATP 合成和分解速度都增加了，导致机体耗氧量和产热量增加，故甲亢患者基础代谢率增高是其主要临床表现之一。

6. 线粒体 DNA 突变　线粒体 DNA 突变可影响氧化磷酸化的功能，使 ATP 生成减少而致病。

[经典例题 2]

氰化物中毒抑制的是

A. 细胞色素 b   B. 细胞色素 c

C. 细胞色素 c_1 D. 细胞色素 aa_3

E. 辅酶 Q

[经典例题 3]

调节氧化磷酸化作用最主要的因素是

A. $FADH_2$ B. O_2

C. $Cyt\ aa_3$ D. [ATP]/[ADP]

E. NADH

[参考答案] 2. D；3. D

第六章　脂质代谢

一、分类

脂质是脂肪及类脂的总称，是一类不溶于水而易溶于有机溶剂，并能为机体利用的有机化合物。脂肪是三脂酰甘油酯或称甘油三酯。类脂包括胆固醇及其酯、磷脂及糖脂等。

二、脂质的生理功能

(一)储能和供能

脂肪主要的生理功能是储能和供能，参与生物膜的组成，转变为类固醇激素。每克甘油三酯彻底氧化后平均可释放 38.94kJ 的能量，因此脂肪是禁食、饥饿时体内能量的主要来源。

(二)生物膜的组成成分

磷脂和胆固醇组成生物膜；鞘磷脂组成神经髓鞘；胆固醇维持生物膜通透性；糖脂、脂蛋白参与细胞膜信号转导活动，起载体和受体作用。

(三)脂质衍生物的调节作用

某些脂类衍生物参与组织细胞间信息的传递，并在机体代谢调节中发挥重要作用。如花生四烯酸在体内可衍变生成前列腺素、血栓素及白三烯等，这些衍生物分别参与多种细胞的代谢调控。由胆固醇转化生成的维生素 D_3，具有调节钙磷代谢的活性。胆固醇还可转化成类固醇激素参与体内代谢。磷脂酰肌醇磷酸化后再分解可产生甘油二酯和三磷酸肌醇，两者均为重要的第二信使物质，在细胞内信号转导中具有重要作用。

三、甘油三酯的分解代谢

(一)甘油三酯的水解

储存在脂肪细胞中的脂肪，被脂肪酶逐步水解为 FFA(脂肪酸)及甘油，并释放入血以供其他组织氧化利用的过程。

关键酶激素敏感性脂肪酶。

(1)脂解激素：肾上腺素、胰高血糖素、促肾上腺皮质激素及甲状腺素等。

抗脂解激素：胰岛素、前列腺素 E_2 等。

(2)脂肪动员产物去向：①甘油经血运到肝、肾、肠，彻底氧化和糖异生；②FFA 和白蛋白结合运输

经 β 氧化供能(心、肝、肾、骨骼肌)。

(二)甘油的氧化分解

脂解作用使储存在脂肪细胞中的脂肪分解成游离脂酸及甘油，然后释放入血。甘油溶于水，直接由血液运送至肝、肾、肠等组织。主要是在肝甘油激酶作用下，转变为 3-磷酸甘油，然后脱氧生成磷酸二羟丙酮，循糖代谢途径进行分解或转变为糖。脂肪细胞及骨骼肌等组织因甘油激酶活性很低，故不能很好利用甘油。

(三)脂肪酸 β-氧化

表 2-9　脂肪酸 β 氧化

脂肪酸的活化	需要脂酰 CoA 合成酶活化生成脂酰 CoA，消耗 2 分子 ATP
脂酰基由胞液进入线粒体	载体：肉碱 限速酶：肉碱-脂酰转移酶 I
脂肪酸的 β 氧化	定义：脂酸的氧化分解从羧基端 β-碳原子开始，每次断裂两个碳原子 过程：脱氢、加水、再脱氢、硫解 两步脱氢反应的氢受体分别是 NAD 和 FAD 经过若干轮 β 氧化，脂酰 CoA 全部分解为乙酰 CoA
三羧酸循环	乙酰辅酶 A 经三羧酸循环彻底氧化分解为二氧化碳和水，并产生大量能量

[经典例题 1]

下列关于脂肪酸氧化分解过程的叙述，错误的是

A. β-氧化中的受氢体为 NAD⁺和 FAD

B. 含16个碳原子的软脂酸经过 8 次 β-氧化

C. 脂肪酰 CoA 需转运入线粒体

D. 脂肪酸首先要活化生成脂酰 CoA

E. β-氧化的 4 步反应为脱氢、加水、再脱氢和硫解

[参考答案] 1. B

β-氧化是重点，氧化对象是脂酰，脱氢、加水、再脱氢，硫解切掉两个碳，产物乙酰 CoA，最后进入三羧酸。

(四)酮体的生成、利用和生理意义

1. 酮体组成　乙酰乙酸、β-羟丁酸、丙酮三者的总称(酮体三兄弟)。

2. 生成原料　乙酰 CoA。

3. 代谢定位　肝内合成，肝外用。

(1)生成：肝细胞的线粒体。

(2)利用：肝外组织(心、肾、脑、骨骼肌等)的线粒体。

4. 关键酶　为 HMG-CoA 合成酶。

5. 意义　①为肝外组织供能；②分子量小，易溶于水，能通过血脑屏障、毛细血管壁，是肌肉、尤其是脑组织的重要能源；③正常值：约为 0.03～0.5mmol/L(0.5～5mg/dl)，当血中酮体水平(>70mg/dl)高过肾脏重吸收能力时，尿中就会出现酮体，即为酮症。

[经典例题 2]

体内脂肪大量动员时，肝内乙酰 CoA 主要生成的物质是

A. 葡萄糖   B. 酮体

C. 胆固醇   D. 脂肪酸

E. 二氧化碳和水

[参考答案] 2. B

四、甘油三酯的合成代谢

（一）合成的部位

1. 甘油三酯的主要合成场所　肝、脂肪组织、小肠，其中肝脏的合成能力最强。

2. 亚细胞部位　内质网胞液一侧。

（二）合成的原料

合成甘油三酯所需的脂肪酸及3-磷酸甘油主要由葡萄糖代谢提供。

（三）合成的基本途径

1. 甘油一酯途径（小肠黏膜细胞）　2-甘油一酯→1，2-甘油二酯→甘油三酯。

2. 甘油二酯途径（肝、脂肪细胞）　3-磷酸甘油→磷脂酸→1，2-甘油二酯→甘油三酯。

3. 关键酶：脂酰转移酶。

五、胆固醇的代谢

（一）胆固醇的合成部位、原料及关键酶

胆固醇由18个乙酰CoA加上36个ATP加上16个$NADPH+H^+$合成1分子的胆固醇（合成部位在肝脏），其关键酶是HMG-CoA还原酶。

（二）胆固醇的转化和去路

1. 在肝脏内→转化为胆汁酸，为胆固醇的主要去路。

2. 转化为类固醇激素①睾丸→雄激素；②卵巢→雌激素、孕激素；③肾上腺皮质→皮质激素。

3. 皮肤→胆固醇经7位脱氢而转变为7-脱氢胆固醇，后者在紫外光的照射下生成维生素D_3。

六、血脂

（一）血浆脂蛋白及其组成

血浆所含脂类统称血脂，包括甘油三酯、磷脂、胆固醇及其酯以及游离脂酸。

（二）血浆脂蛋白的分类及生理功能

1. 通过超速离心法分成　CM、VLDL、LDL和HDL。

2. 通过电泳分类法分成　α-脂蛋白、前β-脂蛋白、β-脂蛋白和乳糜微粒。

表2-10　血浆脂蛋白的分类、含量及功能

组成		CM（乳糜微粒）	VLDL/前β脂蛋白	LDL/β脂蛋白	HDL（高密度脂蛋白）
组成	脂类	含TG最多，80%~95%	含TG（甘油三脂），50%~70%	含胆固醇及其酯最多，45%~50%	含磷脂25%，胆固醇20%
	蛋白质	最少，0.5%~2%	5%~10%	20%~25%	50%（最多）
合成部位		小肠黏膜细胞	肝细胞	血浆	肝、肠、血浆
功能		运输外源性TG及胆固醇	运输内源性TG及胆固醇	转运内源性胆固醇	逆向转运肝外胆固醇到肝→抗动脉粥样硬化

[经典例题3]

胆固醇不能转化成

A. 胆汁酸   B. 维生素D   C. 睾丸酮   D. 雌二醇   E. 胆红素

[参考答案] 3. E

第七章　氨基酸代谢

一、蛋白质的营养作用

(一)蛋白质的生理功能

①维持细胞、组织的生长、更新、修补；②参与多种重要的生理活动；③氧化供能。

(二)营养必需氨基酸

人体不能合成，必须由食物供应的氨基酸，称为营养必需氨基酸。包括九种，即：苏氨酸、亮氨酸、异亮氨酸、苯丙氨酸、蛋氨酸(甲硫氨酸)、缬氨酸、色氨酸、赖氨酸和组氨酸。

营养必需氨基酸→苏亮亮笨蛋且色懒(赖)猪(组)。

(三)蛋白质的营养互补作用

一般来说，含有必需氨基酸种类多和数量足的蛋白质其营养价值高，反之营养价值低。营养价值较低的蛋白质混合食用，则必需氨基酸可以互相补充从而提高营养价值，称为食物蛋白质的互补作用。

二、氨基酸的一般代谢

(一)转氨基作用

1. 概念　转氨基作用：在转氨酶的催化下可逆的把 α-氨基酸脱去氨基转移给相应的 α-酮酸的过程。

2. 转氨酶　转氨酶的辅基是磷酸吡哆醛和磷酸吡哆胺(VitB$_6$)。血清转氨酶的活性，可作为临床上疾病的诊断或预后的指标(肝细胞破裂)，此方式并未产生游离的氨。

(二)脱氨基作用

1. 氧化脱氨基　脱氨基的酶是 L-谷氨酸脱氢酶。以 NAD$^+$ 或 NADP$^+$ 为辅酶。反应的部位是肝、脑、肾。

2. 联合脱氨基

(1)概念：两种脱氨基方式的联合作用，使氨基酸脱下 α-氨基生成 α-酮酸的过程，是体内最主要的脱氨基方式。

(2)类型：①转氨基偶联氧化脱氨基作用：转氨酶催化氨基酸与 α-酮戊二酸转氨基作用，生成相应的 α-酮酸及谷氨酸，然后谷氨酸在 L-谷氨酸脱氢酶催化下氧化脱氨。重新生成 α-酮戊二酸及氨。主要在肝肾进行，是体内合成非必需氨基酸的主要方式。②转氨基偶联嘌呤核苷酸循环：主要在肌肉组织进行。

(三)α-酮酸的代谢

氨基酸脱氨基过程中生成的 α-酮酸可以合成非必需氨基酸或转变成糖类和脂类及氧化供能。

依据氨基酸转变的情况，可将氨基酸分为以下三类。

表 2-11　氨基酸分类

生糖氨基酸	甘氨酸、丝氨酸、缬氨酸、组氨酸、精氨酸、半胱氨酸、脯氨酸、羟脯氨酸、丙氨酸、谷氨酸、谷氨酰胺、天冬氨酸、天冬酰胺、甲硫氨酸
生酮氨基酸	亮氨酸、赖氨酸
生酮兼生糖氨基酸	异亮氨酸、苯丙氨酸、酪氨酸、苏氨酸、色氨酸

生糖兼生酮氨基酸：异亮氨酸、苯丙氨酸、酪氨酸、色氨酸、苏氨酸→一本落色书。

(四)氨的代谢

1. 体内氨的来源

①外源性氨自消化道吸收；②肠道细菌腐败产氨；③氨基酸脱氨基生成氨；④肾小管上皮细胞分泌氨；⑤嘌呤或嘧啶类代谢产物。

2. 氨在体内的转运形式

(1)葡萄糖-丙氨酸循环途径

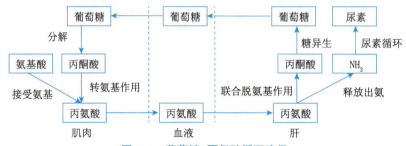

图2-2　葡萄糖-丙氨酸循环途径

图片提示：虚线最左边为肌肉内反应过程，中间为血液中的运输形式，最右边为肝脏内反应过程。

生理意义：使肌肉中的氨以无毒的丙氨酸形式运输到肝，同时，肝又为肌肉提供了生成丙酮酸的葡萄糖。

(2)谷氨酰胺的运氨途径

转运途径：谷氨酸+NH₃ $\xrightarrow[]{\text{(脑、心脏、肌肉)谷氨酰胺合成酶}}$ 谷氨酰胺 $\xrightarrow[]{\text{经血液运送至肝、肾、小肠}}$ 谷氨酰胺 $\xrightarrow[]{\text{谷氨酰胺酶}}$ 谷氨酸+NH₃

图2-3　谷氨酰胺的运氨途径

生理意义：谷氨酰胺是脑、心脏、肌肉等组织向肝、肾、小肠运送氨的形式。

3. 氨的去路(尿素的生成)

氨有两个去路分别是合成非必需氨基酸及合成尿素，氨在肝脏合成尿素是氨的主要去路。

(1)生成过程：尿素生成的过程称为鸟氨酸循环又称尿素循环。

(2)生成部位：主要在肝细胞的线粒体及胞液中。

(3)关键酶：氨基甲酰磷酸合成酶Ⅰ(CPS-Ⅰ)。

(4)耗能：合成1分子的尿素消耗3个ATP。

(5)中间产物：鸟氨酸、瓜氨酸和精氨酸。

[经典例题1]

下列关于鸟氨酸循环的叙述，正确的

A. 鸟氨酸循环直接从鸟氨酸与氨结合生成瓜氨酸开始

B. 鸟氨酸循环从氨基甲酰磷酸合成开始

C. 每经历一次鸟氨酸循环消耗1分子氨

D. 每经历一次鸟氨酸循环消耗2分子ATP

E. 鸟氨酸循环主要在肝内进行

[参考答案] 1. E

三、个别氨基酸的代谢

(一)氨基酸的脱羧基作用

氨基酸在氨基酸脱羧酶(辅酶为磷酸吡哆醛)催化下进行脱羧反应,生成相应的胺。

表 2-12　氨基酸的脱羧基作用

氨基酸	脱羧生成相应的胺	生理作用
组氨酸	组胺	舒张血管;增加毛细血管通透性;刺激胃蛋白酶及胃酸分泌
谷氨酸	γ-氨基丁酸	抑制性神经递质
色氨酸	5-羟色胺	抑制性神经递质(中枢);收缩血管(外周)
鸟氨酸	多胺	调节细胞生长
半胱氨酸	牛磺酸	形成胆汁酸

(二)一碳单位的代谢

1. 概念　某些氨基酸(主要来源于丝氨酸,另外还有甘氨酸、组氨酸、色氨酸和苏氨酸)分解代谢过程中产生的只含有一个碳原子的基团,称为一碳单位。

2. 辅酶(载体)　四氢叶酸(FH_4)。

3. 来源　甘氨酸、组氨酸、色氨酸及丝氨酸。

4. 意义　①一碳单位是合成嘌呤和嘧啶的原料;②S 腺苷蛋氨酸(SAM)提供甲基可参与体内多种物质合成,例如合成肾上腺素、胆碱、胆酸等。一碳单位代谢将氨基酸代谢与核苷酸及一些重要物质的生物合成联系起来。一碳单位代谢的障碍可造成某些病理情况,如巨幼红细胞贫血等。

施(丝)舍(色)一根竹(组)竿(甘),让他去参加四清(四氢)运动。

(三)苯丙氨酸和酪氨酸的代谢

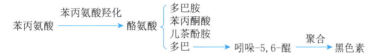

图 2-4　苯丙氨酸和酪氨酸的代谢

代谢障碍所致疾病:①苯丙氨酸羟化酶缺乏苯丙氨酸经转氨基作用生成苯丙酮酸、苯乙酸等,并从尿中排出的一种遗传代谢病叫苯丙酮尿症;②多巴胺生成减少可导致帕金森病;③酪氨酸酶缺乏时黑色素合成障碍,可导致白化病。

[经典例题 2]

苯丙酮尿症患者尿中排出大量苯丙酮酸,原因是体内缺乏

A. 酪氨酸转氨酶　　　　　　　　　　B. 磷酸吡哆醛

C. 苯丙氨酸羟化酶　　　　　　　　　D. 多巴脱羧酶

E. 酪氨酸羟化酶

[经典例题 3]

下列氨基酸在体内可以转化为 γ-氨基丁酸(GABA)的是

A. 谷氨酸　　　　　　　　　　　　　B. 天冬氨酸

C. 苏氨酸　　　　　　　　　　　　　D. 色氨酸

E. 蛋氨酸

[参考答案] 2. C; 3. A

第八章　核酸的结构、功能与核苷酸代谢

一、核酸的分子组成

（一）分类

核酸包括核糖核酸（RNA）和脱氧核糖核酸（DNA）两大类。DNA存在于细胞核，是遗传物质信息的储存和携带者；RNA主要存在于细胞核和细胞质内。参与遗传信息的传递和表达。

（二）基本成分

核酸基本单位是核苷酸，核苷酸元素组成有C、H、O、N、P；①核就是核糖（戊糖）；②苷就是碱基（五种），包括嘌呤和嘧啶；③酸就是磷酸。

　　两种核酸有异同，腺胞鸟磷能共用；RNA中独含尿，DNA中仅含胸。RNA所含碱基是AUCG，DNA所含碱基是ATCG。

1. 戊糖　核酸含两种戊糖，差别在于第2位碳上是否含有羟基。RNA分子中的戊糖第2位碳上含羟基，称为β-D-核糖；DNA分子中的戊糖第2位碳上不含羟基，称为β-D-2-脱氧核糖。

2. 碱基　存在于核酸分子中的碱基分为两类：嘌呤与嘧啶。嘌呤有腺嘌呤（A）和鸟嘌呤（G）。嘧啶有胞嘧啶（C）、胸腺嘧啶（T）和尿嘧啶（U）。

DNA分子含A、G、C、T四种碱基；RNA分子除T由U代替外，其他与DNA相同。除五种碱基外，在核酸中尤其tRNA中还有稀有碱基。

（三）基本单位

核酸的基本组成单位为核苷酸。核苷酸由戊糖、碱基和磷酸组成。

碱基与戊糖通过糖苷键连接形成核苷；核苷与磷酸通过磷酸酯键相连接构成核苷酸。根据戊糖2-位碳原子是否含有羟基，分为核苷酸或脱氧核苷酸。核苷酸存在于RNA分子中，而脱氧核苷酸存在于DNA分子中。

核苷酸中戊糖上的所有游离羟基均可与磷酸形成酯键，但生物体内多数核苷酸的磷酸是连接在核糖或脱氧核糖的C-5'上，形成5'-核苷酸。含有1个磷酸基团的核苷酸称为核苷-磷酸（NMP），含有2个磷酸基团的核苷酸称为核苷二磷酸（NDP），有3个磷酸基团的核苷酸称为核苷三磷酸（NTP）。如AMP是腺苷-磷酸，GDP是鸟苷二磷酸，CTP是胞苷三磷酸。

二、DNA的结构与功能

（一）DNA碱基组成的规律

DNA分子中A与T摩尔数相等，C与G摩尔数相等，即A＝T，C≡G。所以A+G＝T+C，A/T＝G/C。

[经典例题1]

下列关于双链DNA中碱基摩尔含量关系，哪项是错误的

A. A＝T

B. A+G＝C+T

C. A+C＝G+T

D. A+T＝G+C

E. G≡C

［参考答案］1. D

（二）DNA 各级结构的特点

表 2-13　DNA 各级结构的特点

DNA 结构	特点
一级结构（碱基的序列）	一级结构是指核苷酸在核酸长链上的排列顺序。由于核苷酸间的差异主要是碱基不同，所以也称为碱基序列。化学键：酯键；骨架：戊糖和磷酸；最恒定的元素：P
二级结构（双螺旋结构）	氢键配对（A＝T；G≡C）相互平行，但走向相反，右手螺旋。螺旋直径为 2nm，形成大沟及小沟。相邻碱基螺距 3.54nm，一圈 10.5 对碱基。氢键维持双链横向稳定性，碱基堆积力维持双链纵向稳定性

［经典例题 2］

DNA 的一级结构是指

A. 多聚 A 结构　　　　　　　　B. 核小体结构

C. 双螺旋结构　　　　　　　　D. 三叶草结构

E. 核苷酸排列顺序

［参考答案］2. E

（三）DNA 的功能

DNA 的基本功能是作为遗传信息的载体，为生物遗传信息复制以及基因信息的转录提供模板。DNA 与细胞增生、生物体传代有关。DNA 还可通过转录指导 RNA（包括 mRNA）合成，将遗传信息传递给 mRNA；继而以 mRNA 为模板合成特异的蛋白质分子。

三、RNA 的分类及特点

（一）mRNA 结构特点与功能

1. 结构特点　①5′末端：帽子结构：m⁷GpppN–；②3′末端：多聚核苷酸结构：多聚 A 尾；5′末端和 3′末端共同维持 mRNA 的稳定性。

2. 功能蛋白质合成模板。

（二）tRNA 的结构与功能

1. 结构特点　①含稀有碱基，如 DHU（双氢尿嘧啶）；②3′末端为-CCA-OH，结合氨基酸；③反密码环，识别 mRNA 上的密码；④小分子 RNA；⑤一级结构：核苷酸的排列序列。二级结构：三叶草形。三级结构：倒 L 形。

2. 结构功能　用来活化、搬运氨基酸到核糖体的载体。

（三）rRNA 的结构与功能

1. 结构特点　有核糖体大、小亚基。

2. 结构功能　参与组成核蛋白体，作为蛋白质合成的场所。

表 2-14　RNA 的分类及特点小结

	mRNA（信使）	tRNA（转运）	rRNA（核糖体）
功能	蛋白质合成模板	氨基酸转运的载体	蛋白质合成的场所
含量	占 RNA 的 2%~5%（最少）	—	占 RNA 的 80% 以上（最多）
分子量	大小各异	分子量小	差异较大
分布	细胞核、细胞质	细胞质	细胞质
二级结构	–	三叶草	–
三级结构	–	倒 L 型	–

续表

	mRNA(信使)	tRNA(转运)	rRNA(核糖体)
结构特点	5'端帽子结构、3'端多聚 A 尾带有遗传信息密码	含稀有碱基、反密码子，3'端为-CCA	核糖体大、小亚基

[经典例题 3]

下列有关 RNA 的叙述错误的是

A. 主要有 mRNA，tRNA 和 rRNA 三类　　　　B. 胞质中只有 mRNA 和 tRNA

C. tRNA 是细胞内分子量最小的一种 RNA　　　D. rRNA 可与蛋白质结合

E. RNA 并不全是单链结构

[参考答案] 3. B

四、核酸的理化性质

1. 核酸的紫外线吸收　核酸分子的碱基含有共轭双键，在 260nm 波长处有最大紫外吸收，可以利用这一特性对核酸进行定量和纯度分析。

2. DNA 的变性　在某些理化因素作用下，DNA 双链解开成两条单链的过程。DNA 变性的本质是双链间氢键的断裂。DNA 变性后理化性质变化：①A_{260} 增高(增色效应)：对波长 260nm 的光吸收增强的现象；②黏度下降；③生物活性丧失。

3. DNA 的复性　热变性的 DNA 溶液经缓慢冷却，两条解链的互补单链重新缔合，恢复双螺旋结构，即退火。变性 DNA 经退火恢复原状的过程称变性 DNA 的复性。伴随复性，DNA 溶液紫外吸收减弱，称减色效应。

[经典例题 4]

DNA 变性的本质是

A. DNA 分子由超螺旋变成双螺旋　　　　B. 多聚核苷酸链断裂

C. DNA 分子中碱基丢失　　　　　　　　D. 互补碱基之间氢键断裂

E. DNA 分子中的磷酸二酯键断裂

[参考答案] 4. D

五、核苷酸的代谢

核苷酸分为嘌呤核苷酸和嘧啶核苷酸。

(一)嘌呤核苷酸的分解代谢产物

ANP —脱氧水解→ 次黄嘌呤 —黄嘌呤氧化酶→ 黄嘌呤 ⎫
GMP —水解→ 尿嘌呤 —脱氨基→ 黄嘌呤 ⎭ —黄嘌呤氧化酶→ 尿酸

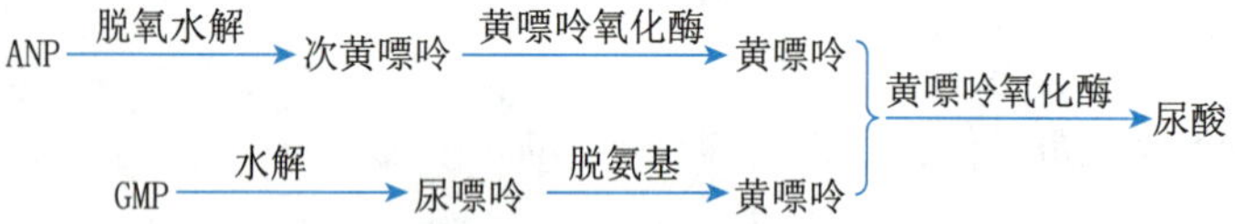

图 2-5　嘌呤核苷酸的分解代谢产物

(二)嘧啶核苷酸的分解代谢产物

胞嘧啶、尿嘧啶 —分解→ β-丙氨酸、NH_3、CO_2

胸腺嘧啶 —分解→ β-氨基异丁酸、NH_3 和 CO_2

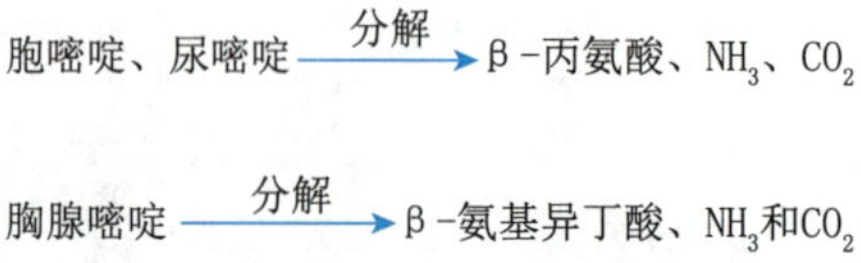

图 2-6　嘧啶核苷酸的分解代谢产物

嘌呤碱分解产物为尿酸和尿素，如产生过多可以引起痛风病。

[经典例题 5]

男性，51 岁。近 3 年来出现关节炎症状和尿路结石，进食肉类食物时病情加重。该患者发生的疾病涉

及的代谢途径是

A. 糖代谢

B. 脂肪代谢

C. 嘌呤核苷酸代谢

D. 嘧啶核苷酸代谢

E. 氨基酸代谢

［参考答案］5. C

第九章　肝的生物化学

一、生物转化作用

(一)肝脏生物转化的概念和特点

1. 概念　机体对内、外源性的非营养物质进行代谢转变，使其水溶性提高，极性增强，易于通过胆汁或尿液排出体外的过程称为生物转化作用。

2. 对象　非营养物质(激素、神经递质、食品添加剂、药物)。

(二)生物转化的反应类型及酶系

1. 第一相反应　包括氧化、还原、水解反应。其中氧化反应是最为常见。

2. 第二相反应结合反应。

(1)葡萄糖醛酸的结合：最重要、最普遍的结合反应。

(2)硫酸结合：也是常见的结合反应。①硫酸供体 3′-磷酸腺苷-5′-磷酸硫酸。②催化酶：硫酸转移酶。

(三)生理意义

生物转化的生理意义在于：通过生物转化作用可对体内的大部分非营养物质进行代谢转化，使其生物学活性降低或丧失(灭活)，或使有毒物质的毒性减低或消除(解毒)，也可增加这些非营养物质的水溶性和极性，从而易于从胆汁或尿液中排出。但有些非营养物质经过肝的生物转化作用后，虽然溶解性增加，但其毒性反而增强；有的还可能溶解性下降，不易排出体外。因此，不能将肝生物转化作用简单地称为解毒作用，这体现了肝生物转化作用的解毒与致毒的双重性特点。

二、胆色素的代谢

1. 胆色素的概念　肝、脾、骨髓等单核-巨噬细胞吞噬系统将衰老红细胞所释放的血红蛋白分解变成血红素再变成胆绿素，最后变成胆红素。肝细胞滑面内质网内通过葡萄糖醛酸基转移酶等一系列的反应生成结合胆红素。

2. 游离胆红素和结合胆红素

表 2-15　结合胆红素和游离胆红素

理化性质	未结合胆红素	结合胆红素
同义名称	间接胆红素、游离胆红素	直接胆红素、肝胆红素
与葡萄糖醛酸结合	未结合	结合
水溶性	小	大
脂溶性	大	小
透过细胞膜的能力及毒性	大	小
能否透过肾小球随尿排出	不能	能
与重氮试剂反应	间接阳性	直接阳性

[经典例题 1]

催化葡萄糖醛酸胆红素生成的酶是

A. 葡萄糖醛酸基合成酶　　　　B. 葡萄糖醛酸基氧化酶

C. 葡萄糖醛酸基还原酶　　　　D. 葡萄糖醛酸基结合酶

E. 葡萄糖醛酸基转移酶

[参考答案] 1. E

3. 胆红素在肠道中的变化　经肝细胞转化生成的葡糖醛酸胆红素随胆汁进入肠道，在肠菌作用下，脱去葡糖醛酸基，并被还原生成胆素原。大部分胆素原随粪便排出体外，在肠道下段，这些无色的胆素原接触空气后被氧化为胆素。正常人每日胆素排出总量为 40～280mg。胆道完全梗阻时，胆红素不能排入肠道形成胆素原和进而形成胆素，因此粪便呈现灰白色或白陶土色。

肠道中生成的胆素原约有 10%～20% 可被肠黏膜细胞重吸收，经门静脉入肝，其中大部分再次随胆汁排入肠腔，形成胆素原的肠肝循环。只有小部分胆素原进入体循环并入肾随尿排出，称为尿胆素原。正常人每日随尿排出尿胆素原约 0.5～4.0mg。尿胆素原被空气氧化后生成尿胆素，成为尿的主要色素。

4. 胆色素代谢和黄疸　体内胆红素生成过多，或肝细胞对胆红素的摄取、转化及排泄能力下降等因素均可引起血浆胆红素含量增多，称为高胆红素血症。由于胆红素为金黄色物质，过量的胆红素可扩散进入组织造成组织黄染，这一体征称为黄疸。

临床上常根据黄疸发病的原因不同，将黄疸分为三类：

表 2-16　各种黄疸血、尿、粪胆色素的实验室检查变化

指标	正常	溶血性黄疸	肝细胞性黄疸	阻塞性黄疸
血清胆红素浓度	<1mg/dl	>1mg/dl	>1mg/dl	>1mg/dl
直接胆红素	极少	–	↑	↑↑
间接胆红素	0～0.7mg/dl	↑↑	↑	–
尿胆红素	–	–	++	++
尿胆素原	0～4mg/24h	↑	升高或正常	↓
尿胆素	少量	↑	升高或正常	↓
粪便颜色	正常	深	变浅或正常	完全阻塞时白陶土色

[经典例题 2]

血液中哪种胆红素增加，尿中会出现胆红素

A. 结合胆红素　　　　B. 未结合胆红素

C. 间接胆红素　　　　D. 游离胆红素

E. 血胆红素

[经典例题 3]

能够诱导 UDP-葡萄糖醛酸基转移酶合成从而减轻黄疸的药物是

A. 氢氯噻嗪　　　　B. 青霉素

C. 苯巴比妥　　　　D. 阿司匹林

E. 磺胺嘧啶

[参考答案] 2. A；3. C

第三篇

病理学

 考情分析

历年考情概况

常考知识点	历年考核内容	历年分值
总论部分(前四章)	适应、损伤、修复、淤血、充血、梗死、血栓、炎症类型、癌与肉瘤的鉴别、良恶性肿瘤的鉴别	2~3
心血管系统	动脉粥样硬化、高血压、风心病	1~2
呼吸系统	大/小叶性肺炎、肺癌	1~2
消化系统	消化性溃疡、肝炎、肝癌	1~2
内分泌、女性	甲状腺、乳腺疾病、宫颈癌、葡萄胎、绒癌、卵巢肿瘤	1~2
传染病、寄生虫病	伤寒、菌痢、结核、流脑、乙脑、血吸虫	2
性病	尖锐湿疣、淋病、AIDS	1~2

易错考点摘要

考点	考查角度
总论中的——损伤、修复、淤血、充血、梗死、血栓、炎症类型、癌与肉瘤的鉴别、良恶性肿瘤的鉴别	举例尤其重要
呼吸系统	大/小叶性肺炎
传染病	两组鉴别——伤寒/菌痢；流脑/乙脑

本篇学习方法或注意事项

本单元的复习特别强调以下3点：

1.**"举例"** 比如"细胞性玻璃样变性常见于……"，类似这样的表述必须引起重视。各种变质、坏死见于哪些情况。

2.**"基本"** 比如炎症的本质、核心环节、血栓/血栓形成/栓子的概念、梗死、肿瘤的概念、异型性、分化程度、肿瘤命名、癌前病变。

3.**"鉴别"** 比如：泌尿系统各种肾小球肾炎的鉴别，几乎每年必考。此外还有——红白血栓、干湿性坏疽、出血/贫血性梗死、肉芽肿/肉芽组织、良/恶性肿瘤、癌与肉瘤、大/小叶性肺炎、乙脑和流脑、菌痢和伤寒等等。

Learning plan
学习时间规划表

第01天　第　章	第02天　第　章	第03天　第　章	第04天　第　章	第05天　第　章	第06天　第　章
听老师的课 □ 复习讲义 □ 做习题 □	听老师的课 □ 复习讲义 □ 做习题 □	听老师的课 □ 复习讲义 □ 做习题 □	听老师的课 □ 复习讲义 □ 做习题 □	听老师的课 □ 复习讲义 □ 做习题 □	听老师的课 □ 复习讲义 □ 做习题 □
第07天　第　章	第08天　第　章	第09天　第　章	第10天　第　章	第11天　第　章	第12天　第　章
听老师的课 □ 复习讲义 □ 做习题 □	听老师的课 □ 复习讲义 □ 做习题 □	听老师的课 □ 复习讲义 □ 做习题 □	听老师的课 □ 复习讲义 □ 做习题 □	听老师的课 □ 复习讲义 □ 做习题 □	听老师的课 □ 复习讲义 □ 做习题 □
第13天　第　章	第14天　第　章	第15天　第　章	第16天　第　章	第17天　第　章	第18天　第　章
听老师的课 □ 复习讲义 □ 做习题 □	听老师的课 □ 复习讲义 □ 做习题 □	听老师的课 □ 复习讲义 □ 做习题 □	听老师的课 □ 复习讲义 □ 做习题 □	听老师的课 □ 复习讲义 □ 做习题 □	听老师的课 □ 复习讲义 □ 做习题 □
第19天　第　章	第20天　第　章	第21天　第　章	第22天　第　章	第23天　第　章	第24天　第　章
听老师的课 □ 复习讲义 □ 做习题 □	听老师的课 □ 复习讲义 □ 做习题 □	听老师的课 □ 复习讲义 □ 做习题 □	听老师的课 □ 复习讲义 □ 做习题 □	听老师的课 □ 复习讲义 □ 做习题 □	听老师的课 □ 复习讲义 □ 做习题 □
第25天　第　章	第26天　第　章	第27天　第　章	第28天　第　章	第29天　第　章	第30天　第　章
听老师的课 □ 复习讲义 □ 做习题 □	听老师的课 □ 复习讲义 □ 做习题 □	听老师的课 □ 复习讲义 □ 做习题 □	听老师的课 □ 复习讲义 □ 做习题 □	听老师的课 □ 复习讲义 □ 做习题 □	听老师的课 □ 复习讲义 □ 做习题 □
第31天　第　章					
听老师的课 □ 复习讲义 □ 做习题 □					

注意：每天的学习建议按照"听课→做题→复习讲义"三部曲来进行；另：计划一旦制订，请各位同学严格执行。

第一章　细胞、组织的适应、损伤和修复

第一节　适应性改变

一、萎缩

发育正常的器官和组织、细胞，由于实质细胞体积变小和数量减少而致其体积缩小。

表 3-1　萎缩的分类

分类	见于
生理性萎缩	成年人胸腺萎缩、更年期后性腺萎缩及老年时器官萎缩
病理性萎缩	营养不良性萎缩、失用性萎缩、压迫性萎缩、内分泌性萎缩
全身性萎缩	长期营养不良、慢性消耗性疾病或消化道梗阻及恶性肿瘤患者晚期的全身萎缩（恶病质）
局部性萎缩	心、脑动脉粥样硬化形成的斑块使血管腔变小，引起心、脑等器官萎缩
	脊髓灰质炎时，因前角运动神经元损害，其所支配肌肉发生萎缩
	肢体骨折后，固定患肢，由于长期不活动，肌肉和骨发生萎缩
	肾盂积水时长期压迫引起肾实质萎缩

[经典例题1]

属于组织适应性改变的是

A. 萎缩

B. 细胞内脂肪沉积

C. 玻璃样变性

D. 坏死

E. 坏疽

[参考答案] 1. A

二、肥大、增生和化生

表 3-2　肥大、增生和化生

	概念	类型	其他考点
肥大	细胞、组织和器官体积的增大	代偿性肥大：高血压——左心室肥大；一侧肾脏切除——对侧肾脏肥大	肥大的物质基础：细胞内线粒体、内质网、核糖体及溶酶体增多，蛋白合成占优势，使器官均匀增大
		内分泌性肥大：内分泌激素作用于效应器——肥大；哺乳期——乳腺腺泡上皮细胞肥大；妊娠期——子宫平滑肌细胞肥大	
增生	实质细胞数量增多而引起组织、器官的体积增大	生理性增生：如肝脏切除后肝细胞的再生；月经周期中子宫内膜腺体的增生	与肿瘤性增生有本质的区别；刺激消除，增生则停止；增生与肥大常相伴存在
		病理性增生：最常见的原因是激素过多或生长因子过多，如雌激素过多引起子宫内膜腺体及乳腺增生；创伤愈合过程中，肉芽组织增生；缺碘时可通过反馈机制，引起甲状腺增生	

续表

	概念	类型	其他考点
化生	一种分化成熟的细胞因受刺激因素的作用转化为另一种分化成熟细胞的过程	上皮细胞化生：鳞状上皮化生最常见； 支气管柱状上皮因慢性炎症化生为鳞状上皮； 慢性宫颈炎时，子宫颈柱状上皮化生为鳞状上皮； 慢性萎缩性胃炎时，胃的黏膜上皮可化生为小肠型或大肠型的黏膜上皮	化生只出现在具有增生能力的细胞。通常发生在同源性细胞之间，即上皮细胞之间或间叶细胞之间
		间叶组织化生： 幼稚的成纤维细胞损伤后，可转变为成骨细胞或成软骨细胞。如：骨化性肌炎时，由于外伤引起肢体近端皮下及肌肉内纤维组织增生，并发生骨化	

[经典例题2]

男性，68岁。吸烟45年。支气管镜活检可见鳞状上皮和支气管腺体，该病理变化属于

A. 支气管黏膜萎缩　　　　B. 支气管腺癌　　　　C. 支气管黏膜肥大

D. 支气管鳞状细胞癌　　　E. 支气管黏膜化生

[参考答案] 2. E

第二节　损　伤

一、可逆性损伤

概念：细胞或细胞间质受损伤后因代谢发生障碍，使细胞内或细胞间质出现异常物质或正常物质异常蓄积的现象，常伴有功能下降。

轻微的细胞损伤——可逆——称为变性。

严重的细胞损伤——不可逆——导致细胞死亡。

1. 细胞水肿　所有细胞损伤最早的表现形式。

(1)概念：在急性感染、缺氧、毒素等有害因素作用下，细胞膜及细胞内线粒体等结构受损，ATP 生成减少，能量不足，造成细胞膜的钠泵功能障碍，导致 Na^+ 和水潴留，形成细胞水肿。

(2)病理变化：由于胞质内水分含量增多，细胞体积增大，胞质疏松，淡染，胞核也增大，染色变浅。

轻度：胞质内出现颗粒物；电镜下：为肿胀的线粒体和扩张的内质网。

进一步发展：细胞体积增大更明显，线粒体嵴变短甚至消失，内质网解体，发生空泡变，整个细胞疏松，称细胞的水变性。肉眼：器官体积肿大，颜色较正常淡，混浊无光泽。

2. 脂肪变性(脂肪沉积)

(1)概念：实质细胞胞质内出现脂滴或脂滴明显增多。脂滴的主要成分为中性脂肪(甘油三酯)。因脂肪代谢主要在肝内进行，故脂肪变常见于肝，也可见于心、肾。

(2)肝脂肪变的病因及发病机制

1)进入肝的脂肪酸过多：高脂饮食或营养不良时，因体内脂肪组织分解，致血液脂肪酸增多；机体缺氧使细胞糖酵解过程生成的乳酸转化为多量脂肪酸，因氧化障碍使脂肪吸收利用下降而相对增多。

2)甘油三酯合成过多：如酗酒可致 α-磷酸甘油增多，促进甘油三酯合成。

3)脂蛋白、载脂蛋白减少：缺氧、中毒及营养不良时(如饥饿、糖尿病等)、肝细胞中脂蛋白、载脂蛋白合成减少，进而脂蛋白形成减少，甘油三酯储积于肝细胞胞质内。

(3)病理变化

1）肉眼：肝体积增大，被膜紧张，色浅黄且有油腻感。

2）镜下：

肝脏：肝细胞内出现大小不等的空泡。脂滴可被苏丹Ⅲ染成橘红色。肝淤血时，小叶中央区缺氧较重，该处肝细胞常发生脂肪变性。重度脂肪变可继发肝坏死和肝硬化。

心肌：常累及左心室内膜下和乳头肌。脂肪变的心肌呈黄色，与正常心肌的暗红色相间，形成黄红色斑纹——虎斑心。

肾脏：在严重贫血、缺氧或中毒时，肾曲管上皮细胞脂肪变。

3. 玻璃样变性（透明变）

（1）概念：在细胞或间质内出现半透明均质、红染、无结构蛋白质蓄积。

（2）类型和病理变化

表 3-3　玻璃样变性的类型和病理变化

分类	常见于	病理变化
结缔组织玻璃样变	纤维瘢痕组织 纤维化的肾小球 动脉粥样硬化的纤维性斑块	纤维细胞明显减少，胶原纤维增粗且互相融合呈半透明均质状，质地坚韧
血管壁玻璃样变	高血压——肾、脑、脾和视网膜的细动脉	由于细动脉持续痉挛，内膜通透性增高，管腔内血浆蛋白渗入内膜沉积于管壁，在内皮细胞下凝固成无结构的均匀红染物质，同时内膜下基底膜代谢物质沉积，故导致血管壁增厚，管腔狭窄甚至闭塞，血管阻力增加，组织器官缺血，又称细动脉硬化
细胞内玻璃样变	慢性肾小球肾炎	大量血浆蛋白由肾小球滤出到肾小管中，被肾小管上皮细胞吞饮后在胞质内融合成玻璃样小滴

二、不可逆性损伤

细胞死亡：包括坏死和凋亡。

1. 坏死

（1）概念：以酶活性变化为特点的活体内局部细胞、组织的死亡。多数情况下，坏死由可逆性损伤逐渐发展而来。

（2）病理变化：细胞坏死几小时（心肌梗死后 4~12 小时）后，由于细胞内溶酶体释放水解酶，引起细胞自身溶解。

1）细胞核的改变：细胞坏死的主要形态标志。表现为：核固缩，核内染色质 DNA 浓聚，染色变深，核的体积缩小。核碎裂，浓缩的染色质崩解为小碎片，因核膜破裂而散布于胞质中。核溶解，在 DNA 酶的作用下，染色质被分解，细胞核淡染，最后消失。死亡细胞核在 1~2 天内可完全消失。

2）细胞质的改变：胞质发生凝固或溶解呈深红色颗粒状。

3）间质的改变：由于各种溶解酶的作用，基质崩解、胶原纤维肿胀、断裂或液化，与坏死的细胞融合成一片，呈红染的颗粒状无结构物质。

坏死与死亡后组织自溶的不同：活体组织坏死能引起明显的炎症反应，而死后自溶不伴炎症反应。

（3）类型

表 3-4　坏死的分类

类型	病理	好发部位
凝固性坏死	蛋白质变性凝固；干酪样坏死即彻底的凝固性坏死	心、肾、脾、结核病
液化性坏死	坏死组织被水解酶分解→溶解液化（脂质多）	脑、脊髓、坏死性胰腺炎（"水多豆腐脑"）
纤维素样坏死	是结缔组织及小血管壁常见的坏死形式；与组织免疫球蛋白沉积或血浆纤维蛋白渗出有关	胃溃疡动脉壁、SLE、恶性高血压、风湿等（"风高夜黑狼出没"）

表 3-5 坏疽的分类

分类	原因	见于	病理改变及临床表现
干性坏疽	动脉受阻而静脉仍通畅，使坏死组织水分减少，加之空气蒸发	四肢末端，特别是下肢	干燥，细菌不易繁殖，与周围健康组织之间有明显的分界线
湿性坏疽	动脉闭塞而静脉回流又受阻	肢体或与外界相通的脏器（肠、子宫、肺）；坏疽性阑尾炎	坏死组织水分多，适合腐败菌生长。局部肿胀，呈污黑色。腐败菌分解蛋白质，产生吲哚、粪臭素等，引起恶臭。与正常组织分界不清，全身中毒症状重，甚至可发生中毒性休克而死亡
气性坏疽	湿性坏疽的特殊类型（合并产气荚膜杆菌等厌氧菌感染）	严重的深达肌肉的开放性创伤	坏死组织内因含气泡呈蜂窝状，按之有捻发音。病变发展迅速，中毒症状严重可引起死亡

（4）结局

1）溶解吸收：坏死灶小，被坏死细胞或中性粒细胞的蛋白溶解酶分解，由淋巴管、小血管吸收；不能吸收的碎片则由吞噬细胞吞噬消化；坏死液化范围较大则形成囊腔。

2）分离排出：坏死灶较大难以吸收，周围出现炎症反应，中性粒细胞将坏死组织溶解，使其与健康组织分离。

3）机化：坏死组织既不能吸收亦不能排出，周围肉芽组织长入坏死区，最后形成瘢痕组织，此过程称为机化。

4）纤维包裹：若坏死灶较大不能完全机化，或坏死组织难以吸收，则由周围增生的结缔组织将其包绕，形成纤维包裹。

5）钙化：坏死组织内钙盐和其他矿物质沉积，引起营养不良性钙化。

2. 凋亡 活体内单个细胞或小团细胞的主动性死亡，在形态和生化特征上都有别于坏死的另一种类型的细胞死亡。

凋亡与坏死的不同：

（1）凋亡的细胞皱缩，细胞膜完整，形成多个凋亡小体。

（2）不引起死亡细胞的自溶。

（3）不引起急性炎症反应和诱发周围细胞的增生修复。

（4）生化特征主要为 Caspase 激活。其激活 DNA 酶造成 DNA 降解，在琼脂凝胶电泳中呈特征性梯带状。

参与凋亡过程的相关基因中：

fas/bax/tP53——促进凋亡。

bcl-2/bcl-XL——抑制凋亡。

凋亡并非仅是细胞损伤的产物，在生物胚胎发生、器官形成发育、成熟细胞新旧交替、激素依赖性生理退化以及自身免疫性疾病和肿瘤发生进展中，也发挥重要作用。

表 3-6 凋 亡

	引起疾病
凋亡过多	移植排斥反应：细胞毒性 T 细胞介导的细胞死亡； 缺血及再灌注损伤，导致心肌细胞和神经细胞的凋亡增多； 神经系统退化性疾病（Alzheimer 病、Parkinson 病）的重要原因是细胞凋亡异常增加，神经细胞凋亡参与老化及 Alzheimer 病的发生； 暴露于电离辐射可引起多种组织细胞的凋亡
凋亡过少	肿瘤的发生过程中，诱导凋亡的基因如 TP53 等失活、突变，而抑制凋亡的基因如 bcl-2 等过度表达，都会引起细胞凋亡显著减少； 某些病毒能抑制其感染细胞的凋亡而使病毒存活

[经典例题1]

男性，24岁。吸烟，近1年右下肢行走后疼痛，休息后好转，出现间歇性跛行。近1个月来，右拇指变黑、皱缩，失去知觉，此种病变是

A. 液化性坏死　　　　　　　　　　B. 固缩坏死

C. 干性坏疽　　　　　　　　　　　D. 湿性坏疽

E. 干酪样坏死

[参考答案] 1. C

第三节　修　复

一、再生

再生：组织和细胞损伤后，由周围健康的细胞进行增生，以实现修复的过程。

生理性再生：子宫内膜周期性脱落，被新生内膜替代；表皮的表层角化细胞经常脱落，其下的基底细胞不断地增生、分化、予以补充。

病理性再生：病理状态下，组织发生缺损后的再生。又分为完全性再生（损伤组织被周围同种细胞修复）和不完全性再生（受损组织由纤维组织增生替代，不能恢复原有组织结构和功能，亦称纤维性修复）。

二、各种细胞的再生潜能

平时容易遭受损伤的组织以及在生理条件下经常更换的组织，有较强的再生能力。分化低的组织比分化高的组织再生能力强。根据再生能力的强弱，将人体细胞分为三类：

表 3-7　细胞的再生潜能

分类	不稳定细胞	稳定细胞	永久性细胞
又称	持续分裂细胞	静止细胞	非分裂细胞
例如	表皮细胞，呼吸、消化及生殖道的黏膜上皮，淋巴、造血细胞，间皮细胞	各种腺器官的实质细胞，如肝、胰、内分泌腺、汗腺、皮脂腺、肾小管上皮细胞以及原始间叶细胞	神经细胞、骨骼肌、心肌细胞

三、肉芽组织的结构与功能

1. 肉芽组织的结构　肉芽组织主要由成纤维细胞和新生薄壁的毛细血管组成，并伴炎症细胞浸润。

(1)肉眼：鲜红色，颗粒状，柔软湿润。

(2)镜下：新生的毛细血管内皮细胞芽状增生而形成实性细胞索，继而出现管腔，由创伤底部向上生长垂直于创面，血管周围有较多的成纤维细胞，有的胞质中含肌细丝，有收缩能力，称肌纤维母细胞。常有大量渗出液及炎性细胞，主要是巨噬细胞、中性粒细胞。

肉芽组织最后变为瘢痕组织。

2. 肉芽组织的作用及结局　①抗感染及保护创面：肉芽组织中的中性粒细胞和巨噬细胞可杀灭细菌、吞噬异物并通过水解酶使之分解，保护创面；②填补伤口及其他组织缺损；③机化或包裹血凝块和坏死组织等。

第二章　局部血液循环障碍

第一节　充血和淤血

一、充血

1. 概念　局部组织或器官由于动脉血输入量过多，使局部含血量增多，称为动脉性充血，是主动过程。

2. 类型

(1)生理性充血：如进食后的胃肠道充血、妊娠时的子宫充血。

(2)病理性充血：最常见炎症反应早期，由于致炎因子的作用引起的神经轴突反射使血管舒张神经兴奋及血管活性胺类介质作用，使细动脉扩张充血，局部组织变红肿胀。

局部组织或器官长期受压，当压力突然解除时，细动脉反射性扩张引起充血。如腹水压迫腹腔内器官，组织内血管张力降低，若一次性大量抽腹水，局部压力迅速解除，受压组织细动脉发生反射性扩张，致使局部充血。

二、淤血

1. 概念　器官或局部组织静脉血液回流受阻，血液淤积于小静脉和毛细血管内称淤血或静脉性充血，是被动过程。

2. 淤血的原因

(1)静脉受压：如妊娠子宫压迫髂总静脉引起的下肢静脉淤血。

(2)静脉腔阻塞：常见于静脉血栓或瘤栓形成。当静脉腔阻塞而血流又不能通过侧支回流时，发生静脉性充血。

(3)心力衰竭：左心功能不全——肺淤血；右心功能不全——体循环淤血。

3. 淤血的病理变化

(1)静脉回流受阻，血液淤积在扩张的小静脉和毛细血管内：淤血的器官和组织体积增大。

(2)淤血区血液流动缓慢、缺氧，氧合血红蛋白减少，还原血红蛋白增多：淤血脏器呈暗红色。

(3)毛细血管淤血导致血管内流体静脉压升高和缺氧，其通透性增加，产生漏出液潴留在组织内：淤血性水肿，甚至淤血性出血。光镜下小静脉和毛细血管扩张充盈，间质可见出血和水肿液。

4. 常见器官淤血举例

(1)肺淤血：左心衰竭引起。肉眼：肺脏肿胀、重量增加、色暗红或呈棕褐色，质地变硬。切面流出泡沫状红色血性液体。

光镜：

1)急性肺淤血：肺泡壁毛细血管扩张充血，肺泡壁增厚，肺泡腔内充满水肿液及出血。

2)慢性肺淤血：肺泡壁变厚及纤维化，肺水肿、肺出血，并见大量吞噬含铁血黄素的巨噬细胞——心力衰竭细胞。长期慢性肺淤血可致肺脏褐色硬化。

(2)肝淤血：右心衰竭引起，肝静脉回流受阻，致使肝小叶中央静脉及肝窦扩张淤血。

1)急性肝淤血：肝脏体积增大，暗红色。镜下中央静脉及肝窦扩张，小叶中央可见肝细胞萎缩、坏死，周围肝细胞发生脂肪变性。

医学教育网　www.med66.com

2)慢性肝淤血：肝脏呈红黄相间的花纹状，如同槟榔的切面——槟榔肝。光镜下可见肝静脉、中央静脉和肝窦扩张淤血，肝小叶中央部肝细胞因缺氧和受压发生萎缩和坏死，肝小叶周边部肝细胞发生脂肪变性。长期慢性肝淤血可致肝脏淤血性硬化。

表3-8　肺淤血、肝淤血的病理改变

		肺淤血	肝淤血
原因		左心衰竭	右心衰竭
肉眼特征性表现		切面流出泡沫状红色血性液体	急性：肝脏体积增大，暗红色 慢性：槟榔肝、淤血性肝硬化
镜下特征性表现	急性	肺泡腔内充满水肿液及出血	肝细胞萎缩、脂肪变性
	慢性	心力衰竭细胞、肺脏褐色硬化	中央淤血、周围脂肪变性

5. 淤血对机体的影响

（1）淤血性出血、组织水肿。

（2）脏器实质细胞的萎缩、变性和坏死。

（3）长期慢性淤血可致脏器硬化。

第二节　血栓形成

一、概念

在活体的心脏或血管内，血液发生凝固或血液中某些有形成分互相凝集形成固体质块的过程——血栓形成。

形成的固体质块——血栓。

二、血栓形成的条件

1. 血管内皮细胞的损伤　血管内膜的损伤，是血栓形成最重要和最常见的原因。内皮细胞损伤后，暴露出内皮下的胶原，激活血小板和凝血因子Ⅻ，启动了内源性凝血过程。同时，损伤与内皮细胞释放组织因子，激活凝血因子Ⅶ，启动外源性凝血过程。在凝血过程启动中，血小板的活化极为重要。

2. 血流缓慢或涡流　当血流缓慢或涡流时，可造成血管内皮细胞损伤，并促进血小板黏附于血管壁。其中：

（1）血流缓慢：使轴流扩大，边流变窄甚至消失，增加了血小板与血管壁接触的机会。

（2）涡流：常出现于动脉瘤、心室壁瘤和心房颤动时的心房，并可引起血栓形成。涡流产生的离心力又增加血小板与血管壁接触的机会，有利于血小板黏附在血管壁。

（3）静脉比动脉发生血栓多4倍。

3. 血液凝固性增高　常见于严重创伤，大手术或产后大出血患者。在组织严重损伤、晚期肿瘤和内毒素性休克等情况下，血小板数目和黏性增加、凝血因子浓度增加、产生组织凝血因子以及抗凝血因子浓度减少，使血液处于高凝状态，可表现为动脉、静脉内血栓形成，心瓣膜赘疣性血栓形成及全身弥散性血管内凝血（DIC），亦可有遗传性高凝状态患者。

三、血栓的类型

表3-9　血栓的类型

类型	白色血栓	混合血栓	红色血栓	透明血栓
组成成分	血小板和纤维素	血小板小梁、纤维素和大量红细胞	纤维素网罗大量红细胞	纤维素

续表

类型	白色血栓	混合血栓	红色血栓	透明血栓
见于	血栓头部，心瓣膜	血栓体部	静脉内，血栓尾部	DIC 的微动脉、毛细血管及微静脉内
备注	又称血小板血栓	又称层状血栓	实质：血液成分的凝固；干燥，无弹性，质脆易碎	又称微血栓或纤维素性血栓
常见疾病	急性风湿性心脏病，感染性心内膜炎；疣状赘生物	房颤或二狭，球性血栓	容易脱落导致栓塞	休克晚期，DIC，微小血栓（羊水栓塞）

[经典例题 1]

血栓头部一般属于

A. 白色血栓　　　　　　　　　　B. 红色血栓

C. 透明血栓　　　　　　　　　　D. 混合血栓

E. 延续性血栓

[参考答案] 1. A

四、血栓的结局

1. 软化、溶解、吸收　血栓因纤维蛋白溶解酶激活及中性粒细胞崩解释放的溶蛋白酶而软化，并逐渐溶解。有时可造成血栓栓塞。

2. 机化

(1)血栓机化：由血管壁向血栓内长入内皮细胞和成纤维细胞，形成肉芽组织，并取代血栓。

(2)再通：在血栓机化过程中，水分吸收，血栓干燥收缩出现裂隙，新生的内皮细胞被覆于表面，形成新的血管，并互相吻合沟通，使完全阻塞的血管腔发生再通现象。

3. 钙化　可形成静脉石或动脉石。

五、血栓对机体的影响

血栓形成能对破裂的血管起堵塞破裂口的作用，阻止出血，对机体有利。但多数情况下，血栓形成对机体可造成严重甚至致命的危害。

1. 阻塞血管　动脉血栓未完全阻塞管腔时，可引起局部缺血性坏死；若阻塞静脉，未能建立有效的侧支循环，则引起局部淤血、出血，甚至坏死。

2. 栓塞　血栓脱落后形成栓子，可栓塞相应的血管。心瓣膜上形成的血栓最易脱落成为栓子。若栓子内有细菌，可引起栓塞组织的败血性梗死或脓肿形成。

3. 心瓣膜变形　心瓣膜血栓形成后，可引起心瓣膜粘连、变硬和变形等，使瓣膜狭窄或关闭不全。

4. 广泛性出血　由于微循环内广泛的微血栓形成引起 DIC，导致组织广泛坏死，甚至全身广泛出血和休克。

第三节　栓　塞

一、概念

1. 栓塞　在循环血液中出现的不溶于血液的异常物质沿血流运行阻塞相应血管腔的过程。

2. 栓子　阻塞血管的物质。可为固体(如血栓栓子)、液体(如羊水栓子)或气体(如空气栓子)。

二、栓子的类型及运行途径 随血流方向。

1. 右心或体静脉的栓子　阻塞肺动脉及其分支。

2. 左心或主动脉的栓子　阻塞体动脉分支，最常见于脑、肾、下肢等处的动脉分支。

3. 门静脉的栓子　阻塞肝内门静脉及其分支。

4. 交叉性栓塞　罕见，指心脏或大血管有异常血流通路时发生的栓塞。如左心房内的血栓脱落经先天性房间隔缺损处抵达右心，可发生肺动脉及其分支的栓塞。

5. 逆行性栓塞　极罕见，多发生在静脉系统，由于腹内压升高(如咳嗽)，静脉内栓子逆行栓塞于肝、肾等较小静脉分支。

三、栓塞的类型和对机体的影响

1. 血栓栓塞　占所有栓塞的99%以上。

表 3-10　栓塞的类型和对机体的影响

类型	主要来源	对机体的影响
肺动脉及其分支的血栓栓塞	下肢深静脉或盆腔的静脉，特别是腘静脉、股静脉和髂静脉	巨大的血栓栓子：突然阻塞肺动脉主干及其主要分支，引起急性右心衰竭，同时引起肺动脉、冠状动脉和支气管动脉痉挛，进一步影响心肺功能而引起猝死 中等大小的血栓栓子：肺出血 有肺淤血时，中、小的血栓栓子常引起肺出血性梗死
体循环的动脉栓塞	左心房和左心室的附壁血栓及动脉粥样硬化处的血栓	动脉栓塞的主要部位为下肢、脑、肠、肾、脾等，常引起脏器的梗死

2. 脂肪栓塞

(1)原因：长骨的骨折或脂肪组织严重创伤(脂肪细胞破裂，脂肪滴进入静脉系统形成脂肪栓子)。

(2)运行路径：脂肪栓子可通过肺脏毛细血管而抵达体循环，进而阻塞脑及肾小球等全身多器官的毛细血管。

(3)病理特点：脂肪滴(苏丹Ⅲ染色阳性)。

(4)对机体的影响：可引起肺水肿、肺出血和肺不张；脑水肿和血管周围点状出血；严重者可猝死。

3. 气体栓塞

(1)原因：静脉损伤破裂，外界大量空气迅速进入血循环，如头颈、胸壁和肺手术时静脉损伤，空气由损伤口进入静脉或原已溶解于血液内的气体迅速游离。

(2)常见于：潜水员病和其他减压病，以及心脏大血管手术。

(3)对机体的影响：与脂肪栓塞相类似。潜水员从深水中迅速上升到水面时，所受外界气压骤然减低，原来溶于血液内的氧、二氧化碳和氮，很快游离形成气泡，氮在体液内溶解迟缓，使组织内形成多量微气泡或融合成大气泡，引起气体栓塞，严重者可引起死亡——减压病或沉箱病。

4. 羊水栓塞　分娩过程中罕见的严重并发症。

(1)原因：羊水进入子宫壁开放的静脉和血窦内，经血循环进入肺动脉分支、小动脉及毛细血管。

(2)病理特点：肺脏切片示肺小动脉和毛细血管内可见羊水成分，例如角化上皮、黏液、胎脂、胎粪等。

(3)对机体的影响：羊水中含有促凝血物质可引起 DIC。表现为猝死、休克、昏迷或出血。

5. 其他栓塞　肿瘤细胞栓塞可引起肿瘤转移。细菌团栓塞引起多发性栓塞性小脓肿。

第四节　梗　死

一、概念

器官或局部组织由于血流阻断，又不能建立有效的侧支循环而发生的坏死。

二、梗死形成的原因和条件

1. 血管阻塞　主要原因，绝大多数由血栓形成和动脉栓塞引起。

2. 血管受压闭塞　见于血管外肿瘤的压迫，肠扭转、肠套叠引起肠系膜静脉和动脉受压，卵巢囊肿扭转导致血管受压引起相应组织的坏死。

3. 动脉痉挛　在严重的冠状动脉粥样硬化时，冠状动脉可发生强烈而持续的痉挛，引起心肌梗死。

4. 未能建立有效的侧支循环　动脉吻合支少的器官，如肾、脾，易发生梗死。

三、梗死的类型及病理变化

1. 贫血性梗死　主要发生于：组织结构致密，侧支循环不丰富的实质性器官——心、肾和脾。脑梗死一般亦为贫血性梗死。

肉眼：梗死灶内呈灰白色。肾的动脉分支呈树枝状分布——锥形，尖端向血管阻塞的部位，底部靠近脏器表面。心冠状动脉分支不规则——不规则形。

镜下：梗死灶内仅见组织轮廓，梗死灶与正常组织交界处有充血。2~3日后，边缘的成纤维细胞和新生的毛细血管长入，逐渐机化形成凹陷性瘢痕。脑梗死的脑组织坏死、液化形成囊状；或被增生的星形细胞和胶质纤维替代，形成胶质瘢痕。

2. 出血性梗死　主要发生于：肺、肠等具有双重血液循环的器官。须具备两大条件：

(1)严重的静脉淤血：如肺淤血时，肺动脉、肺静脉和毛细血管内压力升高，影响肺动脉分支阻塞后建立有效的肺动脉和支气管动脉侧支循环，而发生肺出血性梗死。

(2)组织疏松：肺、肠组织疏松，富有弹性，梗死初期疏松的组织间隙内容纳多量漏出的血液，当组织坏死吸收水分而膨胀时，也不能把血液挤出梗死灶，故梗死为出血性。

肉眼：梗死灶内含血量丰富，呈暗红色，形状与血管分布一致。

1)肺出血性梗死：呈三角形，尖端向肺门，底部靠近肺膜。因弥漫出血，呈暗红色，略向表面隆起。

2)肠出血性梗死：呈节段状。镜下：组织坏死，同时有弥漫性出血。

对机体的影响：肺出血可有胸痛、咳嗽、咯血等临床症状。肠出血可有剧烈腹痛、呕吐，出现麻痹性肠梗阻、肠穿孔及腹膜炎等严重后果。

3. 败血性梗死　由含有细菌的栓子阻塞血管引起，常见于急性感染性心内膜炎。

[经典例题 1]

贫血性梗死主要发生于

A. 心、肝、肾

B. 心、肺、脾

C. 心、肾、脾

D. 大脑、肺、肾

E. 小肠、肝、心

[参考答案] 1. C

表 3-11　梗 死		
梗死灶	梗死灶同血供范围一致；肾、脾-锥体形；心-地图形；肠-节段形	
分类	出血性	多发组织结构疏松；双重血供或吻合支丰富的器官淤血基础上发生，好发肺、肠等
	贫血性	多发生在组织结构致密，侧支循环不丰富的实质性器官堵塞后，好发于心、肾、脾等
	败血性	含有细菌的栓子引起；常见于急性感染性心内膜炎

第三章　炎　症

第一节　概　述

一、概念

具有血管系统的活体组织对损伤因子所发生的防御反应称为炎症。

炎症过程的主要特征和防御的中心环节——血管反应。

抗损伤的同时，机体通过实质细胞和间质细胞的再生，修复损伤组织。因此，炎症实质上是以损伤起始、愈合告终的复杂病理过程，损伤和抗损伤贯穿炎症反应的全过程。

在炎症过程中，一方面损伤因子造成组织和细胞的破坏，另一方面通过炎症充血和渗出反应，稀释、杀伤和包围损伤因子，同时通过实质和间质细胞的再生使受损伤的组织得以修复。

二、原因

1. 生物性因子　最常见。包括病毒、细菌、真菌、支原体、衣原体、螺旋体、原虫和寄生虫等。

2. 物理性因子　高热、低温、紫外线和射线等。

3. 化学性因子　包括外源性(强酸、强碱和氧化剂等)和内源性化学物质(坏死组织的分解产物，如尿素等)。

4. 机械性因子　如切割和挤压等。

5. 免疫性因子　Ⅰ～Ⅳ型变态反应均能造成组织和细胞损伤。

6. 异物　手术缝线、二氧化硅晶体或物质碎片等残留在机体组织内均可导致炎症。

三、炎症的基本病理变化

早期以变质和渗出变化为主，后期以增生为主。变质属于损伤过程，而渗出和增生属抗损伤过程。

1. 变质　炎症局部组织发生的变性和坏死。

变质是致炎因子引起的损伤过程，是局部细胞、组织代谢、理化性质改变的形态所见，实质细胞和间质细胞均可发生。变质由致炎因子直接作用或由血液循环障碍和炎症反应产物的间接作用引起。变质的轻重取决于致炎因子的性质和强度，也取决于机体的反应性。

2. 渗出　炎症局部组织血管内的液体和细胞成分通过血管壁进入组织、体腔，黏膜表面和体表的过程。

以血管反应为中心的渗出性病变是炎症的重要标志，在局部具有重要的防御作用，所渗出的液体称为渗出液。

3. 增生

(1)间质细胞增生：包括巨噬细胞、内皮细胞和成纤维细胞增生。

(2)实质细胞增生：包括病灶周围上皮细胞和腺体增生。

炎性增生具有限制炎症扩散和修复作用。

四、炎症的结局

1. 痊愈　多数情况下，坏死组织和渗出物被吸收，周围组织再生，完全修复原来组织的结构和功能。

如炎症灶坏死范围大，渗出多，不容易完全吸收，由肉芽组织修复，形成瘢痕，不能完全恢复原有的结构功能称为不完全痊愈。

2. 迁延不愈转为慢性 当机体抵抗力较低或治疗不彻底，短期内致炎因子不能完全清除，在机体内持续存在，使炎症过程迁延不愈，急性炎症则转为慢性炎症。

3. 蔓延播散 当机体抵抗力低下，或病原微生物毒力强并不断繁殖，可沿组织间隙向周围组织、器官蔓延，引起全身播散。

(1)局部蔓延：通过组织间隙或自然腔道向周围组织播散，如肺结核病，机体抵抗力低下时，结核杆菌可沿支气管播散，形成新的结核病灶。

(2)淋巴道蔓延：病原微生物随淋巴液扩散，引起继发淋巴管炎及所属淋巴结炎。严重时病原微生物可经淋巴道入血，引起血道播散。

(3)血道蔓延：四个重要的基本概念。

表 3-12　菌血症、毒血症、败血症、脓毒败血症

菌血症	细菌经淋巴道和血道进入血流，血中可查到细菌，但无全身中毒症状
毒血症	细菌的毒素或毒性产物被吸收入血，引起全身中毒症状，患者出现高热、寒战等，严重者可出现中毒性休克
败血症	毒力强的细菌入血并大量生长繁殖，产生毒素，引起全身中毒症状，血培养常可找到细菌
脓毒败血症	化脓菌引起的败血症进一步发展，引起全身多发性、栓塞性小脓肿

第二节　急性炎症

一、炎症细胞的种类和主要功能、炎症介质的概念和主要作用

1. 炎症细胞的种类和主要功能 炎症反应最重要的功能：将炎症细胞输送到炎症局部。白细胞的渗出：炎症反应最重要的特征。白细胞渗出具有吞噬、免疫和组织损伤作用。

(1)中性粒细胞和单核细胞：吞噬和降解细菌、免疫复合物和坏死组织碎片，构成炎症反应的主要防御环节。

(2)单核细胞、淋巴细胞和浆细胞：免疫作用。

(3)白细胞释放的溶酶体酶、自由基、前列腺素和白细胞三烯：组织损伤作用。

2. 炎症介质 许多急性炎症反应过程，主要由一系列内源性化学因子介导实现，这类化学因子称为化学介质或炎症介质。

(1)炎症介质的一般特点

1)炎症介质来自细胞和血浆，在致炎因子作用下由细胞合成并释放。

2)大多数炎症介质通过与靶细胞表面的特异性受体结合发挥其生物活性。

3)炎症介质可刺激靶细胞释放新的炎症介质，随后释放的炎症介质与原介质的作用可以相同、相似或相反。

4)一种炎症介质可作用于一种或多种靶细胞，可产生不同的效应。

5)炎症介质释放后存在的时间很短，很快降解，或被酶灭活。

(2)主要炎症介质的作用

表 3-13　主要炎症介质的作用

炎症介质种类	功能
组胺、5-HT、缓激肽、PGE_1、PGE_2、PGD_2、PGI_2、NO	血管扩张
组胺、缓激肽、C3a、C5a、LTC_4、LTD_4、LTE_4、PAF、活性氧代谢产物、P 物质	血管通透性升高
C5a、LTB_4、细菌产物、中性粒细胞阳离子蛋白、细胞因子($IL-8$ 和 TNF 等)	趋化作用

续表

炎症介质种类	功能
细胞因子(IL-1、IL-6和TNF等)、PG	发热
PGE_2、缓激肽	疼痛
氧自由基、溶酶体酶、NO	组织损伤

二、急性炎症的类型及病理变化

1. 浆液性炎　以浆液渗出为主，主要成分为血浆，含3%～5%蛋白质，混有少量纤维素和中性粒细胞。

常发生于黏膜、浆膜和疏松结缔组织。如毒蛇咬伤时引起的局部炎性水肿。

浆液性炎一般较轻，易于消退，但渗出物过多可产生不利影响，引起体腔积液和组织水肿。

2. 纤维素性炎　以纤维素渗出为主。HE切片中纤维素呈红染交织的网状、条索状或颗粒状，常杂有中性粒细胞及坏死组织碎片。

常发生于黏膜、浆膜和肺。

(1)黏膜纤维素性炎：常见于上呼吸道(白喉)和肠道(细菌性痢疾)。渗出的纤维素、坏死组织和白细胞共同形成膜状物覆盖在黏膜表面，又称假膜性炎。如细菌性痢疾时，肠黏膜表面形成假膜。

(2)浆膜纤维素性炎：可引起体腔纤维素性粘连(腹膜炎、胸膜炎、心包炎)，继而发生纤维性粘连。

(3)肺的纤维素性炎：常见于大叶性肺炎，除了有大量渗出的纤维素外，还可见大量中性粒细胞。如纤维素吸收不良可发生机化——大叶性肺炎肉质变。

3. 化脓性炎　以中性粒细胞渗出为主，并伴有不同程度的组织坏死和脓液形成。分为脓肿、蜂窝织炎及表面化脓和积脓3种类型。

(1)脓肿：为局限性化脓性炎症，主要由金黄色葡萄球菌引起，细菌产生毒素使局部组织发生溶解坏死。多发生于皮肤和内脏。如疖(毛囊、皮脂腺及周围组织的脓肿)和痈(由多个疖融合，在皮下脂肪、筋膜组织形成许多相互沟通的脓肿)。

金黄色葡萄球菌：产生血浆凝固酶，使渗出的纤维蛋白原转变成纤维素——病变较局限。

此外还具有层粘连蛋白受体，使其容易通过血管壁——迁徙性脓肿。

脓肿的病理变化：中性粒细胞局限性浸润伴局部组织化脓性溶解破坏，形成脓腔。

(2)蜂窝织炎：是指疏松结缔组织的弥漫化脓性炎。主要由溶血性链球菌引起。常发生于皮肤、肌肉和阑尾。链球菌能分泌以下两种酶：

1)玻璃酸酶(原称透明质酸酶)：降解疏松结缔组织中的玻璃酸(透明质酸)。

2)链激酶：溶解纤维素。

蜂窝织炎的病理表现：疏松结缔组织大量中性粒细胞弥漫浸润。

(3)表面化脓和积脓

1)表面化脓：是指发生在黏膜和浆膜的化脓性炎。中性粒细胞向黏膜表面渗出，深部组织的中性粒细胞浸润不明显。如化脓性尿道炎和化脓性支气管炎。

2)积脓：当化脓性炎发生于浆膜、胆囊和输卵管时，脓液在浆膜腔、胆囊和输卵管腔内积存，称为积脓。

4. 出血性炎　炎症灶的血管损伤严重，渗出物中含大量红细胞。常见于流行性出血热和鼠疫。

表3-14　急性炎症常见类型

类型	渗出物	常见于
浆液性炎	浆液，主要成分为血浆	黏膜、浆膜和疏松结缔组织，如：毒蛇咬伤
纤维素性炎	纤维素	黏膜：呼吸道(白喉)、消化道(菌痢)； 浆膜：体腔纤维素性粘连(腹膜炎、胸膜炎、心包炎)； 肺：大叶性肺炎

续表

类型		渗出物	常见于
化脓性炎	脓肿	局限性化脓(中性粒细胞)	疖、痈
	蜂窝织炎	疏松结缔组织弥漫性化脓性炎	皮肤、肌肉和阑尾
	表面化脓和积脓	中性粒细胞	表面化脓:黏膜和浆膜,如化脓性尿道炎和化脓性支气管炎; 积脓:浆膜、胆囊和输卵管
出血性炎		大量红细胞	流行性出血热; 鼠疫

[经典例题 1]

属于化脓性炎症的是

A. 嗜酸性脓肿

B. 阿米巴脓肿

C. 冷脓肿

D. 转移性脓肿

E. 炎性肉芽肿

[经典例题 2]

纤维素性炎症的好发部位应除外

A. 皮肤

B. 心包

C. 胸膜

D. 气管

E. 结肠

[参考答案] 1. D;2. A

第三节　慢性炎症

慢性炎症分为一般慢性炎症和特异性炎症(肉芽肿性炎)两类。

一、一般慢性炎症的病理变化和特点

1. 增生为主　较明显的纤维结缔组织和上皮细胞、腺体及实质细胞的增生,以替代和修复损伤的组织。

2. 变质(变性坏死)和渗出　病变轻微。浸润细胞主要是淋巴细胞、浆细胞和单核细胞。单核巨噬细胞系统的激活是慢性炎症的一个重要特征。

慢性炎症时纤维结缔组织增生,伴有瘢痕形成,可造成:

(1)管道性脏器狭窄:如慢性节段性肠炎(克罗恩病),可致肠腔狭窄,甚至肠梗阻。

(2)黏膜息肉:如鼻息肉。

(3)肺:炎性假瘤。

[经典例题 1]

关于炎症,正确的是

A. 任何机体均可发生炎症

B. 炎症反应均对机体有利

C. 炎症反应均对机体不利

D. 损伤必然导致炎症

E. 炎症是一种防御反应

[参考答案] 1. E

二、肉芽肿性炎(特异性炎症)的概念、病因和病变特点

1. 概念　肉芽肿性炎是一种特殊的慢性增生性炎症，以肉芽肿形成为其特点。肉芽肿是由渗出的单核细胞和局部增生的巨噬细胞形成的一种境界清楚的结节状病灶。

2. 病因

(1)细菌感染：结核病(结核杆菌)、麻风(麻风杆菌)。

(2)螺旋体感染：梅毒(梅毒螺旋体)。

(3)真菌和寄生虫感染：组织胞浆菌病(组织胞浆菌)，血吸虫病(血吸虫)。

(4)异物：手术缝线和石棉纤维。

(5)原因不明：如结节病。

3. 病变特点

肉芽肿可分为感染性肉芽肿和异物肉芽肿两类。异物肉芽肿：如：手术缝线、痛风尿酸盐结晶等。感染性肉芽肿：风湿性肉芽肿、结核性肉芽肿、伤寒性肉芽肿及血吸虫病慢性虫卵结节等。除了由于病原物不易被消化外，还可引起机体免疫反应。

肉芽肿主要成分：类上皮样细胞和多核巨细胞。

(1)类上皮样细胞：体积较大，胞质丰富，核圆形或卵圆形，空泡状，核内有 1~2 个核仁；胞质界限不清。

(2)多核巨细胞：由上皮样细胞融合而成，体积大，细胞核数目可达数十个甚至数百个，其功能与上皮样细胞相似。

1)细胞核排列在细胞周边：Langhans 巨细胞。

2)细胞核散在分布在胞质内：异物巨细胞。

最具有代表性的肉芽肿——结核性肉芽肿，又称结核结节：中心为干酪样坏死，周围有上皮样细胞呈放射状排列，并见 Langhans 巨细胞，外层可见淋巴细胞及纤维结缔组织包绕。

第四章　肿　瘤

第一节　概　述

一、肿瘤的概念

在各种致瘤因子的长期作用下，机体局部组织的细胞在基因水平上失去对其生长的正常调控，导致克隆性异常增殖而形成的新生物。

与生理状态或炎症损伤修复时的细胞增殖不同，肿瘤性增殖具有以下特点：

1. 克隆性。

2. 肿瘤细胞具有异常的形态、代谢和功能。

3. 肿瘤细胞生长旺盛，失去了分化成熟的能力。

4. 具有相对自主性。

5. 与机体不协调，对机体有害无益。

6. 即使致瘤因素不再存在，仍能继续生长，并可传给其子代细胞。

二、组织结构

1. 肿瘤的实质 即肿瘤细胞，是肿瘤的主要成分。肿瘤的生长代谢特性及肿瘤对机体的影响都取决于实质的性质，也是肿瘤分类和命名的根据。如：平滑肌瘤的实质为异常增生和分化的平滑肌细胞；鳞状细胞癌的实质为异常增生和分化的鳞状细胞等。

2. 肿瘤的间质 由纤维结缔组织及血管组成。对肿瘤实质起到营养和支持保护作用。肿瘤细胞可以刺激肿瘤组织中的血管生成，是肿瘤持续生长的重要因素。肿瘤间质内可有淋巴细胞浸润，是机体对肿瘤组织的免疫反应。

第二节 肿瘤的生物学行为

一、肿瘤的异型性

肿瘤组织在细胞形态和组织结构上都与其起源的正常组织有不同程度的差异，这种差异称异型性。异型性是区别良、恶性肿瘤重要的组织学依据。

肿瘤的异型性有两个方面：结构异型性和细胞异型性。

1. 肿瘤组织结构的异型性 相当于低倍镜下所见。

肿瘤组织在空间排列方式上和正常组织的差异称为组织结构的异型性。

良性肿瘤诊断的主要依据是其组织结构的异型性，而肿瘤细胞的异型性不明显。如纤维瘤的瘤细胞和正常纤维细胞很相似，只是其排列和正常纤维组织不同，呈编织状，而且致密。

恶性肿瘤组织结构的异型性明显，瘤细胞排列紊乱，失去正常的结构和层次，丧失了极性。如：鳞状细胞癌失去了正常复层有极性的排列和层次，极向显著紊乱，癌细胞呈巢团状或条索状排列，并可出现角化珠（癌珠）。

2. 肿瘤细胞的异型性 相当于高倍镜下所见。

良性肿瘤细胞的异型性小，而恶性肿瘤细胞具有高度异型性。

(1)瘤细胞的多形性：瘤细胞大小、形态很不一致，一般体积大，可出现瘤巨细胞。但有些分化差的肿瘤，如肺小细胞癌，瘤细胞体积可较正常细胞小、圆形、较一致。

(2)瘤细胞核的多形性：瘤细胞核形态不规则，大小不一，染色质颗粒分布不均。核体积增大，核/浆增大（正常为 $1:4\sim6$。恶性肿瘤细胞接近 $1:1$）。核分裂象多见，特别是出现不对称性、多极性及顿挫性等病理性核分裂象。出现巨核、双核及奇异形核。核染色深，核膜增厚。核仁肥大，数目增加。

(3)瘤细胞胞质的改变：恶性肿瘤细胞胞质呈嗜碱性（核蛋白体增多）。某些肿瘤细胞可产生异常分泌物或代谢产物而具有不同的特点，如糖原、黏液和色素等。

二、肿瘤的生长

表 3-15 肿瘤的生长方式小结（TANG）

膨胀性生长	大多数良性肿瘤的生长方式	肿瘤逐渐增大，推开或挤压四周组织，但不侵袭周围组织。常有完整包膜，与周围组织分界清楚，手术容易完整切除，术后不易复发
浸润性生长	大多数恶性肿瘤的生长方式	瘤细胞浸润周围组织间隙、淋巴管、血管并破坏周围组织，与邻近组织紧密连接而无明显界限，手术不易切除干净
外生性生长	良、恶性肿瘤均可	发生在体表、体腔和管道器官表面的肿瘤向表面生长形成突起的乳头状、菜花状肿物。恶性肿瘤向表面生长的同时往往向基底部浸润

三、肿瘤的扩散和转移

1. 直接蔓延 恶性肿瘤细胞由原发部位连续不断地沿着组织间隙、淋巴管、血管、神经束膜继续浸润生长，破坏邻近正常器官或组织。

2. 转移 恶性肿瘤细胞从原发部位侵入血管、淋巴管或体腔，在远处器官内继续生长，形成与原发瘤同样类型的肿瘤。包括：

医学教育网 www.med66.com

（1）淋巴转移：上皮源性恶性肿瘤（癌）最常见的转移方式。

癌细胞首先进入淋巴结的边缘窦。淋巴结转移一般按淋巴引流方向，逐渐进行转移，最后可经胸导管入血，继发血道转移。

（2）血道转移：间叶源性恶性肿瘤（肉瘤）最常见的转移方式。

瘤细胞直接侵入血管，随血流到远处器官继续生长，形成转移瘤。最常见的是肺，其次是肝。转移瘤的特点是边界清楚，常为多个散在分布的结节且靠近器官表面。

表 3-16　肿瘤的血行转移

肿瘤侵入	转移部位	例如
体静脉	经右心至肺	绒毛膜癌肺转移
肺静脉	经左心入主动脉至全身	肿瘤转移至脑、骨及肾
门静脉系统	肝	肠癌肝转移
胸、腰、骨盆静脉	经吻合支入脊椎静脉丛	前列腺癌转移到脊柱或脑，而无肺转移

（3）种植性转移：体腔器官的恶性肿瘤蔓延至器官表面而穿入体腔时，瘤细胞脱落并种植在体腔及体腔内各脏器的表面，形成多发性转移瘤。如胃癌穿破浆膜层后，癌细胞脱落并种植在腹膜、大网膜形成转移癌。胸、腹腔有转移癌时，常伴积液，且多为血性。

四、良性肿瘤与恶性肿瘤的区别

表 3-17　良性肿瘤与恶性肿瘤的区别

	良性肿瘤	恶性肿瘤
大体形态	边界清楚，常有完整包膜。切面色泽、质地与发源组织相似	边界不清、一般无包膜，偶有假包膜。色泽质地与发源组织差别较大
分化程度	细胞分化成熟，无明显异型性	瘤细胞分化障碍或未分化，异型性明显
核分裂象	少或无	可见病理性核分裂象
生长速度	缓慢	较迅速
生长方式	一般为膨胀性或外生性生长	常为浸润性生长
继发性改变	坏死、出血少见	坏死、出血、溃疡形成、继发性感染等常见
复发	基本不复发	常易复发
转移	不转移	常有转移
对机体影响	较小，局部压迫、阻塞为主	危害大、除压迫、阻塞外，浸润破坏组织器官、引起坏死出血、合并感染，晚期常出现恶病质

五、肿瘤对机体的影响

1. 良性肿瘤

（1）局部压迫和阻塞：体表良性肿瘤除少数能引起压迫症状外，一般对机体无明显影响。但若发生在腔道及重要器官，也可引起较为严重的后果。如突入肠腔的平滑肌瘤可引起肠梗阻或肠套叠。

（2）继发性改变：如子宫黏膜下肌瘤，常伴有子宫内膜浅表糜烂或溃疡，可引起出血和感染。

（3）激素增多症状：内分泌腺的良性肿瘤因能引起某种激素分泌过多而产生全身性影响。如垂体前叶嗜酸性细胞腺瘤分泌大量生长激素，引起巨人症。

2. 恶性肿瘤

（1）继发性改变：肿瘤可因浸润、坏死而并发出血、穿孔、病理性骨折及感染。如：

1）出血：肺的咯血，大肠癌的便血，鼻咽癌的涕血，肾癌、膀胱癌的无痛性血尿等。

2）穿孔：胃肠道癌穿孔可致急性腹膜炎；坏死可导致瘘管形成，如食管癌的食管气管瘘。

3）感染：晚期患者因机体免疫力低下，可并发严重肺内感染而死亡。

4）疼痛：恶性肿瘤可压迫、浸润局部神经而引起顽固性疼痛。

5）骨折：恶性骨源性肿瘤或骨转移癌可导致病理性骨折。

（2）恶病质：恶性肿瘤晚期，机体严重消瘦、无力、贫血和全身衰竭的状态称为恶病质，导致患者死亡。

（3）异位内分泌综合征和副肿瘤综合征。

1）异位内分泌综合征：有些非内分泌腺发生的肿瘤能产生或分泌激素或激素类物质，如促肾上腺皮质激素（ACTH）、甲状旁腺素（PTH）、促甲状腺素（TSH）、胰岛素、生长激素（GH）等，引起内分泌紊乱，从而出现相应的临床症状，称为异位内分泌综合征。这种肿瘤称为异位内分泌肿瘤，大多数为恶性，以癌为多。如小细胞肺癌、胃癌、肝癌等。也可见于肉瘤，如纤维肉瘤、平滑肌肉瘤等。

2）副肿瘤综合征：由于肿瘤的产物（包括异位激素产生）、异常免疫反应或其他不明原因，引起内分泌、神经、消化、造血、骨关节、肾脏及皮肤等系统发生病变，出现相应的临床表现，称为副肿瘤综合征。这些表现不是由原发肿瘤或转移瘤直接引起，而是通过产生某种物质间接引起的。异位内分泌综合征也属于副肿瘤综合征。

认识副肿瘤综合征的意义：通过这些表现，发现隐匿性的肿瘤；避免误认为这些症状是由肿瘤转移所致而放弃治疗。

第三节　肿瘤的命名和分类

一、肿瘤的命名原则

表 3-18　肿瘤的命名原则

肿瘤性质		命名原则		举例
良性			瘤	脂肪瘤、平滑肌瘤
恶性	上皮组织来源	组织来源	癌	鳞状细胞癌、腺癌
	间叶组织来源		肉瘤	脂肪肉瘤、骨肉瘤

1. 间叶组织　指纤维组织、脂肪、肌肉、骨、软骨等。

2. 癌肉瘤　肿瘤中既有癌的成分，又有肉瘤的成分。

3. 肉瘤样癌　本质为癌，组织学形态有类似肉瘤样的结构。

4. 特殊命名的肿瘤

1）在肿瘤前冠以"恶性"二字，如恶性淋巴瘤，恶性黑色素瘤。

2）以母细胞瘤命名，如神经母细胞瘤。

3）以人名命名，如霍奇金淋巴瘤（Hodgkin 淋巴瘤）、尤文瘤（Ewing 瘤）。

4）含两个以上胚层的多种成分的肿瘤，如畸胎瘤。

5）多发性良性肿瘤称"瘤病"，如：神经纤维瘤病、血管瘤病。

二、癌前病变、异型增生、上皮内瘤变及原位癌

1. 癌前病变　指某些具有癌变潜能的病变，长期不治疗，有的可转变为癌。包括：

（1）黏膜白色病变：原称黏膜白斑病，常发生在口腔、子宫颈及外阴等处，可转变为鳞状细胞癌。

（2）乳腺导管上皮非典型增生（ADH）：常见于 40 岁左右的妇女。其发展为浸润性乳腺癌的相对危险度是普通妇女的 4~5 倍。

（3）大肠腺瘤：绒毛状腺瘤发生癌变的机会更大。家族性腺瘤性息肉病几乎都会发生癌变。

（4）皮肤慢性溃疡：长期、经久不愈的小腿皮肤溃疡，可能变为鳞状细胞癌。

（5）慢性胃炎与肠上皮化生：胃的肠上皮化生与胃癌有一定关系。慢性幽门螺杆菌相关性胃炎与胃黏

膜相关淋巴组织发生的 B 细胞淋巴瘤及胃腺癌有关。

（6）慢性溃疡性结肠炎：在反复发生溃疡和黏膜增生的基础上，可发生癌变。

（7）肝硬化：由乙型慢性病毒性肝炎所致的肝硬化，有一部分可进展为肝细胞性肝癌。

2. 异型增生　指细胞增生并出现异型性，是癌前病变的形态学基础。表现为：细胞排列较乱，极向消失。增生的细胞大小不一，形态多样，核大浓染，核/浆比例增大，核分裂增多但多呈正常核分裂象。分为轻、中、重 3 级。

（1）轻度异型增生：累及上皮层下 1/3。

（2）中度异型增生：累及上皮层下 1/3~2/3。

（3）重度异型增生：累及上皮下 2/3 以上，但尚未达到全层。

轻度和中度异型增生待病因消除后可恢复正常；而重度异型增生则很难逆转，常转变为癌。

3. 原位癌　指癌变仅限于上皮层内，常累及上皮全层，但基底膜完整，未侵破基底膜。肉眼病变不明显，仅在显微镜下才可见。往往是防癌普查时发现。如子宫颈、食管及乳腺小叶原位癌等，鳞状上皮原位癌有时可累及黏液腺体，但尚未侵破腺体基底膜者仍为原位癌，称原位癌累及腺体。

目前，较多使用上皮内瘤变这一概念来描述上皮从异型增生到原位癌的连续过程，把轻度和中度异型性增生称为上皮内瘤变 I 级和 II 级，而重度异型增生和原位癌称为上皮内瘤变 III 级。

三、癌和肉瘤的区别

表 3-19　癌与肉瘤的鉴别

	癌	肉瘤
组织来源	上皮组织	间叶组织
发生率	常见，约为肉瘤的 9 倍	较少见
年龄	中年以上	青少年多见
部位	皮肤、黏膜、内脏多见	四肢、躯干多见
大体形态	灰白色、细颗粒状、干燥、质较硬	粉红色、细腻、鱼肉状、质较软
组织学特点	癌细胞呈巢状、腺管状、索状排列，实质与间质分界清楚	瘤细胞弥漫排列，与间质混杂
网状纤维	癌细胞间无网状纤维	瘤细胞之间有网状纤维
免疫组化	表达上皮标记抗原（如细胞角蛋白）	表达间叶标记抗原（如波形蛋白）
转移方式	淋巴道为主	血行为主

[经典例题 1]

"癌症"是指

A. 所有恶性肿瘤的统称　　　　　　B. 所有肿瘤的统称

C. 癌肉瘤的统称　　　　　　　　　D. 间叶组织发生的恶性瘤的统称

E. 上皮组织发生的恶性瘤的统称

[参考答案] 1. E

四、常见肿瘤类型及病理变化

（一）上皮组织良性肿瘤

1. 乳头状瘤　被覆上皮发生的良性肿瘤，呈乳头状、菜花状或绒毛状生长。每一乳头由血管纤维结缔组织间质构成轴心。肿瘤根部常有一蒂与正常组织相连。外耳道、阴茎、膀胱的乳头状瘤易恶变。

2. 腺瘤　腺上皮发生的良性肿瘤。黏膜腺瘤多呈息肉状，腺器官内的腺瘤多呈结节状，常有包膜。腺瘤的腺体与起源腺体十分相似，且具有分泌功能。可分为囊腺瘤、纤维腺瘤、多形性腺瘤、息肉状腺瘤及绒毛状腺瘤。如涎腺多形性腺瘤、结肠息肉状腺瘤和乳腺纤维腺瘤等。

（二）上皮组织恶性肿瘤

1. 鳞状细胞癌(鳞癌)　发生在身体原有鳞状上皮被覆的部位,如皮肤、口腔、子宫颈、食管、喉、阴茎等处。有些部位(如支气管、胆囊、膀胱)正常时不覆盖鳞状上皮,但可通过鳞状上皮化生而发生鳞癌。癌组织大体常呈菜花状,坏死脱落可形成溃疡。分化好者鳞癌癌巢中可见细胞间桥及角化珠。分化差者无角化珠,细胞间桥少或无,呈明显异型性。

2. 腺癌　常见于胃肠、胆囊、子宫体等处。癌细胞异型性明显,常呈不规则的多层排列。

(1)乳头状腺癌:腺癌伴有大量乳头形成。

(2)囊腺癌:腺腔高度扩张呈囊状。

(3)乳头状囊腺癌:腺腔高度扩张呈囊状,同时伴乳头生长。

(4)黏液癌或胶样癌:腺癌中含多量黏液及印戒细胞者。

(5)印戒细胞癌:印戒细胞构成癌的主要成分。

(三)间叶组织良性肿瘤

1. 平滑肌瘤　最多见于子宫,其次为胃肠道。瘤细胞由形态比较一致的梭形平滑肌细胞构成。核分裂象少见。

2. 脂肪瘤　最多见于背、肩、颈及四肢的皮下组织。有包膜、质软、色淡黄,分叶状。瘤组织结构与正常脂肪组织相似。

(四)间叶组织恶性肿瘤

1. 脂肪肉瘤　肉瘤中常见,多见于腹膜后及大腿的深部软组织。肿瘤呈结节状或分叶状,肿瘤表面可有假包膜,色淡黄,似脂肪组织,或呈黏液样、鱼肉样外观。瘤细胞形态多样,可见星形、梭形、小圆形或多形性的脂肪母细胞,胞质内有大小和多少不等的脂质空泡及分化成熟的脂肪细胞。

2. 骨肉瘤　骨组织恶性肿瘤中最常见、恶性程度最高的一种肿瘤。多见于青少年,好发于四肢长骨。镜下,肿瘤性骨样组织和骨组织的形成是最重要的组织学依据,其形状极不规则,周边可见肿瘤性骨母细胞。瘤细胞呈高度异型性,易见病理性核分裂象。

X线诊断骨肉瘤的两个特征:Codman三角与日光放射状阴影。

3. 恶性淋巴瘤　是原发于淋巴结和淋巴结外淋巴组织的恶性肿瘤,根据瘤细胞的特点和瘤组织的结构成分,分为霍奇金淋巴瘤和非霍奇金淋巴瘤两大类。

(1)霍奇金淋巴瘤病理变化主要发生部位在颈部和锁骨上淋巴结,其次为纵隔,腹膜后等处淋巴结。细胞形态多样,主要有以下几种:①R-S细胞;②霍奇金细胞或单核R-S细胞;③陷窝细胞;④爆米花细胞;⑤多形性细胞。

组织学类型分为经典型霍奇金淋巴瘤和结节性淋巴细胞为主的两大类;经典型又分为四型:①淋巴细胞为主型;②结节硬化型;③混合细胞型;④淋巴细胞消减型。结节性淋巴细胞为主型,在小细胞背景上,分布有上皮样组织细胞及爆米花细胞的肿瘤细胞。

(2)非霍奇金淋巴瘤:分类繁杂,将其分为B细胞、T细胞和NK细胞肿瘤及不同的亚型。我国发生在成人的主要有大B细胞淋巴瘤、滤泡性淋巴瘤和外周T细胞淋巴瘤;在青少年中主要是Burkitt淋巴瘤。淋巴结外淋巴瘤主要有黏膜相关淋巴瘤和NK/T细胞淋巴瘤。

表3-20　非霍奇金淋巴瘤的分类

非霍奇金淋巴瘤	来源	病例特点
弥漫大B细胞淋巴瘤	B细胞	细胞形态多样、体积较大的淋巴细胞弥漫浸润。核分裂象多见,可见多核瘤巨细胞和R-S样细胞
滤泡性淋巴瘤	淋巴滤泡生发中心的惰性B细胞	肿瘤细胞呈滤泡样或结节状生长;BCL-2的检测具有非常重要的价值
伯基特(Burkitt)淋巴瘤	B细胞	大量无核裂细胞弥漫增生,形态一致,常发生变性、坏死,瘤细胞间散在多数吞噬各种细胞碎片的巨噬细胞,形成"满天星"图像

医学教育网 www.med66.com

非霍奇金淋巴瘤	来源	病例特点
蕈样霉菌病	皮肤的 T 细胞	表皮和真皮内多量体积较大、核大、高度扭曲、有深切迹、呈脑回状的瘤细胞聚集，似小脓肿

（五）其他类型肿瘤

1. 黑色素瘤（恶性黑色素瘤）　高度恶性，预后差。最常发生于足底部、外阴及肛门。大多由交界痣恶变而来。黑痣如发生迅速增大、溃破、发炎及出血，常是恶变的征象。

2. 畸胎瘤　最常见于卵巢和睾丸。来源于有多向分化潜能的生殖细胞肿瘤，往往含有两个以上胚层的组织成分。

（1）成熟性畸胎瘤：预后好，多为囊性。又称成熟性囊性畸胎瘤。肿瘤内可见皮肤及其附件、软骨、呼吸道、消化道上皮及神经组织等。

（2）未成熟性畸胎瘤：多为实性。在与成熟性畸胎瘤相似的组织结构中可见未成熟的神经组织组成的原始神经管、菊形团、神经母细胞瘤成分及未成熟的骨或软骨等。

第四节　肿瘤的病因学和发病学

一、肿瘤发生的分子生物学基础

目前认为，肿瘤从本质上说是一种基因疾病。

1. 癌基因　指一段具有将正常细胞转化为肿瘤细胞的核酸片段。首先在反转录病毒（RNA 病毒）中发现，正常细胞 DNA 中有与病毒癌基因几乎完全相同的 DNA 序列，称细胞癌基因或原癌基因，如 c-ras、c-myc 等。一旦原癌基因被激活，其结构发生改变而成为癌基因。恶性肿瘤的发生需要多个癌基因的作用。

2. 抑癌基因　在细胞繁殖中起负调节作用的基因，其丢失或灭活时，可促进细胞的肿瘤性转化。如：TP53 基因和 Rb 基因。癌基因的激活与抑癌基因的缺失或失活，二者起拮抗作用。

3. 凋亡调节基因和 DNA 修复调节基因　Bcl-2 蛋白抑制凋亡，Bax 蛋白促进凋亡。

致癌物如果引起轻微的 DNA 损害，正常细胞内的 DNA 修复机制可及时修复，而某些有遗传性 DNA 修复调节基因突变或缺陷的人群，肿瘤的发病率高。

4. 端粒、端粒酶和肿瘤　端粒是位于染色体末的 DNA 重复序列，控制着细胞的复制次数。细胞复制一次其端粒就缩短一点。细胞复制一定次数后，端粒缩短使得染色体相互融合，导致细胞死亡。因此，端粒的缩短是一种肿瘤抑制机制，端粒可以称为细胞的生命计时器。

5. 多步癌变的分子基础　肿瘤的发生需要多个基因的改变，包括癌基因的激活、肿瘤抑制基因的失活，以及其他基因的变化。

二、常见的化学、物理和生物性致癌因素

1. 化学致癌因素

（1）间接化学致癌物：绝大多数，需在体内进行代谢，活化后才能致癌。

1）多环芳烃：致癌最强的是 3，4-苯并芘、3-甲基胆蒽。小剂量甲基胆蒽即可引起动物的皮肤癌。

2）芳香胺类与氨基偶氮染料：乙萘胺（印染工人膀胱癌）、二甲基氨基偶氮苯（实验性肝癌）。

3）真菌毒素：黄曲霉素，尤其是黄曲霉素 B_1（由霉变的谷物、花生、玉米中的黄曲霉菌产生）有极强的致癌性，可诱发肝细胞性肝癌。

（2）直接化学致癌物：不需要在体内进行代谢转化即可致癌。

致癌作用较弱且时间长。癌症患者长时间应用抗癌药物：烷化剂与酰化剂，如环磷酰胺、氮芥后，可诱发第二种肿瘤。

2. 物理性致癌因素

（1）电离辐射：长期接触 X 射线、γ 射线及紫外线照射，可引起皮肤癌；接触镭、铀等放射性核素，可引起白血病。

（2）石棉纤维可引起胸膜间皮瘤。

3. 病毒和细菌

（1）RNA 致瘤病毒：占 2/3。如：人类 T 细胞白血病/淋巴瘤病毒 I 与肿瘤发生密切相关。

（2）DNA 致瘤病毒：占 1/3。①人类乳头状瘤病毒（HPV）：可引起子宫颈和肛门生殖系统的鳞状细胞癌发生；②EB 病毒：与鼻咽癌及伯基特淋巴瘤的发生有关；③乙型肝炎病毒（HBV）：与肝细胞性肝癌的发生有关。

（3）幽门螺杆菌（HP）：HP 感染导致的慢性胃炎与胃癌和胃低度恶性 B 细胞性淋巴瘤的发生有关。

三、影响肿瘤发生、发展的内在因素

1. 肿瘤与遗传　常染色显性的遗传性肿瘤综合征——家族性视网膜母细胞瘤患者从亲代遗传了一个 Rb 等位基因，当其发生突变、丢失等异常时，发生视网膜母细胞瘤。

另一些遗传性肿瘤综合征表现为常染色体隐性遗传，如着色性干皮病患者受紫外线照射后易患皮肤癌。毛细血管扩张型共济失调症患者易发生急性白血病和淋巴瘤。

2. 肿瘤免疫　发生了肿瘤性转化的细胞可以引起机体的免疫反应。引起机体免疫反应的肿瘤抗原和机体抗肿瘤免疫的抑制，是肿瘤免疫学研究的重要内容。肿瘤相关抗原可以分为肿瘤特异性抗原和相关抗原。肿瘤特异性抗原只存在于肿瘤细胞中，而不存在于正常细胞。肿瘤相关抗原既存在于肿瘤细胞中也存在于某些正常细胞中。

第五章　心血管系统疾病

第一节　动脉粥样硬化

一、血管的病理变化

累及全身大中动脉。

表 3-21　动脉粥样硬化（AS）动脉壁的病变

	肉眼	镜下
脂纹	早期病变。微隆起于动脉内膜表面，呈长短不一的黄色条纹。常见于主动脉后壁和分支的开口处	大量吞噬脂质的泡沫细胞（巨噬细胞源性和肌源性）
纤维斑块	隆起于动脉内膜表面的灰黄色斑块	表层为纤维结缔组织，并有玻璃样变。深层为脂质、巨噬细胞，以及吞噬脂质的泡沫细胞
粥样斑块	明显隆起于动脉内膜表面的黄色斑块	表层：瓷白色的纤维帽 深层：大量黄色的粥糜样物质，常可见胆固醇结晶 底部和边缘：肉芽组织增生、泡沫细胞和淋巴细胞浸润 动脉中膜：变薄，平滑肌细胞萎缩 动脉外膜：新生毛细血管和结缔组织增生，淋巴细胞和浆细胞浸润
复合病变	粥样斑块进一步发生继发性改变，包括：斑块内出血、斑块破裂伴溃疡形成、血栓形成、钙化和动脉瘤形成	

二、心脏、肾脏和脑的病理变化

1. 心脏　心肌梗死(凝固性坏死)。

表现为心绞痛和心肌梗死。50%的心肌梗死发生于左冠状动脉前室间供血区(左心室前壁、心尖部和室间隔2/3)。肉眼：新鲜心肌梗死呈不规则形、黄白色，周围可见充血出血带；陈旧性心肌梗死为灰白色的瘢痕组织取代。镜下：凝固性坏死，心肌细胞嗜酸性增强，出现肌质凝聚和肌原纤维溶解，肌细胞核消失。间质内可见中性粒细胞浸润。

2. 肾脏　肾梗死。

肉眼：新鲜肾梗死呈三角形，灰白色，周围可见充血出血带。严重时可形成动脉粥样硬化性固缩肾，表现为肾脏形成多数大的瘢痕凹陷，多个瘢痕使肾脏缩小。镜下：贫血性梗死。

3. 脑　脑萎缩、脑软化(脑梗死)、小动脉瘤和脑出血。

病变常累及基底动脉、大脑中动脉和 Wills 环。

(1)脑萎缩：大脑皮质变薄、脑回变窄、脑沟变宽且加深、脑重减轻。

(2)脑软化：主要发生于颞叶、内囊、豆状核和丘脑。

(3)脑出血：脑动脉粥样硬化可引起小动脉瘤形成，患者血压突然升高时小动脉瘤破裂可引起脑出血。

三、病理临床联系

1. 主动脉粥样硬化　一般不引起明显的症状。少数病变严重者，因动脉中膜萎缩及弹力板断裂，使管壁变薄，受血压作用向外膨出而形成主动脉瘤。

2. 冠状动脉粥样硬化及冠状动脉粥样硬化性心脏病　因心肌缺血的严重程度和持续时间不同，可出现心绞痛、心肌梗死的临床表现。

3. 脑动脉粥样硬化　由于管腔狭窄，脑长期供血不足而发生脑萎缩，严重者智力减退，甚至痴呆。若并发血栓形成，导致管腔阻塞，则可引起脑梗死(脑软化)。脑动脉粥样硬化病变处可形成动脉瘤，患者血压突然升高时动脉瘤可破裂，引起脑出血。

4. 肾动脉粥样硬化　因肾动脉管腔狭窄，肾组织可出现缺血、萎缩、纤维化。临床表现为肾血管性高血压。若合并血栓形成，则引起受累动脉供血区肾组织梗死。多个梗死灶机化后可致肾体积缩小、变硬，称为动脉粥样硬化性固缩肾。

5. 四肢动脉粥样硬化　由于下肢供血不足，患者出现间歇性跛行，即行走时出现疼痛，休息后可缓解。若长期慢性缺血，可引起萎缩。严重狭窄或并发血栓形成者可发生梗死或坏疽。

第二节　原发性高血压

一、良性高血压血管的病理变化

累及全身细小动脉，最常累及肾入球小动脉。

表现为细动脉硬化，细动脉内皮下均匀红染的蛋白性物质沉积，导致细动脉管壁增厚、管腔狭窄、弹性下降和硬度增加。

二、良性高血压心脏、肾脏和脑的病理变化

1. 心脏　肥大。

心脏肥大，主要为左心室肥大，起初为左心室向心性肥大，代偿失调后发生左心室离心性肥大，表现为心腔扩张。心脏重量增加(常达400g以上)。左心室壁增厚，可达 1.5～2.0cm，乳头肌和肉柱增粗、变长、并有较多分支。

2. 肾脏　原发性颗粒性固缩肾。

表现为肾脏体积缩小、重量减轻、皮质变薄、表面呈凹凸不平的颗粒状，肾盂周围脂肪组织增生。光镜：肾入球小动脉玻璃样变，部分肾小球萎缩、纤维化及玻璃样变，其所属的肾小管也发生萎缩；而部分肾小球代偿性肥大，其所属的肾小管也呈代偿性扩张。

3. 脑　脑出血、微动脉瘤、脑软化。

表现为小动脉和细动脉管壁发生玻璃样变，并可发生纤维素样坏死、血栓形成和微动脉瘤形成。

表 3-22　动脉粥样硬化与高血压对心、肾、脑的影响

	动脉粥样硬化	高血压
心	心肌梗死	左心室向心性肥大——离心性肥大
肾	肾梗死；动脉粥样硬化性固缩肾	原发性颗粒性固缩肾
脑	脑梗死(软化)、脑萎缩、小动脉瘤、脑出血	脑软化、微动脉瘤、脑出血

[经典例题 1]

原发性高血压时细动脉可逆性病理改变是

A. 内膜下蛋白性物质沉积　　　　　　B. 血管腔狭窄

C. 血管痉挛　　　　　　　　　　　　D. 血管壁平滑肌萎缩

E. 血管纤维化

[参考答案] 1. C

三、良性高血压病理临床联系

高血压可引起左心肥大、扩张，并伴有心肌收缩力减弱，甚至心力衰竭的心脏病被称为高血压性心脏病。肾脏可发生慢性肾衰竭，严重者可出现尿毒症。

由于脑细动脉、小动脉硬化，毛细血管壁通透性增加，引起脑水肿发生高血压脑病，甚至出现高血压危象。

脑出血是高血压病最常见、最严重的并发症。

第三节　风湿性心脏病

一、基本病理变化

表 3-23　风湿性心脏病基本病理变化

分期	病理变化	病程
变质渗出期	结缔组织纤维发生黏液变性，胶原纤维肿胀及纤维素样变性，伴浆液和炎细胞浸润	1 个月左右
增生期或肉芽肿期	特征性的风湿性肉芽肿(Aschoff 小体)。风湿性肉芽肿体积较小，中央为纤维素性坏死灶，周围为风湿细胞或 Aschoff 细胞和多核的 Aschoff 巨细胞，伴少量淋巴和中性粒细胞浸润	2~3 个月
纤维化期或愈合期	出现纤维细胞，产生胶原纤维，Aschoff 小体变为梭形小瘢痕	2~3 个月

Aschoff 细胞的特点：细胞体积大，核大、圆形或卵圆形、核膜清晰，染色质集中于中央，横切面似枭眼状，纵切面呈毛虫状，胞浆丰富、嗜碱性。

二、心脏的病理变化

1. 风湿性心内膜炎　赘生物。

最常累及心房内膜和心瓣膜，胶原纤维发生纤维素样坏死，严重病例可有 Aschoff 小体形成。心瓣膜关闭缘可见单行排列的赘生物(其本质是白色血栓)，直径 1~2mm，为疣状心内膜炎。疣状赘生物机化以及风湿性心内膜炎反复发作，可造成心瓣膜增厚、卷曲、缩短、粘连及钙化，导致风湿性心瓣膜病。

2. 风湿性心肌炎　心肌间质可见典型的风湿性肉芽肿。

3. 风湿性心外膜炎　为浆液性纤维素性炎，可形成绒毛心和缩窄性心包炎。

第四节　心脏瓣膜病

一、概述

大多由风湿性心内膜炎反复发作而引起。感染性心内膜炎、主动脉粥样硬化和梅毒性主动脉炎累及主动脉瓣也可引起主动脉瓣膜病。

1. 瓣膜关闭不全　主要由于瓣膜增厚、变硬、卷曲、缩短，或由于瓣膜破裂和穿孔，亦可因为腱索增粗、缩短和与瓣膜粘连而引起。

2. 瓣膜口狭窄　主要由于相邻瓣膜之间互相粘连，瓣膜纤维增厚，弹性减退或丧失，瓣膜环硬化和缩窄而引起。

二、心瓣膜病的主要类型和病理变化

1. 二尖瓣狭窄"梨形心"。正常成人二尖瓣口开大时面积大约 $5cm^2$，当瓣膜口狭窄时，口形似鱼口状。面积可缩小到 $1\sim2cm^2$，甚至仅能通过医用探针。病变特征：

(1) 轻者：瓣膜轻度增厚，仍有弹性，瓣叶轻度粘连。

(2) 较重者：瓣膜明显增厚，弹性减弱，瓣叶间粘连明显。

(3) 最重者：瓣膜极度增厚，完全丧失弹性，瓣叶广泛粘连，瓣膜口明显缩小，似鱼口状。

2. 二尖瓣关闭不全　"球形心"。

3. 主动脉瓣狭窄。

4. 主动脉瓣关闭不全。

[经典例题 1]

二尖瓣狭窄早期出现的心脏改变是

A. 左心房扩张

B. 左心室扩张

C. 右心房扩张

D. 左心房肥大

E. 右心室肥大

[参考答案] 1. A

第六章　呼吸系统疾病

第一节　慢性支气管炎

一、概述及病理变化

慢性支气管炎是慢性阻塞性肺疾病的一种，是呼吸道最常见的慢性病之一，以长期咳嗽、咳痰或伴喘息为主要症状。临床以每年持续 3 个月，连续两年以上者诊断为慢性支气管炎。其病理变化如下：

1. 黏膜上皮损伤，表现为：上皮细胞纤毛变短、倒伏、稀疏、粘连、甚至脱失形成糜烂。上皮再生时，杯状细胞增多，可出现鳞状上皮化生。

2. 黏液腺肥大、增生、分泌功能亢进，使浆液腺化生为黏液腺。

3. 支气管壁见大量慢性炎细胞浸润。

4. 中、小型支气管软骨变性、萎缩、钙化甚至骨化。

二、临床病理联系

早期仅炎症发作时出现咳、痰、喘等症状。出现肺气肿后，在劳动或受寒情况下可出现胸闷、气急，严重时可有呼吸困难、心动过速和发绀。严重的肺气肿可引起肺动脉高压，最后导致肺源性心脏病。若近胸膜的肺大泡破裂，空气进入胸膜腔，可发生自发性气胸。

第二节　肺气肿

一、概述

肺气肿是指呼吸性细支气管远端的末梢肺组织过度充气和膨胀而呈持久性扩张，使肺组织弹性减弱，含气量过多的一种病理状态，可多种原因引起，慢性支气管炎是引起肺气肿的原因之一。肺气肿是支气管和肺部疾病最常见的并发症。

发病机制

1. 慢性细支气管炎时，管壁纤维组织增生，引起细支气管不完全阻塞，导致阻塞性通气障碍。吸气时，空气易进入肺泡；但呼气时，支气管回缩，阻塞加重，气体呼出困难，使肺内储气量增加而致肺气肿。

2. 长期的慢性炎症损伤了细支气管和肺泡壁的弹力纤维，细支气管失去支撑使管腔塌陷，吸气时空气进入，而呼气时，气体潴留而导致肺气肿。

3. α-抗胰蛋白酶水平广泛存在于组织和体液，对弹力蛋白在内的多种蛋白水解酶有抑制作用。炎症时，白细胞代谢产物氧自由基等能氧化 α-抗胰蛋白，使之失活，导致细支气管和肺泡壁的弹力蛋白、Ⅳ型胶原和糖蛋白的降解，破坏了肺组织结构，使肺泡回缩力减弱。

二、病理变化

1. 肉眼　肺体积增大，边缘钝圆，色灰白，质软而缺乏弹性，指压后遗留压痕。切面肺结构似海绵状，可见含气囊泡形成。

2. 镜下　镜下肺泡呈弥漫性高度扩张，肺泡壁毛细血管数量减少。肺泡间隔变窄、断裂，扩张的肺泡融合成较大的囊腔。肺小动脉内膜增厚，管腔狭窄。

三、类型

1. 肺泡性肺气肿　又称阻塞性肺气肿。病变局限于肺腺泡内，可分为腺泡中央型、腺泡周围型、全腺泡型肺气肿。

2. 间质性肺气肿　肋骨骨折、胸壁穿透伤或剧烈咳嗽引起肺内压急剧增高等均可导致细支气管或肺泡间隔破裂，使空气进入肺间质形成间质性肺气肿。

3. 其他　肺萎陷、肺叶切除后残余肺组织或肺炎性实变病灶周围肺组织的代偿性气肿。

四、临床病理联系

肺气肿早期，患者常在慢性支气管炎的基础上，出现逐渐加重的呼气性呼吸困难、气促、胸闷、发绀和呼吸性酸中毒等阻塞性通气障碍和低氧症状。严重的肺气肿可引起肺动脉高压，最后导致肺源性心脏病。部分患者因近胸膜的肺大泡破裂，空气进入胸腔，发生自发性气胸。

第三节　慢性肺源性心脏病

一、概述

是因慢性肺疾病、肺血管及胸廓的病变引起肺循环阻力增加，肺动脉压升而导致以右心室壁肥厚、心腔扩大甚至发生右心衰竭的心脏病。

二、病因及发病机制

1. 肺疾病　80%~90%的慢性肺源性心脏病是慢性阻塞性肺疾病而致，其中又以慢性支气管炎并发阻塞性肺气肿最常见，其后依次为支气管哮喘、支气管扩张症、肺尘埃沉着病、慢性纤维空洞型肺结核和肺间质纤维化等。由于阻塞性通气障碍及肺气血屏障破坏使气体交换面积减少等均可导致肺泡气氧分压降低，二氧化碳分压升高。最终导致右心肥大、扩张。

2. 肺血管疾病　原发性肺动脉高压症及广泛或反复发生的肺小动脉栓塞（如虫卵、肿瘤细胞栓子）等可直接引起肺动脉高压，导致肺源性心脏病。

3. 胸廓运动障碍性疾病　严重的脊柱弯曲、类风湿关节炎、胸膜广泛粘连及其他严重的胸廓畸形均可使胸廓活动受限而引起限制性通气障碍；也可因肺部受压造成肺血管扭曲、肺萎陷等增加肺循环阻力引起肺动脉压力升高及肺源性心脏病。

三、病理变化

1. 肺部病变　除原有肺疾病所表现的多种病变外：

最主要——肺小动脉的变化，特别是肺腺泡内小血管的构型重建，包括无肌型动脉肌化及肌型小动脉中膜增生、肥厚，内膜下出现纵行平滑肌束等。

其他：肺小动脉炎，肺小动脉弹力纤维及胶原纤维增生，腔内血栓形成和机化以及肺泡间隔毛细血管数量减少等。

2. 心脏病变　为右心室壁肥厚，心室腔扩张，外观钝圆。心脏重量可高达850g。肺动脉圆锥显著膨隆，右心室内乳头肌和肉柱显著增粗，室上嵴增厚。通常以肺动脉瓣下2cm处右心室前壁肌层厚度超过5mm（正常3~4mm）作为诊断肺源性心脏病的病理形态标准。镜下：右心室壁心肌细胞肥大，核增大、深染；也可见缺氧引起的心肌纤维萎缩、肌质溶解、横纹消失，间质水肿和胶原纤维增生等。

四、病理临床联系

1. 右心衰竭　逐渐出现呼吸困难，气急、发绀和心悸、心率增快、全身淤血、肝脾大、下肢水肿。

2. 肺性脑病　病情严重者，由于缺氧和二氧化碳潴留，呼吸性酸中毒等可导致脑水肿而并发肺性脑病，出现头痛、烦躁不安、抽搐、嗜睡甚至昏迷。

第四节　大叶性肺炎

一、概述

大叶性肺炎是主要由肺炎链球菌引起的肺组织急性纤维素性炎症。病变通常累及肺大叶的全部或大部，以左肺下叶最常见，其次为右肺下叶，也可同时或先后发生在两个以上肺叶。

二、病理变化

表 3-24　大叶性肺炎的病理改变（TANG 小结）

充血水肿期	肺泡壁毛细血管明显扩张、充血、通透性增加，肺泡中有大量浆液渗出，混有少数红细胞、中性粒细胞和巨噬细胞。细菌通过肺泡间孔进入邻近肺泡致病灶扩散	病变肺叶肿胀、重量增加、暗红色，切面有淡红色液体流出
红色肝样变期	肺泡壁毛细血管通透性损伤更严重，大量纤维素渗出及红细胞漏出。肺泡腔内充满红细胞、中性粒细胞、巨噬细胞及纤维素。渗出的纤维素形成网状，有的通过肺泡间孔与邻近肺泡中的纤维素网彼此相连	肺组织质地较实如肝样
灰色肝样变期	红细胞大部分溶解消失，肺泡壁毛细血管受压	肺组织仍明显肿胀，重量增加，质地坚实如肝，由于充血减退，色泽由红转为灰白色
溶解消散期	随着机体抵抗力增强，炎症消退，肺泡壁血管损伤逐渐恢复，渗出停止。细菌被巨噬细胞吞噬清除，渗出物被溶解，部分随痰咳出，部分随淋巴管吸收和巨噬细胞吞噬清除	痊愈后，肺组织可完全恢复其正常结构和功能

[经典例题 1]

肺肉质变常见于

A. 大叶性肺炎   B. 小叶性肺炎

C. 急性肺淤血   D. 慢性肺淤血

E. 慢性左心衰

[参考答案] 1. A

三、并发症(少见)

1. 中毒性休克   最严重的并发症。

2. 肺肉质变   由于肺泡腔内纤维素渗出过多,中性粒细胞量少,渗出物不能完全吸收消除,由肉芽组织取代。病变部位肺组织实变,呈红褐色如肉样。

3. 肺脓肿及脓胸   多见于金黄色葡萄球菌引起的肺炎。

4. 败血症。

第五节　小叶性肺炎(支气管肺炎)

一、概述

小叶性肺炎主要是由化脓菌感染引起,病变起始于细支气管,并向周围或末梢组织扩展,形成以肺小叶为单位、呈灶状散在的急性化脓性炎症。主要发生于小儿和年老体弱者。

二、病理变化

化脓性炎。病变起始于细支气管,并向周围或末梢组织扩展,形成以肺小叶为单位、呈灶状散布的急性化脓性炎症。

1. 肉眼   两肺各叶肺组织内散在分布大小不等的实变灶,以背侧和下叶病灶较多。病灶直径1cm左右。严重者,病灶互相融合甚至累及全叶,形成融合性支气管肺炎。

2. 镜下   病灶区细支气管及其周围肺泡腔内充满脓性渗出物及少量纤维素。病灶周围肺组织充血,可有浆液渗出。病灶间肺组织大致正常。

[经典例题 1]

肺组织切片检查,光镜下见细支气管上皮脱落,腔内有脓性渗出物,周围的肺泡腔内亦有多少不等的脓性渗出物,应诊断为

A. 小叶性肺炎   B. 大叶性肺炎灰色肝变期

C. 慢性肺淤血   D. 大叶性肺炎溶解消散期

E. 肺结核变质渗出期

[参考答案] 1. A

三、并发症

婴幼儿及年老体弱者可并发心力衰竭、呼吸衰竭、脓毒血症、肺脓肿及脓胸。支气管破坏严重且病程较长者,可导致支气管扩张症。

第六节　肺　癌

一、病理类型与病理变化

1. 肉眼类型

表 3-25　肺癌的肉眼分型（TANG 小结）

中央型	肿瘤位于肺门区，发生于主支气管或叶支气管
周围型	发生于段支气管开口以下的支气管，在肺叶周边部形成球形或结节状无包膜的肿块，与周围肺组织界限不清
弥漫型	少见。发生于细支气管及肺泡，沿肺泡管和肺泡弥漫浸润生长，波及部分或整个肺叶。需与肺转移癌或肺炎鉴别

2. 组织学类型

表 3-26　肺癌的组织学类型

组织学类型	高频点（TANG 小结）	其他细节
鳞状细胞癌	最常见，多属中央型	老年男性多见，多有吸烟史
腺癌	多为周围型，女性多见	常累及胸膜。特殊类型的腺癌有：瘢痕癌及细支气管肺泡癌
小细胞癌	多属中央型，高度恶性。属低分化神经内分泌癌，具有神经内分泌功能	癌细胞很小，呈梭形或淋巴细胞样，胞质少，裸核，核深染
大细胞癌	恶性度高	癌细胞体积大，有明显异型性，常见大量多核瘤巨细胞。核大，核仁明显，核分裂象多

二、扩散与转移

1. 直接蔓延。
2. 转移　淋巴道转移首先至肺内支气管淋巴结。血道转移最常见于脑、骨、肾上腺、肝。

第七章　消化系统疾病

第一节　消化性溃疡

一、概述

胃溃疡占 25%，十二指肠溃疡占 70%，复合性溃疡（胃和十二指肠同时发生溃疡）占 5%。消化性溃疡病因与发病机制复杂，尚未完全清楚，目前认为与：①幽门螺杆菌感染；②黏膜抗消化能力降低；③胃液消化作用；④神经、内分泌失调；⑤遗传等因素相关。

二、病理变化

肉眼：一般单发，直径 2cm 以内。多位于胃小弯侧，边缘整齐，常深达肌层。

镜下：分 4 层，由黏膜侧到浆膜面依次为：渗出层、坏死层、肉芽组织层和瘢痕组织层。渗出层由白细胞和纤维素构成，其下为纤维素样坏死层。肉芽组织由新生的毛细血管和成纤维细胞组成，排列与溃疡面垂直。瘢痕组织与溃疡面平行，常发生玻璃样变。溃疡底部常可见增生性动脉内膜炎或伴有血栓及血栓机化。视神经纤维小球状增生。溃疡处肌层大多消失，溃疡周围黏膜上皮可见增生性改变。

三、并发症

1. 出血 最常见。发生于 10%～35% 的患者。

2. 穿孔。

3. 幽门梗阻。

4. 癌变 主要见于胃溃疡，癌变率仅 1% 或 1% 以下。癌变之溃疡体积增大，边缘隆起，不整齐，溃疡底污秽常有较多坏死组织。

第二节 病毒性肝炎

一、概述及基本病理变化

病毒性肝炎是由肝炎病毒引起的肝实质变质性炎症。由甲、乙、丙、丁、戊、己、庚型肝炎病毒引起。

1. 变质 肝细胞变性和坏死。

（1）变性

1）水变性：广泛且常见。表现为肝细胞肿大，胞质疏松呈网状、半透明，称胞质疏松化。

2）气球样变：水变性进一步发展，肝细胞肿大呈球状，胞质几乎完全透明。

3）嗜酸性变：肝细胞胞质水分脱失而浓缩，嗜酸性增强，胞质颗粒性消失。

（2）坏死

1）嗜酸性小体：嗜酸性变进一步发展，细胞核消失，变为均匀红染的圆球状小体。其本质是单个细胞坏死，属细胞凋亡。

2）溶解坏死：最多见，由水变性——高度气球样变发展而来，包括点状坏死、碎片状坏死、桥接坏死和大片坏死。

2. 渗出 汇管区和肝小叶内以淋巴细胞、单核细胞为主的炎细胞浸润，有时可见少量浆细胞和中性粒细胞。

3. 增生 Kupffer 细胞、成纤维细胞反应性增生，胆管上皮细胞增生和肝细胞再生。

二、临床病理类型及病变特点

1. 急性普通型肝炎 以肝细胞变性为主，包括胞质疏松化、气球样变、嗜酸性变和嗜酸性小体形成。坏死较轻，表现为散在点状坏死。黄疸型坏死灶稍多、稍重，可见毛细胆管腔内胆栓形成。

2. 慢性普通型肝炎

表 3-27 慢性普通型肝炎的分类

分类	坏死类型	纤维组织及肝小叶结构改变
轻度慢性肝炎	点灶状坏死，偶见轻度碎片状坏死	汇管区纤维组织增生，肝小叶结构完整
中度慢性肝炎	中度碎片状坏死及特征性的桥接坏死	肝小叶内有纤维间隔形成，但小叶结构大部分保存
重度慢性肝炎	重度的碎片状坏死及大范围桥接坏死，坏死严重且广泛	坏死区出现肝细胞不规则再生。小叶周边及小叶内纤维组织增生，并可形成纤维条索状连接，分隔肝小叶结构，晚期出现小叶结构紊乱，形成假小叶，转变为肝硬化

3. 重型肝炎

（1）急性重型肝炎：又称暴发型或电击型肝炎。

肉眼：肝体积显著缩小，重量减至 600～800g，质地柔软，包膜皱缩。切面呈黄色或褐红色——急性黄色（或红色）肝萎缩。镜下：坏死严重而广泛，自小叶中央开始，向四周扩展，呈弥漫性片状（面积约占 2/3）。肝窦内及汇管区多量淋巴细胞及吞噬细胞浸润。肝细胞再生现象不明显。

（2）亚急性重型肝炎：多数由急性重型肝炎迁延而来，或一开始病变就比较缓和呈亚急性经过。

肉眼观，肝脏不同程度缩小，被膜皱缩，呈黄绿色——亚急性黄色肝萎缩。镜下：大片的肝细胞坏死，同时出现肝细胞结节状再生。由于坏死区网状纤维支架塌陷和胶原纤维化，致使再生的肝细胞失去原有依托呈不规则结节状。小叶内外有大量炎细胞浸润。结节间小胆管增生，常见胆汁淤积形成胆栓。病程长者可出现坏死后性肝硬化的表现。

[经典例题1]

急性普通型肝炎主要变化是

A. 肝细胞变性　　　　　B. 肝细胞坏死　　　　　C. 黄疸为主

D. 无黄疸　　　　　　　E. 点灶状坏死

[经典例题2]

男性，32岁。恶心、呕吐、腹胀，乏力4天，发热、胡言乱语1天。既往无肝病史。查体：巩膜明显黄染，肝浊音界缩小，扑翼样震颤阳性。实验室检查：血ALT 130U/L，TBIL 240μmol/L。该患者的肝脏可能发生的主要病理改变是

A. 肝淤血性改变　　　　B. 假小叶形成　　　　　C. 肝细胞气球样变

D. 肝细胞广泛坏死　　　E. 肝细胞碎屑样坏死

[参考答案] 1. A；2. D

第三节　肝硬化

一、概述及发病机理

多种原因导致：①肝细胞弥漫性变性坏死；②纤维组织增生；③肝细胞结节状增生。这三种改变反复交错进行，使肝小叶结构被改建，肝脏变形、变硬而形成肝硬化。根据其病因及形态特点，可分为门脉性、坏死后性、胆汁性、寄生虫性等多种类型，其中最常见的是门脉性肝硬化。

二、类型及病理变化

1. 门静脉性肝硬化

肉眼观，早、中期肝体积正常或略增大，质地稍硬。后期体积缩小，重量减轻，可减至1000g以下。表面呈小结节状，最大结节直径不超过1.0cm。切面见小结节间为条索状纤维组织。结节因脂肪变或淤胆，呈黄色或绿色。镜下观，肝细胞反复坏死增生，致使正常肝小叶结构被破坏，由增生的纤维组织将再生之肝细胞结节分割包绕，形成大小不等，圆形或椭圆形的肝细胞团，称假小叶。假小叶的中央静脉缺如、偏位或有两个以上。肝细胞索排列紊乱。假小叶周围胆管和纤维组织增生，并有慢性炎细胞浸润。

2. 坏死后性肝硬化

是在肝细胞发生大片坏死的基础上继发肝细胞结节状再生而形成，相对于国际形态学分类中的大结节型和大小结节混合型硬化。病理变化：肉眼观，肝脏体积缩小，质地变硬，尤以左叶为甚，故肝脏变形明显。切面见结节形状不规则，大小悬殊，直径多超过1cm，最大者可达5~6cm，纤维间隔较宽，宽窄不均。镜下观，正常肝小叶结构消失，由假小叶取代。假小叶形态不规则，其内肝细胞有变性、坏死和胆红素沉着。假小叶间的纤维间隔较宽，有较多炎细胞浸润及小胆管增生。

三、临床病理联系

临床表现主要包括门静脉高压和肝功能不全两个方面。内容基本与专业综合——消化系统部分相似（此处略TANG）。

第四节　消化系统常见肿瘤

一、食管癌

最多见于食管中段，上段最少。

1. 进展期食管癌的肉眼类型

表3-28　食管癌的肉眼分型（TANG 小结）

溃疡型	肿瘤表面有较深溃疡，深达肌层，底部凹凸不平
蕈伞型	肿瘤为扁圆形肿块，呈蘑菇状突向食管腔内
髓质型	癌组织在食管壁内弥漫浸润，使食管壁均匀增厚
缩窄型	癌组织在食管壁内弥漫浸润，累及食管壁全周，导致食管腔环形狭窄

注意：此知识点，专业综合——消化系统为5型——多1个"腔内型"（TANG）。

2. 组织学类型

(1)鳞状细胞癌：最多见，占90%左右。

(2)腺癌：大多与Barrett食管有关。极少数来自黏膜下腺体。

(3)小细胞癌：极少见，来自神经内分泌细胞。

3. 多直接侵入周围器官，亦可经血行或淋巴道转移。

[经典例题1]

下列哪项有关早期食管癌的描述是不正确的

A. 常无明显临床症状　　　B. 可以是黏膜内癌　　　C. 可以是黏膜下癌

D. 可以是原位癌　　　　　E. 可以侵及浅肌层

[参考答案] 1. E

二、胃癌

好发部位为胃窦部，特别是小弯侧，占75%左右。临床上分为早期胃癌和进展期胃癌。

1. 早期胃癌的特点　早期胃癌局限于黏膜及黏膜下层。

肉眼分为：隆起型、表浅型和凹陷型，其中表浅型又分为表浅隆起型、表浅平坦型和表浅凹陷型。组织学类型与进展期胃癌相同。

2. 进展期胃癌的病理变化

(1)肉眼：①息肉型；②溃疡型；③浸润型，癌组织在胃壁内弥漫浸润，使胃壁弥漫增厚，又称皮革胃。

(2)组织学类型

1)管状腺癌：占绝大多数。

2)黏液腺癌：以形成大片黏液湖为特点。

3)印戒细胞癌：细胞质内黏液聚集，挤压核，细胞呈印戒细胞样。

三、结肠、直肠癌

结肠、直肠癌是结肠、直肠黏膜上皮或腺体发生的恶性肿瘤。

结肠、直肠癌最多见于直肠，乙状结肠次之，二者占全部大肠癌的2/3以上。大肠腺瘤和溃疡性结肠炎为大肠癌癌前病变。

1. 大肠癌的病理变化

(1)肉眼：①隆起型；②溃疡型；③胶样型：外观和切面呈半透明状，组织学上多为印戒细胞癌和黏液腺癌；④浸润型：常累及肠壁全周，造成肠腔狭窄。

（2）组织学类型：与胃癌相似。但在直肠肛管区也可发生鳞状细胞癌。

2. 大肠癌的分期　Dukes 分期，分为 A、B、C、D 三期

A 期　肿瘤局限于黏膜层，手术可以治愈；

B 期　已经浸润或穿透肌层扩展到肠周围组织，但仍无淋巴结转移；

C 期　已经发生了淋巴结转移；

D 期　已经有远隔脏器转移。

四、原发性肝癌

（一）肉眼分型

①巨块型；②多结节型；③弥漫型，常在肝硬化的基础上发生。

（二）组织学类型

1. 肝细胞性肝癌　癌细胞具有肝细胞的分化特点。高分化者似正常肝细胞，低分化者异型性明显，可见单核或多核瘤巨细胞。癌细胞排列成实性条索状或呈腺样结构。

（1）若癌组织中有大量纤维结缔组织增生分割，称为硬化性肝细胞性肝癌。

（2）若癌组织中纤维组织大量增生且呈分层状者，称为纤维板层性肝细胞性肝癌。

2. 胆管上皮癌　具有胆管上皮细胞的分化特点，可呈腺癌或实性癌图像。较少合并肝硬化。有时继发于华支睾吸虫病。形态上有时需与肝转移性腺癌鉴别。

3. 混合性肝癌　具有肝细胞性肝癌和胆管上皮癌两种结构。

五、胰腺癌

可发生于胰腺头（60%）、体（15%）、尾部（5%）或累及整个胰腺。病理变化：

1. 肉眼　肿瘤呈硬性结节突出于胰腺表面，有时瘤结则埋藏于胰腺内，无法由胰腺外观上看出。癌周组织常见硬化，以致全腺变硬，甚至剖腹探查时都很难与慢性胰腺炎相鉴别。

2. 镜下　组织学类型有导管腺癌、囊腺癌、黏液癌及实性癌。还可见未分化癌或多形性癌，鳞状细胞癌或腺鳞癌少见。

第八章　泌尿系统疾病

第一节　肾小球肾炎

一、各型病理变化

表 3-29　各型肾小球肾炎的病理变化

类型	病理特点			临床病理联系	特别提示
	光镜	免疫荧光	电镜(沉积物)		
急性弥漫性增生性肾小球肾炎	弥漫性内皮细胞和系膜细胞增生	GBM 和系膜区颗粒状 IgG 和 C3 沉积	脏层上皮与基底膜间驼峰状沉积物，亦可见于内皮下、基膜内或系膜区	急性肾炎综合征，与链球菌感染有关，由免疫反应介导，有补体消耗，预后良好	内皮细胞增生、肿胀——血管腔狭窄或闭塞，严重处血管壁纤维素样坏死——局部出血——大红肾或蚤咬肾，多见于儿童

续表

类型		病理特点			临床病理联系	特别提示
		光镜	免疫荧光	电镜(沉积物)		
急进性肾小球肾炎	抗GBM型;免疫复合物型;免疫反应缺乏型	新月体或环状体(增生的壁层上皮细胞+渗出的单核细胞)	线性IgG和颗粒状C3沉积物阴性或极弱阳性	均可见肾小球基膜缺损和裂孔。2型还可见沉积物	急进性肾炎综合征;若不及时治疗,患者可死于急性肾衰竭Goodpasture综合征;反复咯血——严重者死亡	新月体;细胞性(早期)——纤维细胞性——纤维性
膜性肾小球病(慢性免疫复合物介导)	弥漫性GBM增厚,钉状突起形成	基膜颗粒状IgG和C3沉积物	上皮下沉积物,GBM增厚;钉状突起——梳齿样虫蚀状空隙	肾病综合征	"大白肾"原称为膜性肾病;成人肾病综合征最常见的原因	
系膜增生性肾小球病		系膜细胞增生,系膜基质增多	系膜区IgG、IgM和C3沉积	系膜区沉积物	肾病综合征、血尿、蛋白尿	
膜增生性肾小球肾炎	Ⅰ型(循环免疫复合物沉积引起)	系膜增生、插入,基膜增厚,双轨状(车轨状、分层状)	IgG+C3;C_{1q}+C4	内皮下沉积物	肾病综合征	双轨征(基膜内有系膜细胞、内皮细胞或白细胞突起的嵌入);部分可见新月体
	Ⅱ型(致密沉积物病)(补体替代途径的异常激活)		只有C3,无其他	大量致密沉积物	血尿、蛋白尿、慢性肾衰竭	
微小病变性肾小球病(儿童,可发生于呼吸道感染或免疫接种之后)		肾小球正常,肾小管脂质沉积	(-)	上皮细胞足突消失,无沉积物	肾病综合征	原称为脂性肾病;儿童肾病综合征最常见的原因
局灶性节段性肾小球硬化		局灶性节段性玻璃样变和硬化	局灶性,IgM和C3沉积	上皮细胞足突消失,上皮细胞剥脱	肾病综合征,蛋白尿	
IgA肾病		局灶性节段性增生或弥漫系膜增宽	系膜区IgA和C3沉积可有IgG和IgM	系膜区沉积物	反复发作的血尿或蛋白尿	
慢性肾小球肾炎		肾小球玻璃样变性、纤维化、硬化	因肾炎起始类型而异	因肾炎起始类型而异	慢性肾炎综合征;慢性肾衰竭	继发性颗粒性固缩肾(前后对比;原发性颗粒性固缩肾见于:高血压)

表3-30 常考知识点

大红肾	急性弥漫增生性肾小球肾炎
大白肾	膜性肾小球病(膜性肾病)
蚤咬肾	急性弥漫增生性肾小球肾炎
原发性颗粒性固缩肾	高血压
继发性颗粒性固缩肾	慢性肾小球肾炎
动脉粥样硬化性固缩肾	动脉粥样硬化
瘢痕肾	慢性肾盂肾炎

[经典例题1]

（共用备选答案）

A．微小病变肾病　　　　　　　　B．新月体性肾小球肾炎　　　　　C．IgA肾病

D．毛细血管内增生性肾小球肾炎　　E．膜性肾病

（1）链球菌感染后急性肾小球肾炎的病理类型为

（2）儿童原发性肾病综合征最常见的病理类型为

（3）大红肾见于

[经典例题2]

肉眼形态表现为颗粒性固缩肾的疾病是

A．慢性硬化性肾小球肾炎　　　　B．慢性肾盂肾炎　　　　　C．急性弥漫性增生性肾小球肾炎

D．膜性肾小球肾炎　　　　　　　E．新月体性肾小球肾炎

[参考答案] 1．D、A、D；2．A

二、临床病理联系

1．肾小球毛细血管损伤　血尿、蛋白尿和管型尿。大量蛋白尿——低蛋白血症——明显水肿和高脂血症——肾病综合征。

2．肾小球细胞肿胀和增生，压迫毛细血管　少尿。

3．肾小球滤过减少　水钠潴留——水肿。

4．肾小球细胞肿胀、增生，压迫毛细血管　肾组织缺血——肾素分泌增加——高血压。

5．大量肾小球纤维化　继发性颗粒性固缩肾——尿毒症。

第二节　慢性肾盂肾炎

一、病理变化

1．肉眼　特点是肾小管和肾间质活动性炎症，肾组织纤维化和瘢痕形成。肾盂和肾盏变形。肾脏体积变小，表面不平，质地变硬，常有大的瘢痕凹陷"瘢痕肾"。

2．镜下　病变呈不规则的片状，部分肾组织破坏，部分肾小球和肾小管萎缩。其间为相对正常的肾组织。部分肾单位代偿性肥大。结缔组织大量增生，伴淋巴细胞、浆细胞、单核细胞和中性粒细胞浸润。

二、临床病理联系

1．肾小管功能障碍　多尿和夜尿——酸中毒。

2．肾纤维化，小血管硬化　肾缺血——肾素分泌——高血压。

3．晚期，肾组织大量破坏　氮质血症和肾衰竭。

第三节　泌尿系统常见肿瘤

一、肾细胞癌（肾癌）——肾脏最常见的恶性肿瘤。

肿瘤大体多呈黄色，显微镜下细胞的形态常与肾上腺皮质透明细胞相似，曾称为肾上腺样瘤。现已明确该肿瘤属肾小管上皮细胞起源，又称肾腺癌。

多见于肾脏上、下两极，上极更为常见。常表现单个圆形肿物，直径3~15cm。切面淡黄色或灰白色，伴灶状出血、坏死、软化或钙化等改变。肿瘤界限清楚，可有假包膜形成。乳头状癌可为多灶和双侧性。

肿瘤较大时常伴有出血和囊性变。肿瘤可蔓延到肾盏、肾盂和输尿管并常侵犯肾静脉。静脉内柱状的瘤栓可延伸至下腔静脉，甚至右心。

1. 肾透明细胞癌（占70%~80%） 肿瘤细胞体积较大，圆形或多边形，胞质丰富，透明或颗粒状，间质具有丰富的毛细血管和血窦。95%的病例为散发性。散发和遗传性病例均有染色体3p的缺失。缺失区域含有VHL基因。80%的肾透明细胞癌患者的未缺失的VHL等位基因发生突变或高甲基化性失活，说明VHL基因具有抑癌基因的特征。

2. 乳头状肾细胞癌（占10%~15%） 肿瘤细胞呈立方状或矮柱状，乳头状排列。乳头中轴间质内常见砂粒体和泡沫细胞，并可发生水肿。

3. 嫌色性肾细胞癌（占5%） 显微镜下细胞大小不一，细胞膜较明显，胞质淡染或略嗜酸性，核周常有空晕。预后较好。细胞遗传学检查常显示多个染色体缺失和亚二倍体。

4. 其他类型 集合管癌和未分类性肾癌。

【临床病理联系】与专业综合——泌尿系统肾癌部分相似，此处从略（TANG）。

二、尿路与膀胱上皮肿瘤——可见于肾盂、输尿管、膀胱和尿道，但以膀胱最为常见。约95%的膀胱肿瘤起源于上皮组织。绝大多数上皮性肿瘤成分为尿路上皮（即移行上皮），称为尿路上皮肿瘤或移行上皮肿瘤。膀胱也可发生鳞状细胞癌、腺癌和间叶起源的肿瘤，但均少见。

1. 病理变化

根据世界卫生组织（WHO）和国际泌尿病理学会分类，将尿路（移行）上皮肿瘤分为尿路上皮乳头状瘤、低度恶性潜能的乳头状尿路上皮肿瘤、低级别乳头状尿路上皮癌和高级别乳头状尿路上皮癌。

低级别乳头状尿路上皮癌——细胞和组织结构较规则。细胞排列紧密，维持正常极性，但有明显的小灶性核异型性改变，表现为核浓染、少量核分裂象（多见于基底部）和轻度核多形性。术后可复发，少数可发生浸润。

高级别乳头状尿路上皮癌——细胞核浓染，部分细胞异型性明显，核分裂象较多，可有病理性核分裂象。细胞排列紊乱，极性消失。多为浸润性，易发生转移。

尿路上皮癌好发于膀胱侧壁和膀胱三角区近输尿管开口处。肿瘤可为单个，也可为多灶性。肿瘤大小不等。可呈乳头状或息肉状，也可呈扁平斑块状。肿瘤可为浸润性或非浸润性。

2. 病理临床联系

膀胱肿瘤最常见的症状是无痛性血尿。肿瘤乳头的断裂、肿瘤表面坏死和溃疡均可引起血尿。部分病例因肿瘤侵犯膀胱壁，刺激膀胱黏膜或并发感染，出现尿频、尿急和尿痛等膀胱刺激症状。肿瘤阻塞输尿管开口时可引起肾盂积水、肾盂肾炎甚至肾盂积脓。

膀胱移行细胞起源的肿瘤手术后容易复发，部分复发肿瘤的分化可能变差。

尿路上皮肿瘤患者的预后与肿瘤的分级和浸润与否有较密切的关系。乳头状瘤、低度恶性潜能的乳头状尿路上皮肿瘤和低级别乳头状尿路上皮癌患者的10年生存率可达90%以上。少数患者（小于10%）进展为高级别肿瘤。而高级别乳头状尿路上皮癌患者的10年生存率仅为40%左右。

第九章 内分泌系统疾病

甲状腺疾病

一、弥漫性非毒性甲状腺肿

弥漫性非毒性甲状腺肿一般不伴有甲状腺功能异常，故又称为单纯性甲状腺肿。按其发展过程，分为

3个时期。

表 3-31　弥漫性非毒性性甲状腺肿的病理变化

	肉眼	镜下
弥漫性滤泡上皮增生（增生期）	甲状腺弥漫性中度肿大，表面光滑，切面棕红色，质软	滤泡上皮显著增生呈立方或柱状，伴有小滤泡增生，内含少量胶质
弥漫性胶性甲状腺肿（胶质贮积期）	甲状腺进一步弥漫性大，可达200~300g，表面光滑，无结节形成，切面呈淡褐色，半透明胶冻状	滤泡上皮变扁平，滤泡腔高度扩张，大量胶质堆集
结节性甲状腺肿（结节期）	甲状腺肿大，表面有不规则的结节突起，结节周围无包膜或包膜不完整。可有继发性出血、坏死、囊性变，也可伴钙化	滤泡大小差别较大，部分滤泡上皮呈柱状或乳头状增生小滤泡形成；部分上皮复旧或萎缩，胶质贮积。间质纤维结缔组织增生、间隔包绕形成大小不一的结节病灶

二、甲状腺肿瘤

1. 甲状腺腺瘤　甲状腺最常见的良性肿瘤。

表 3-32　甲状腺腺瘤

甲状腺腺瘤分型	病理所见（TANG 小结）
胚胎型腺瘤	瘤细胞小，排列成条索状或小梁状，偶见滤泡结构，但不含胶质
胎儿型腺瘤	由大小一致的小滤泡构成，似胎儿甲状腺组织
单纯型腺瘤	滤泡形态与正常甲状腺相似，但排列较紧密，且有完整包膜
乳头状腺瘤	滤泡上皮细胞单层排列成乳头状向腺瘤腔内突出。滤泡常呈囊状扩张，故称囊性乳头状瘤
嗜酸细胞型腺瘤	瘤细胞胞浆中含有嗜酸性颗粒，排列呈条索状。滤泡少见
非典型腺瘤	瘤细胞呈片状排列，细胞丰富，有异型性，但无包膜及脉管浸润，亦不发生转移

2. 甲状腺癌　40~50岁多见，女性明显多于男性。病理分4型：

表 3-33　甲状腺癌的病理分型

分型	肉眼	镜下	临床相关考点
乳头状腺癌	圆形结节，部分有囊，囊内见乳头，常伴有出血、坏死、纤维化及钙化	癌细胞形成分支状乳头，乳头中心有纤维间质和血管；核染色质细、少而均匀，似毛玻璃样；可见核内假包涵体；间质中常有同心圆状钙化小体——砂粒体	最常见，约占60%。好发于女性；小于1cm称"隐匿性癌"；生长缓慢，易早期淋巴结转移，但恶性程度低，预后较好
滤泡癌	单个结节状，质硬，常合并出血，坏死和纤维化	由不同分化程度的滤泡构成，如有包膜及血管浸润则可考虑为癌；分化不良者，滤泡少，形态不规则，胶质含量较少。细胞异型性明显，核分裂象多见；如大部分癌细胞呈嗜酸性——嗜酸性细胞腺癌 如癌细胞胞浆透亮——透明细胞癌	多见于40岁以上女性，可发生在甲状腺腺瘤或结节性甲状腺肿的基础上；生长较慢，易浸润周围组织，早期即可血行转移
髓样癌	结节质地较软，无包膜但境界清楚。可见坏死和出血	癌细胞较小，排列成巢状或条索状；电镜：胞浆中有神经内分泌颗粒	来源于滤泡旁细胞（C细胞，分泌降钙素）
未分化癌	肿瘤常侵犯两侧甲状腺和周围组织。切面常有出血、坏死	小细胞型：形似淋巴细胞的小圆细胞弥漫分布，须与恶性淋巴瘤区别；巨细胞型：癌细胞巨大，多形性明显；梭形细胞型	恶性程度高，生长快，浸润广泛，早期即可发生血道或淋巴道转移，预后极差

第十章　乳腺及生殖系统疾病

第一节　乳腺癌

一、常见组织学类型及病理变化

1. 浸润性导管癌　最常见，占50~80%。

导管内癌的癌细胞突破基底膜进入间质，即为浸润性导管癌。癌细胞排列呈不规则实性条索或团块状，常无明显腺样结构。分为：单纯癌(实质与间质大致相等)、硬癌(实质少间质多)及不典型髓样癌(实质多，间质少，间质内无明显淋巴细胞浸润)。

2. 浸润性小叶癌　小叶原位癌突破小管或末梢导管基底膜向间质浸润所致。癌细胞体积小，细胞形态一致，排列成条索状或单个散在于纤维组织之间。

3. 导管内原位癌　癌组织位于扩张的导管内，未突破基底膜，即导管原位。癌细胞可排列成实性团块、乳头状及筛状。根据有无坏死分为粉刺癌和非粉刺型导管内原位癌。

4. 小叶原位癌　扩张的乳腺小叶末梢导管和腺泡内充满呈实体排列的癌细胞，增生的细胞未突破基底膜。癌细胞大小形状较为一致，一般无坏死，也无间质纤维组织和炎症反应。核分裂象罕见。

5. 特殊类型——湿疹样癌　多伴有浸润性导管癌，或由乳头的大导管上皮发生，癌组织沿大导管浸润性生长，累及乳头部皮肤，使乳头出现糜烂和渗液结痂，呈湿疹样改变。

[经典例题1]

(共用备选答案)

A. 乳腺浸润性导管癌　　　　B. 乳腺硬癌　　　　　　　C. 乳腺髓样癌

D. 乳腺导管内癌　　　　　　E. 乳腺单纯癌

(1)癌组织中实质少，间质多是

(2)癌组织中实质与间质大致相等是

[参考答案] 1. B、E

二、常见扩散及转移途径

1. 淋巴道蔓延　最常见。最早转移到同侧腋窝淋巴结。

2. 直接蔓延。

3. 血道转移。

第二节　子宫颈上皮内瘤变

包括子宫颈上皮异型增生和子宫颈原位癌。

一、子宫颈上皮异型增生　属癌前病变。指子宫颈上皮细胞大小形态不一，核增大深染，核质比例增大，核分裂象增多，细胞极性紊乱。病变由基底层逐渐向表层发展。依据其病变程度不同分为：

Ⅰ级，异型细胞局限于上皮的下1/3；

Ⅱ级，异型细胞累及上皮层的下 1/3 至 2/3；

Ⅲ级，增生的异型细胞超过全层的 2/3，但还未累及上皮全层。

二、子宫颈原位癌

异型增生的细胞累及子宫颈黏膜上皮全层，但病变局限于上皮层内，未突破基底膜。

原位癌的癌细胞可由表面沿基底膜通过宫颈腺口蔓延至子宫颈腺体内，取代部分或全部腺上皮，但仍未突破腺体的基底膜，称为原位癌累及腺体，仍属原位癌范畴。

重度异型增生和原位癌的鉴别较难，二者的生物学行为亦无显著差异，因此将子宫颈上皮异型增生和原位癌称为子宫颈上皮内瘤变（CIN），CIN Ⅰ 相当于 Ⅰ 级异型增生；CIN Ⅱ 相当于 Ⅱ 级异型增生；CIN Ⅲ 则包括Ⅲ级异型增生和原位癌。

第三节　子宫颈癌

一、组织学类型

1. 子宫颈鳞癌

肉眼：分为糜烂型、内生浸润型、外生菜花型及溃疡型。

镜下：

(1)早期子宫颈癌：起源于子宫颈外口和内口交界处的鳞状上皮。

原位癌或上皮内癌：异型增生的鳞状上皮累及上皮全层(包括累及宫颈腺体)而未突破基底膜。

早期浸润癌：原位癌的部分癌细胞突破基底膜向固有膜浸润，但浸润深度不超过基底膜下 5mm，在固有膜中形成一些不规则的癌细胞条索或小团块(只有在显微镜下才能证实)。

宫颈上皮非典型增生即宫颈上皮内瘤变(CIN)：依据其病变程度不同分为 3 级：

CIN Ⅰ 级：异型细胞局限于上皮的下 1/3；

CIN Ⅱ 级：异性细胞累及上皮的下 1/3~2/3；

CIN Ⅲ 级：异型细胞超过上皮层全层的 2/3，但未累及上皮全层。

(2)浸润癌：癌组织浸润深度超过基底膜下 5mm，甚至侵及子宫颈全层或子宫颈周围组织并伴有临床症状。

肉眼：①糜烂型：病变黏膜粗糙，呈颗粒状、质脆，触之易出血；②内生浸润型：癌组织向子宫颈深部浸润生长；③外生菜花型：癌组织向子宫颈表面生长，形成乳头或菜花状突起，表面常伴坏死及溃疡。

镜下：按癌细胞分化程度分为三级。①高分化鳞癌：癌细胞分化程度高，异型性小，角化较明显，有较多癌珠形成；②中分化鳞癌：多为大细胞型，细胞间桥不明显，角化轻微，无角化珠形成；③低分化鳞癌：多为小细胞型，癌细胞小，大小一致，缺乏角化和细胞间桥，异型性及核分裂象均很明显。

2. 子宫颈腺癌　来源于子宫颈管黏膜的柱状上皮和腺上皮。镜下呈一般腺癌结构。预后较鳞癌差。

二、扩散与转移

最重要的转移途径——淋巴道，首先转移至子宫颈旁淋巴结。血道转移少见。

第四节　葡萄胎、侵蚀性葡萄胎、绒毛膜癌

一、葡萄胎

亦称水泡状胎块，是一种良性滋养层细胞肿瘤。

1. 肉眼　极似成串的葡萄，由于绒毛高度水肿而形成薄壁透明囊状物，内含清亮液体，大小不一，之间有细蒂相连。

2. 镜下　绒毛间质高度水肿，间质血管消失或稀少，滋养叶细胞不同程度增生，并有轻度异型性。

3. 病理临床联系　葡萄胎引起胎儿死亡，无胎动，子宫超出相应正常妊娠子宫体积。早孕症状明显，子宫反复出血。

二、侵蚀性葡萄胎

又称恶性葡萄胎。镜下：水泡状绒毛向子宫深肌层甚至向子宫外侵袭，引起组织破坏，甚至穿破肌壁引起大出血，并可转移至邻近阴道或远处肺等脏器。

三、绒毛膜癌

简称绒癌，是来自滋养层细胞的高度恶性肿瘤。约50%发生于葡萄胎后，25%继发于自然流产，其余病例发生在早产或正常分娩后。

1. 肉眼　肿瘤多位于子宫底前、后壁，呈不规则结节状，突出于子宫腔并向肌层浸润，甚至穿透浆膜。外观呈暗红色，质软。

2. 镜下　瘤组织由两种异型性明显的滋养叶细胞组成，即细胞滋养层细胞和合体滋养层细胞。常排列成团块或条束状，出血、坏死非常明显。瘤组织中无血管和其他间质；也无绒毛形成——与恶性葡萄胎最主要的鉴别点。

3. 扩散　绒毛膜上皮癌侵袭破坏血管能力很强，除在局部破坏蔓延外，极易经血道转移，以肺和阴道壁最常见，其次为肝、肾和脑等。少数病例在原发灶切除后，转移灶可自行消退。

4. 病理临床联系　临床主要表现为葡萄胎流产或妊娠数月甚至数年后，阴道出现持续性不规则出血，子宫增大，血和尿的hCG显著升高。血道转移是绒毛膜癌的显著特点，出现在不同部位的转移灶可引起相应症状。绒毛膜癌的恶性度很高，治疗以手术为主，辅以化疗，大多数患者可以治愈。

第五节　卵巢上皮性肿瘤

卵巢上皮性肿瘤是最常见的卵巢肿瘤，占所有卵巢肿瘤的90%，可分为良性、恶性和交界性。交界性卵巢上皮性肿瘤形态和生物学行为介于良性和恶性之间，具有低度恶性潜能。

绝大多数上皮瘤来源于覆盖在卵巢表面的腹膜间皮细胞，由胚胎时期覆盖在生殖嵴表面的体腔上皮转变而来。根据上皮的类型分为浆液性、黏液性和子宫内膜样。

一、浆液性肿瘤

浆液性囊腺瘤——卵巢最常见的肿瘤，其中浆液性囊腺癌占全部卵巢癌的1/3。

1. 肉眼　典型的浆液性囊腺瘤由单个或多个纤维分隔的囊腔组成，囊内含有清亮液体，偶混有黏液。良性瘤囊内壁光滑，一般无囊壁的上皮性增厚和乳头状突起。交界性囊腺瘤可见较多的乳头，大量实性组织和乳头在肿瘤中出现时应疑为癌。

少数良性浆液性囊腺瘤和交界性浆液性乳头状囊腺瘤为双侧性。与早期浆液性囊腺癌相比，晚期肿瘤较常见于双侧卵巢，可能为肿瘤通过种植性转移扩散至对侧卵巢。

2. 镜下

（1）良性瘤：囊腔由单层立方状或矮柱状上皮衬覆，具有纤毛，与输卵管上皮相似，虽有乳头状结构形成，但一般乳头较宽，细胞形态较一致，无异型性。

（2）交界瘤：上皮细胞层次增加，达2~3层，乳头增多，细胞异型，核分裂象增加；间质浸润灶不超过$10mm^2$的交界性浆液性乳头状囊腺瘤的预后和无间质浸润的交界性浆液性乳头状囊腺瘤的预后相似，称为具有微小浸润的交界性浆液性乳头状囊腺瘤。

（3）浆液性囊腺癌：最主要的特征是伴有明显的癌细胞破坏性间质浸润，细胞层次增加超过3层。肿瘤细胞呈现癌细胞特点，细胞异型性明显，核分裂象多见，乳头分支多而复杂，呈树枝状分布，或呈未分化的特点，常可见砂粒体。

预后——卵巢内交界性囊腺瘤和癌的 5 年生存率分别是 100% 和 75%；而累及腹膜的同样肿瘤则分别是 90% 和 25%。因为交界性肿瘤可在多年后复发，5 年后患者仍存活并不意味着已经治愈。

二、黏液性肿瘤

80% 是良性，交界性和恶性各占 10%。

1. 肉眼观　肿瘤表面光滑，由多个大小不一的囊腔组成，腔内充满富于糖蛋白的黏稠液体，较少形成乳头。双侧发生比较少见。6% 的交界性黏液性囊腺瘤为双侧性。可能为恶性的表现——肿瘤查见较多乳头和实性区域，或有出血，坏死及包膜浸润。

2. 镜下观

(1) 良性黏液性囊腺瘤：囊腔被覆单层高柱状上皮，核在基底部，核的上部充满黏液，无纤毛，和子宫颈及小肠的上皮相似。

(2) 交界性肿瘤：含有较多的乳头结构，细胞层次增加，一般不超过三层，核轻至中度异型，核分裂象增加。

(3) 囊腺癌：上皮细胞明显异型，形成复杂的腺体和乳头结构，可有出芽、搭桥及实性巢状区，如能确认有间质明显破坏性浸润，则可诊断为癌。

如卵巢黏液性肿瘤的囊壁破裂，上皮和黏液种植在腹膜上，在腹腔内形成胶冻样肿块，称为腹膜假黏液瘤。

第六节　前列腺增生症

一、病理变化

1. 肉眼　呈结节状增大，重者可达 300g。颜色和质地与增生的成分有关，以腺体增生为主的呈淡黄色，质地较软，切面可见大小不一的蜂窝状腔隙，挤压可见奶白色前列腺液体流出；而以纤维平滑肌增生为主者，色灰白，质地较韧，和周围正常前列腺组织界限不清。

2. 镜下　前列腺增生的成分主要由纤维、平滑肌和腺体组成，三种成分所占比例因人而异。增生的腺体和腺泡相互聚集或在增生的间质中散在随机排列，腺体的上皮由两层细胞构成，内层细胞呈柱状，外层细胞呈立方或扁平形，周围有完整的基膜包绕。上皮细胞向腔内出芽呈乳头状或形成皱褶。腔内常含有淀粉小体。此外，可见鳞状上皮化生和小灶性梗死，化生的上皮常位于梗死灶的周边。

二、病理临床联系

前列腺增生多发生在中央区和移行区，尿道前列腺部受压而产生尿道梗阻的症状和体征，患者可有排尿困难，尿流变细，滴尿、尿频和夜尿增多。前列腺增生极少发生恶变。

第七节　前列腺癌

一、病理变化

1. 肉眼　多发生在前列腺的周围，灰白结节状，质韧硬，和周围前列腺组织界限不清。

2. 镜下　多数为分化较好的腺泡腺癌，肿瘤腺泡较规则，排列拥挤，可见背靠背现象。腺体由单层细胞构成，外层的基底细胞缺如及核仁增大是高分化腺癌的主要诊断依据。细胞质一般无显著改变，但是细胞体积增大，呈空泡状，含有一个或多个大的核仁。细胞核大小形状不一，总体上，多形性不很明显。核分裂象很少见。低分化者癌细胞排列成条索、巢状或片状。

二、病理临床联系

早期前列腺癌一般无症状，常在因前列腺增生的切除标本中，或在死后解剖中偶然发现。因为大多数前列腺癌结呈结节状位于被膜下，肛诊检测可直接扪及。前列腺特异性抗原 PSA 的分泌量明显增高，应高度疑为癌，亦对鉴别原发于前列腺的肿瘤和转移癌有帮助。必要时，可行前列腺组织穿刺，由组织病理检查确诊。

少数前列腺癌可发生局部浸润和远处转移，常直接向精囊和膀胱底部浸润，后者可引起尿道梗阻。血道转移主要转移到骨，尤以脊椎骨最常见。男性肿瘤骨转移应首先想到前列腺癌转移的可能。淋巴转移首先至闭孔淋巴结，随之到内脏淋巴结、胃底淋巴结、髂骨淋巴结和主动脉旁淋巴结。

第十一章　常见传染病及寄生虫病

第一节　结核病

一、概述

结核病是结核杆菌引起的一种慢性传染病。对人致病的结核杆菌主要为人型结核杆菌，少数是牛型，本病主要由呼吸道吸入带菌飞沫或尘埃造成肺部感染。

二、基本病理变化　变质、渗出和增生，特点：结核性肉芽肿。

1. 变质　当细菌数量多、毒力强、机体免疫力低或变态反应强烈时，可发生干酪样坏死。肉眼：黄色、均匀、细腻，状似奶酪；镜下：红染无结构的颗粒状物，内含结核杆菌。

2. 渗出　当机体免疫力低下或菌量多、毒力强及变态反应明显时，出现渗出性病变，多发生在疾病早期或病变恶化时，表现为：浆液性或浆液纤维素性炎。

3. 增生　当细菌量较少、毒力较低、机体免疫力较强时，表现为增生为主的病变，形成具有一定形态特征的结核结节。肉眼：境界分明，约粟粒大小，呈灰白或灰黄色；镜下：典型结核结节中央常有干酪样坏死，其中含有结核杆菌，周围有类上皮细胞，Langhans 巨细胞，外周有淋巴细胞浸润，少量成纤维细胞增生。Langhans 巨细胞体积大，胞质丰富，可有十几个到几十个核，呈花环状、马蹄状排列。

三、结核病变的转化规律

1. 好转痊愈

(1)吸收消散：渗出性病变及微小的干酪样坏死灶可吸收消散。

(2)纤维化纤维包裹及钙化：未被完全吸收的渗出性病变及小的干酪样坏死灶，可通过成纤维细胞长入而发生纤维化。结核结节内类上皮细胞转变为成纤维细胞也可以发生纤维化。较大的干酪样坏死灶难以全部纤维化，则由其周围纤维组织增生将病灶包裹或发生钙化，病灶中尚有少量的细菌存活，当机体抵抗力下降时，病变可复发。

2. 恶化

(1)病灶扩大：有病灶周围发生渗出及坏死，使病灶扩大。

(2)溶解播散：干酪样坏死溶解液化，随自然管道排出，形成空洞。因坏死物中含大量结核杆菌而引起播散，也可通过支气管播散到肺内其他部位。甚至通过淋巴道和血道播散到淋巴结及全身。

四、原发性肺结核病的病变特点及结局

机体第一次感染结核杆菌引起的肺结核病。多见于儿童。

1. 病变特点 原发综合征(肺原发灶、淋巴管炎和肺门淋巴结结核)。

肺原发灶一般为一个，直径约1cm，位于通气较好的上叶下部或下叶上部靠近肺膜处。开始为渗出性，继而发生干酪样坏死。结核杆菌很快侵入淋巴管，引起结核性淋巴管炎和肺门淋巴结肿大及干酪样坏死。

2. 发展和结局 绝大多数可自然痊愈。小的病灶可完全吸收或纤维化，较大的干酪样坏死灶可发生纤维包裹和钙化。

少数患儿因营养不良或同时患有其他传染病，使病情恶化，肺内及肺门淋巴结病变继续扩大，结核杆菌可通过淋巴道、血道和支气管播散。

(1)淋巴道播散：结核杆菌可沿淋巴管蔓延到气管、支气管、纵隔、锁骨上下淋巴结，也可逆行至腹膜后及腹股沟淋巴结。

(2)血道播散

1)全身粟粒性结核病：肺内原发灶干酪样坏死扩大，破坏肺静脉分支，大量结核杆菌一次性进入血循环，形成结核性败血症，播散到全身各脏器。形成密集分布、大小一致、灰白色粟粒状的结核病灶，可发生干酪样坏死。如细菌少量多次进入体循环，病灶大小、新旧各异，称慢性全身粟粒性结核病。

2)肺粟粒性结核病：常为全身粟粒性结核病的一部分，也可仅局限于肺内。肺原发综合征钙化后，结核杆菌也可由肺外结核病灶少量多次侵入血流，再播散于两侧肺内，形成大小、新旧各异的病灶，称慢性肺粟粒性结核病。

3)肺外器官结核病。

五、继发性肺结核病的病变特点及结局

人体再次感染结核杆菌而发生的肺结核病。多见于成年人。

1. 病变特点

(1)多从肺尖开始。

(2)一般局限在肺内(机体对结核菌有免疫力和变态反应)。

(3)如果蔓延，主要沿支气管在肺内播散。肺门淋巴结一般不受累，血道播散也很少。

(4)病变易发生干酪样坏死，周围常有增生性病变，形成结核结节。

(5)病程长、病情较复杂，时好时坏，导致新旧病变交错存在。

2. 病理类型及结局

表3-34 继发性肺结核病理类型和结局

分型	核心考点	其他细节(TANG 小结)
局灶型肺结核	多位于右肺尖处。以增生为主，病灶中央可发生干酪样坏死	
浸润性肺结核	最常见，属于活动性肺结核。特点是在肺尖或锁骨下区病灶周围发生渗出、坏死，使病灶扩大	如未及时治疗或患者抵抗力下降，病情进展，干酪样坏死灶扩大，坏死物液化经支气管排出后形成急性空洞，洞壁粗糙，内壁坏死层中有大量结核杆菌。空洞不断向外排出含菌的坏死物——慢性纤维空洞性肺结核(第3型)，或经支气管播散——干酪性肺炎(第4型)
慢性纤维空洞性肺结核	在浸润性肺结核急性空洞的基础上，病变经久不愈而形成	特点：①厚壁空洞形成，壁厚可达1cm。内层为干酪样坏死，中层为结核性肉芽组织，外层为纤维组织；②肺内出现新旧不同的播散病灶。病情迁延，肺内形成许多新旧不一、病理类型不同的病灶，呈自上而下不规则分布。最后可导致肺组织广泛纤维化，胸膜增厚并与胸膜粘连
干酪性肺炎	浸润性肺结核或急、慢性空洞内的细菌经支气管播散导致	病变肺肿大、实变，病灶呈小叶状或融合成大叶状分布，坏死组织液化排出，可形成多个急性空洞
结核球	一般为单个，肺上叶多见，直径2cm以上，是一种有纤维包裹、境界清楚的球形干酪样坏死病灶	结核球相对较稳定，可手术切除。当机体抵抗力下降时，病灶可进展引起支气管播散

分型	核心考点	其他细节（TANG 小结）
结核性胸膜炎	可见于原发性和继发性肺结核的各个时期	病变以浆液或浆液纤维素性渗出为主时，称渗出性结核性胸膜炎；如以增生病变为主，则为增生性结核性胸膜炎

表 3-35 原发性和继发性肺结核病比较

	原发性	继发性
结核菌感染	初次	再次
发病人群	儿童	成人
特异性免疫力	开始无，病程中发生	有
病理特征	原发综合征	病变多样，新旧并存
起始病灶	上叶下部或下叶上部近胸膜处	肺尖部
病变性质	以渗出和坏死为主	以增生和坏死为主
播散	多沿淋巴道或血道	多由支气管
病程	短、大多自愈	长、波动性、需积极治疗

第二节　细菌性痢疾

一、病理变化

痢疾杆菌引起，可分为 3 型。

表 3-36 痢疾杆菌三种类型

类型	肠道病理变化	其他细节
急性细菌性痢疾	初期为卡他性炎；继而渗出的纤维蛋白、红细胞、白细胞和坏死组织覆盖于肠黏膜表面形成假膜——假膜性炎（本质是：纤维素性炎）；假膜脱落形成大小不等的溃疡——"地图状溃疡"	大多累及左半结肠，尤以直肠最常见
中毒性细菌性痢疾	卡他性肠炎或滤泡性肠炎	肠道病理变化较轻，但全身症状重，常于发病后数小时内发生中毒性休克和呼吸衰竭
慢性细菌性痢疾	由急性迁延而来，肠道病变表现为新老病变相互混杂	

二、临床病理联系

1. 毒血症。
2. 腹痛和腹泻。
3. 里急后重和排便次数增多。
4. 中毒性休克，多见于 2~7 岁小儿，由福氏或宋氏痢疾杆菌引起。

第三节　伤　寒

一、概述

由伤寒杆菌引起，特征：全身单核吞噬细胞系统增生，回肠末段淋巴组织的病变最突出。

二、病理变化

表 3-37　伤寒的病理分期（TANG 小结）

肠道	髓样肿胀期	回肠淋巴组织明显肿胀呈脑回状，巨噬细胞明显增生成团，并吞噬伤寒杆菌、红细胞等，形成伤寒小结（其本质是肉芽肿）
	坏死期	肿胀的淋巴组织发生坏死
	溃疡期	坏死的淋巴组织脱落形成溃疡，溃疡的长轴与肠管长轴平行
	愈合期	肉芽组织和上皮细胞增生填补溃疡
肠道外		肝、脾、肠系膜淋巴结和骨髓巨噬细胞明显增生，形成伤寒小结； 肝、脾和肠系膜淋巴结肿大； 胆囊自身的病变较轻，但可向肠道排放伤寒杆菌，成为传染源； 心肌广泛变性。皮肤出现玫瑰疹

三、病理临床联系

相对缓脉是由于心肌纤维水肿、坏死及中毒性心肌炎引起。腹直肌、膈肌等可发生凝固性坏死。可出现肠出血、肠穿孔、支气管炎等并发症。败血症、肠出血是本病的重要死亡原因。

第四节　流行性脑脊髓膜炎

一、概述及病理变化

细菌引起的脑脊髓膜化脓性炎。

1. 肉眼　脑脊膜血管高度扩张充血，蛛网膜下腔充满灰黄色脓性渗出物，使脑回、脑沟模糊不清。炎症累及软脑膜和蛛网膜的各部分，尤以脑顶部及脑底部积脓最多。由于炎性渗出物的阻塞，脑脊液循环发生障碍，可引起脑室扩张。

2. 镜下　蛛网膜、软脑膜血管高度扩张充血，蛛网膜下腔内见大量中性粒细胞、少量淋巴细胞、单核细胞及纤维素。

病情严重者在近脑膜的脑组织处亦可出现化脓性炎症，称脑膜脑炎。

二、临床病理联系

1. 脑膜血管充血，蛛网膜下腔渗出物积聚，蛛网膜颗粒因脓性渗出物阻塞而影响了脑脊液的吸收，颅内压升高症状，表现为头痛、喷射性呕吐、小儿前囟饱满等。

2. 脑膜刺激症状　颈项强直和屈髋伸膝征（Kernig 征）阳性。

3. 脑脊液改变　压力升高，呈脓样，脑脊液中白细胞数增加，蛋白含量增多，糖减少，涂片及培养可找到病原菌。

第五节　流行性乙型脑炎

一、概述及病理变化

病毒引起脑及脊髓实质的变质性炎。

病变范围广泛，可累及整个中枢神经系统灰质，但以大脑皮质，基底神经节及丘脑最严重，脊髓最轻。

1. 肉眼　脑膜充血，脑水肿，脑回变宽，脑沟变窄。脑灰质内散在粟粒大小的软化灶，境界清楚。

2. 镜下　变质、渗出和增生。

表 3-38　流行性乙型脑炎的病理改变（TANG 小结）

变质	神经细胞变性坏死	胞体肿胀、尼氏小体消失，胞质内空泡形成，核偏位。重者神经细胞坏死，出现核浓缩、碎裂和溶解。变性、坏死的神经细胞周围常有增生的少突胶质细胞围绕——卫星现象。小胶质、巨噬细胞侵入坏死的神经细胞内——噬神经细胞现象
	软化灶形成	病变严重时，灶性神经组织坏死、液化，形成染色较淡的筛网状病灶——乙脑的特征性病变
渗出		脑实质血管周围间隙增宽，多量淋巴细胞呈袖套样浸润——血管淋巴套
增生		小胶质细胞弥漫性增生，或形成局灶性胶质结节

二、临床病理联系

1. 神经细胞广泛变性、坏死　意识障碍、嗜睡、昏迷。

2. 脑神经核受损　相应的脑神经麻痹症状。

3. 脑内血管扩张充血，血管通透性增强以及脑水肿　颅内压升高，引起头痛、呕吐等。严重时可致脑疝形成。

[经典例题 1]

（共用备选答案）

A. 变质性炎　　　　　　　　B. 浆液性炎　　　　　　　　C. 纤维素性炎

D. 化脓性炎　　　　　　　　E. 增生性炎

(1) 流行性脑脊髓膜炎的病变性质

(2) 流行性乙型脑炎的病变性质为

[参考答案] 1. D、A

第六节　血吸虫病

一、概述及基本病理变化

我国流行的是日本血吸虫病。其简要生活史为：人接触疫水，水中的尾蚴钻入人体皮肤或黏膜内发育为童虫。童虫进入小血管，经过肺循环及体循环到达全身，其中唯有到达肠系膜静脉的童虫才能在体内发育为成虫，并产卵。对人体造成伤害最严重的是虫卵。

表 3-39　血吸虫病各期病理改变（TANG 小结）

尾蚴	尾蚴性皮炎	真皮充血、出血和水肿，初期为中性粒细胞和嗜酸性粒细胞浸润，后期以单核细胞为主。童虫移行到肺，引起点状出血和白细胞浸润
成虫	嗜酸性脓肿	死亡虫体周围组织坏死，大量嗜酸性粒细胞浸润，形成嗜酸性脓肿
虫卵	大肠壁和肝脏内虫卵结节	急性虫卵结节：肉眼：灰黄色、粟粒到绿豆大小的结节。镜下：结节中央为成熟虫卵，虫卵周围可见颗粒状坏死物质和大量嗜酸性粒细胞浸润——嗜酸性脓肿； 继而虫卵周围出现肉芽组织，并有大量嗜酸性粒细胞浸润，及少量中性粒、淋巴、单核和浆细胞浸润； 后期，虫卵周围出现上皮样细胞，嗜酸性粒细胞逐渐减少，形成晚期急性虫卵结节
		慢性虫卵结节：急性虫卵结节内的毛蚴死亡后，坏死组织逐渐被吸收，虫卵周围被上皮样细胞、异物巨细胞和淋巴细胞等包围——假结核结节，最后结节纤维化，其中虫卵钙化

二、肝、肠的病理变化及后果

1. 肝脏　虫卵随门静脉血流到达肝汇管区，形成急、慢性虫卵结节，继而纤维化，导致血吸虫性肝硬化，肉眼：肝表面可见粗大的结节状隆起。镜下与肝炎后肝硬化不同的特点是：无明显假小叶形成。由于病变主要发生在汇管区，故导致窦前性门脉高压，临床上较早出现腹水、巨脾和食管下静脉曲张。

2. 肠道　因血吸虫主要寄生于肠系膜下静脉，大量虫卵反复逆血流沉着于直肠及左半结肠的黏膜下层和固有层，导致黏膜充血、水肿，严重者坏死，溃疡形成。临床表现为腹痛、腹泻、黏液便。慢性期因虫卵反复沉积，溃疡反复形成，最后导致肠壁纤维化或息肉形成，严重者可致肠腔狭窄和梗阻。

第七节　艾滋病、性传播疾病

一、艾滋病(AIDS)的概述、病理变化及临床联系

艾滋病(AIDS)即获得性免疫缺陷综合征，是由 HIV 引起的以全身性严重免疫缺陷为特征的致命性传染病。

主要表现为 3 个方面：全身淋巴组织的变化、机会性感染和恶性肿瘤。

1. 淋巴组织的变化

(1)早期：淋巴滤泡明显增生，生发中心活跃，髓质内出现较多浆细胞。

(2)随后：滤泡外层淋巴细胞减少或消失，小血管增生，生发中心被零落分割。副皮质区的 CD4$^+$ 细胞进行性减少，代之以浆细胞浸润。

(3)晚期：淋巴结呈现一片荒芜。淋巴细胞几乎消失殆尽，仅有一些巨噬细胞和浆细胞残留。特殊染色可显现大量分枝杆菌、真菌等病原微生物，但很少见到肉芽肿形成等细胞免疫反应性病变。

2. 继发感染　以中枢神经系统、肺、消化道受累最常见。由于严重的免疫缺陷，感染所致的炎症反应往往轻而不典型。如肺部结核菌感染，病灶中的结核杆菌很多，但很少形成典型的结核性肉芽肿病变。

70%~80% 的患者为卡氏肺孢菌感染。在艾滋病因机会感染而死亡的病例中，约一半死于肺孢菌感染。

70% 的病例累及中枢神经系统，如弓形虫或新隐球菌感染所致的脑炎或脑膜炎。

3. 恶性肿瘤　30% 的患者可发生 Kaposi 肉瘤。也可伴发非霍奇金淋巴瘤。

二、尖锐湿疣的概述及病理变化

尖锐湿疣是由 HPV 引起的良性疣状物。男性见于阴茎冠状沟、龟头、系带、尿道口及肛门附近。女性常见于小阴唇、阴蒂、会阴及肛门。

1. 肉眼　早期表面粗糙，细颗粒状。晚期可结节、菜花状。也可为斑块或丘疹。

2. 镜下　表皮角质层轻度增厚。细胞角化不全，棘层肥厚，有乳头瘤样增生，上皮脚延长，偶见核分裂。表皮浅部的细胞出现胞浆空泡化。凹空细胞较正常细胞大，核大、不规则、染色深，单核或多核，核居中、呈圆形或椭圆形，核周空泡状，胞浆透明。真皮层多见扩张的毛细血管及淋巴管，伴大量慢性炎细胞浸润。

[经典例题1]

光镜下发现下列哪种细胞对尖锐湿疣的诊断价值最大

A. 基底细胞　　　　　　　B. 凹空细胞　　　　　　　C. 镜影细胞

D. 泡沫细胞　　　　　　　E. 毛玻璃状细胞

[参考答案] 1. B

关键词：乳头瘤样+凹空细胞。

三、淋病的概述、病理变化及临床联系

由淋球菌引起的急性化脓性炎，主要侵犯泌尿生殖系统。

在感染后第2~7天，尿道和尿道腺体的急性卡他性化脓性炎使脓性渗出物自尿道口流出，尿道口充血、水肿。男性病变上行蔓延至后尿道及其腺体、前列腺、精囊及附睾；女性则累及尿道旁腺、前庭大腺、子宫颈以至输卵管，引起相应器官的化脓性炎。

久之，尿道炎性瘢痕形成使尿道狭窄；输卵管炎可导致输卵管伞部粘连、输卵管积脓。病变扩展至盆腔可引起盆腔炎。

除发生泌尿生殖系统病变外，淋病还可经血行播散，导致淋菌性结膜炎，淋菌性肝周围炎、淋菌性皮炎等。少数患者甚至发生淋菌性败血症，可伴发急性心内膜炎和脑膜炎。

关键词：急性化脓性炎。

第四篇

药理学

听听老师怎么讲

考情分析

历年考情概况

常考知识点	历年常考内容	历年分值
药效学、药动学	几个概念、几组参数	1~2
胆碱受体相关药	激动剂、拮抗剂	1~2
肾上腺素受体相关药	激动剂、拮抗剂	1
神经系统药物	局麻药、镇静催眠药、抗癫痫药、抗精神失常药、镇痛药	1~2
心血管系统药物	抗心律失常药、抗心力衰竭药、抗心绞痛药、抗高血压药、调血脂药、利尿剂	1~2
内脏相关药	呼吸、消化、血液、内分泌相关药	1~2
抗微生物药	青霉素G、头孢噻肟钠、红霉素、氨基糖苷类、四环素类、喹诺酮类、磺胺类、甲硝唑、异烟肼、利福平、乙胺丁醇、氟康唑、利巴韦林、阿昔洛韦、抗肠虫药、抗疟药	2~3

易错考点摘要

考点	考查角度
抗微生物药	临床应用和主要不良反应
心血管系统药物	与临床心血管系统相关的内容
胆碱受体相关药	激动剂、拮抗剂
肾上腺素受体相关药	激动剂、拮抗剂

本篇学习方法或注意事项

(1)不宜恋战：得分最重要、搞定重要点

药理学的考试重点是各类药物的作用、作用机制、临床应用和主要不良反应。一般的不良反应不会考，考的是特殊的不良反应。例如青霉素引起过敏性休克，螺内酯引起男性乳房发育等。

(2)突破难点，多学科联系

抗心律失常药、受体相关药是公认的难点。在视频课程上，一定要紧跟我授课的思路，硬着头皮听完，一定可以搞定。

(3)归纳总结，知识条理化

常见的首选药、不良反应，需要一边复习，一边总结。当然这件事情，主要由授课老师来为各位完成。

Learning plan
学习时间规划表

第01天　第　章	第02天　第　章	第03天　第　章	第04天　第　章	第05天　第　章	第06天　第　章
听老师的课　□ 复习讲义　　□ 做习题　　　□	听老师的课　□ 复习讲义　　□ 做习题　　　□	听老师的课　□ 复习讲义　　□ 做习题　　　□	听老师的课　□ 复习讲义　　□ 做习题　　　□	听老师的课　□ 复习讲义　　□ 做习题　　　□	听老师的课　□ 复习讲义　　□ 做习题　　　□
第07天　第　章	第08天　第　章	第09天　第　章	第10天　第　章	第11天　第　章	第12天　第　章
听老师的课　□ 复习讲义　　□ 做习题　　　□	听老师的课　□ 复习讲义　　□ 做习题　　　□	听老师的课　□ 复习讲义　　□ 做习题　　　□	听老师的课　□ 复习讲义　　□ 做习题　　　□	听老师的课　□ 复习讲义　　□ 做习题　　　□	听老师的课　□ 复习讲义　　□ 做习题　　　□
第13天　第　章	第14天　第　章	第15天　第　章	第16天　第　章	第17天　第　章	第18天　第　章
听老师的课　□ 复习讲义　　□ 做习题　　　□	听老师的课　□ 复习讲义　　□ 做习题　　　□	听老师的课　□ 复习讲义　　□ 做习题　　　□	听老师的课　□ 复习讲义　　□ 做习题　　　□	听老师的课　□ 复习讲义　　□ 做习题　　　□	听老师的课　□ 复习讲义　　□ 做习题　　　□
第19天　第　章	第20天　第　章	第21天　第　章	第22天　第　章	第23天　第　章	第24天　第　章
听老师的课　□ 复习讲义　　□ 做习题　　　□	听老师的课　□ 复习讲义　　□ 做习题　　　□	听老师的课　□ 复习讲义　　□ 做习题　　　□	听老师的课　□ 复习讲义　　□ 做习题　　　□	听老师的课　□ 复习讲义　　□ 做习题　　　□	听老师的课　□ 复习讲义　　□ 做习题　　　□
第25天　第　章	第26天　第　章	第27天　第　章	第28天　第　章	第29天　第　章	第30天　第　章
听老师的课　□ 复习讲义　　□ 做习题　　　□	听老师的课　□ 复习讲义　　□ 做习题　　　□	听老师的课　□ 复习讲义　　□ 做习题　　　□	听老师的课　□ 复习讲义　　□ 做习题　　　□	听老师的课　□ 复习讲义　　□ 做习题　　　□	听老师的课　□ 复习讲义　　□ 做习题　　　□
第31天　第　章					
听老师的课　□ 复习讲义　　□ 做习题　　　□					

注意：每天的学习建议按照"听课→做题→复习讲义"三部曲来进行；另：计划一旦制订，请各位同学严格执行。

第一章 总 论

第一节 药物效应动力学

治疗作用

符合用药目的，有利于疾病及症状缓解或消除的作用。根据目的不同分为：

（1）对因治疗：消除致病因素的治疗，又称为治本。

（2）对症治疗：消除或减轻疾病症状的治疗，又称为治标。

临床上采取"急则治其标、缓则治其本，标本兼治"的治疗原则。

表 4-1 药效学的几个概念

	概念	特点	举例
副作用	在治疗剂量下药物产生的与治疗目的无关的作用	治疗剂量下发生 药物本身固有 难以避免 较轻微 可预知 可转化	阿托品解除胃肠痉挛时，其他作用可致口干、便秘等为副作用
毒性反应	药物剂量过大、用药时间过久或机体敏感性过高	剂量过大、用药过久或机体敏感性过高 比较严重 可预知 应避免	分为急性毒性和慢性毒性。药物的"三致"（致癌、致畸胎和致突变）属于慢性毒性
超敏反应	也称过敏反应，是一类免疫病理反应	见于过敏体质，个体差异很大 不易预知 用药理性拮抗药解救无效 与药理作用无关 与剂量无关，很小剂量就可发生	青霉素过敏：轻的出现药疹、药热；重的出现过敏性休克
后遗效应	停药后血浆中药物浓度已降至最小有效浓度以下时仍显现的药理作用	停药后 药物作用时间长所致 可预知	服用长效巴比妥类催眠药后，次晨出现的乏力、困倦等现象

第二节 药物代谢动力学

一、首关消除

某些口服药物首次通过肠黏膜及肝脏时即发生转化灭活，进入体循环药量减少，药效明显降低。首过消除明显的药物，生物利用度降低应避免口服，采用其他给药途径。

二、体液的 pH 和药物的解离度

药物解离程度取决于体液 pH 和药物解离常数（pXa），改变体液 pH 可明显影响弱酸或弱碱性药物的解离程度，如碱化尿液可使弱酸性药物苯巴比妥在肾小管内解离度增加，重吸收减少，排出增加。

绝大多数药物属于弱酸性或弱碱性有机化合物，在体液中呈不同程度地解离。分子型（非解离型）药物疏水而亲脂，容易透过细胞膜脂质层；离子型则极性高，不易透过细胞膜，即离子障现象。

三、肝-肠循环

从肝脏分泌到胆汁中的药物及其代谢产物，进入肠腔后，部分又从小肠吸收经肝脏进入血循环的过程。具有肝肠循环特点的药物，排泄缓慢、作用时间延长，也可出现不良反应的加重。

四、稳态血浆药物浓度

同一种药物按照半衰期反复多次给药，血中浓度逐渐升高，当给药速率与体内消除速率达到平衡时，血药浓度维持在一个相对稳定的状态，即"稳态血浆浓度"。一般药物需经 5 个 $t_{1/2}$ 达到稳态血浆浓度。

五、半衰期（$t_{1/2}$）

即血浆半衰期，血浆中药物的浓度下降一半所需要的时间，反映了药物在体内的消除速度，以小时为单位计。是药物分类、确定给药间隔时间、预测达到稳态血药浓度和药物基本消除时间的依据。

六、生物利用度

药物经血管外途径给药后吸收进入全身血液循环的相对量和速度，常以百分率表示。其公式为：F（生物利用度）= 吸收进入体循环的药量/给药量×100%。生物利用度反映药物制剂的质量，作为评价药物的吸收率以及吸收速度的指标。

[经典例题 1]

药物副作用是指

A. 用量过大或用药时间过长出现的对机体有害的作用

B. 继发于治疗作用后出现的一种不良后果

C. 治疗量时出现的与用药目的无关的作用

D. 与剂量无关的一种病理性免疫反应

E. 停药后血药浓度降至阈浓度以下时出现的生物效应

[参考答案] 1. C

第二章　传出神经系统药

第一节　胆碱受体激动药与胆碱酯酶抑制药

一、毛果芸香碱

1. 药理作用　激动 M 胆碱受体，产生 M 样作用，对眼睛和腺体作用明显。

（1）对眼：缩瞳、降低眼压和调节痉挛。①缩瞳：激动瞳孔括约肌上的 M 胆碱受体，使其收缩，瞳孔缩小。②降低眼压：通过缩瞳，使虹膜向瞳孔中心拉紧，根部变薄，前房角间隙扩大，房水回流畅通，眼压降低。③调节痉挛：激动睫状肌上的 M 受体，使睫状肌收缩，悬韧带松弛，晶状体借自身弹性回缩变凸，屈光度增加，视物成像于视网膜前，成近视状态。

（2）对腺体：分泌增加。激动 M 胆碱受体，使腺体分泌增加，以唾液腺和汗腺明显。

2. 临床应用

（1）青光眼：对闭角型青光眼疗效好，对开角型青光眼也有一定疗效。

（2）虹膜睫状体炎：与扩瞳药交替应用，使虹膜处于收缩和舒张的交替状态，有效防止虹膜与晶状体因炎症导致粘连。

（3）解除 M 受体阻断药中毒：用于阿托品类药中毒的解救。

二、有机磷酸酯类的毒理及中毒解救

有机磷酸酯类包括两类，即农业或环境卫生杀虫剂（如乐果、敌敌畏、甲拌磷、对硫磷等）和战争毒气（如沙林、塔崩等）。

1. 毒理　毒性极大，进入机体后，分子中的活性基团以共价键形式与 AChE 的酯解部分牢固结合，形成难以水解的磷酰化 AChE，使 AChE 失去水解 ACh 的能力，致 ACh 大量堆积在胆碱神经末梢处，引起中毒症状。

（1）M 样症状：瞳孔缩小、视力模糊、流涎、呼吸道分泌物增多、口吐白沫、呼吸困难、恶心呕吐、腹痛腹泻、心动过缓、血压下降等。

（2）N 样症状：交感神经节和副交感神经节的 N_1 和骨骼肌的 N_2 受体兴奋。N_1 受体兴奋为心动过速，血压升高等。N_2 受体兴奋为肌肉颤动、抽搐、肌无力，甚至呼吸肌麻痹死亡。

（3）中枢症状：先兴奋不安、谵语及全身肌肉抽搐，进而转为抑制，出现昏迷、中枢抑制、血压下降及呼吸麻痹。

轻度中毒以 M 样症状为主，中度中毒具有 M 及 N 样症状，重度中毒除 M、N 样症状外，还有中枢神经系统症状。

2. 中毒解救

（1）清除毒物：避免毒物进一步吸收的有效措施，如经皮肤吸收，可用温水或肥皂水清洗皮肤；经消化道者，可洗胃和导泻，加速毒物排出。

（2）对症处理：及早、反复、足量应用 M 阻断药阿托品，可缓解 M 样中毒症状，达到"阿托品化"后再减量。阿托品对 N 样症状无效，必须与 AChE 复活药合用。

（3）恢复 AChE 活性：常用氯解磷定，与患者体内的磷酸化 AChE 结合，生成氯解磷定-磷酰化 AChE 复合物，进一步裂解成磷酰化氯解磷定，由肾脏排出，同时 AChE 活性恢复。氯解磷定还与游离的有机磷酸酯结合成无毒的磷酰化氯解磷定，从肾脏排出。对 M 样症状效果差，常与阿托品合用。

氯解磷定对内吸磷、马拉硫磷和对硫磷中毒较好，对敌敌畏中毒的疗效稍差，对乐果中毒无效。抢救乐果中毒以阿托品为主。

第二节　胆碱受体阻断药

阿托品

一、药理作用

阻断 ACh 或胆碱受体激动药与 M 受体结合，拮抗它们的作用。

表 4-2　阿托品的药理作用（TANG 小结）

腺体	抑制分泌——阻断 M 胆碱受体，抑制分泌，对唾液腺、汗腺最敏感	在 0.5mg 时，即可见唾液腺及汗腺分泌减少； 剂量增大，抑制作用更为显著； 泪腺及呼吸道腺体分泌也减少，较大剂量可减少胃液分泌，但对胃酸浓度影响小
眼	扩瞳、升高眼压和调节麻痹	扩瞳：松弛瞳孔括约肌，使受去甲肾上腺素能神经支配的瞳孔开大肌功能占优势，瞳孔扩大
		升高眼压：由于瞳孔扩大，前房角间隙变窄，阻碍房水回流入巩膜静脉窦，造成眼内压升高
		调节麻痹：使睫状肌松弛而退向外缘，悬韧带拉紧，晶状体变为扁平，屈光度减低，造成视近物模糊不清

平滑肌	松弛	对痉挛状态的平滑肌作用明显，尤其对胃肠平滑肌和膀胱逼尿肌的解痉作用强；对胆管、输尿管和支气管平滑肌的作用较弱；对子宫平滑肌影响小
心脏	兴奋	心率：较大剂量阻断窦房结 M_2 受体，解除迷走神经对心脏的抑制，引起心率加快。迷走神经张力高的青壮年，心率加快明显，对运动时、婴幼儿和老年人的心率影响小
		房室传导：拮抗迷走神经，加快房室传导
血管与血压	与剂量有关	治疗量：小剂量对血管与血压无显著影响
		大剂量：引起皮肤血管扩张，出现潮红、温热，当微循环的血管痉挛时，有明显的解痉作用，可改善微循环
		扩血管作用可能是体温升高导致的代偿性散热反应，或者是直接扩血管作用所致（与阻断 M 受体无关）
中枢神经系统	与剂量有关	治疗量：对中枢兴奋不明显
		较大剂量（1~2mg）：出现烦躁不安、多语、谵妄等反应
		中毒剂量（10mg 以上）：可见中枢中毒症状，严重时由兴奋转为抑制，发生昏迷与呼吸麻痹

二、临床应用

1. 解除平滑肌痉挛　适用于各种内脏绞痛（如胃肠绞痛、膀胱刺激症状）。对胆绞痛或肾绞痛疗效较差，需与镇痛药合用。

2. 抑制腺体分泌　用于全身麻醉前给药，减少呼吸道腺体及唾液腺分泌，防止分泌物阻塞呼吸道及吸入性肺炎。也用于盗汗及流涎症。

3. 眼科

（1）虹膜睫状体炎：用 0.5%~1% 阿托品溶液滴眼，可松弛虹膜括约肌和睫状肌，使充分休息，有助于炎症消退。与缩瞳药交替应用，预防虹膜与晶状体粘连。

（2）验光、检查眼底：利用调节麻痹，使晶状体固定，可测定晶状体的屈光度，进行验光配镜。目前已少用，但儿童的睫状肌调节功能较强，儿童验光仍需阿托品。检查眼底：利用其扩瞳作用。

4. 缓慢型心律失常　迷走神经过度兴奋所致的窦房传导阻滞、房室传导阻滞等。

5. 抗休克　大剂量可解除血管痉挛，改善微循环。用于暴发型流行性脑脊髓膜炎、中毒性菌痢、中毒性肺炎等所致的感染性休克。

6. 解救有机磷酸酯类中毒　解除 M 样症状。

三、不良反应及中毒

口干、视力模糊、心率加快、瞳孔扩大及皮肤潮红等。随剂量增大，甚至出现明显中枢中毒症状，进而转入抑制，出现昏迷及呼吸麻痹，多死于呼吸衰竭。

第三节　肾上腺素受体激动药

一、肾上腺素

（一）药理作用　对 α 和 β 受体均有强大激动作用

1. 兴奋心脏　激动心肌、传导系统和窦房结的 $β_1$ 受体，加强心肌收缩力，加速传导，加快心率，提高心肌的兴奋性，心排出量增加。提高心肌代谢，使心肌耗氧量增加，心肌兴奋性提高，因兴奋心脏异位起搏点，易引起心律失常，出现期前收缩，甚至心室颤动。

2. 舒缩血管

(1)激动血管平滑肌上的 α 受体：血管收缩

因不同部位的血管存在不同受体，故药物的效应也有差异——以皮肤、黏膜血管收缩最强烈；内脏血管，尤其是肾血管也显著收缩；对脑和肺血管收缩作用微弱。

(2)激动 β_2 受体：血管舒张

骨骼肌和肝脏的血管平滑肌上 β_2 受体占优势——小剂量肾上腺素使骨骼肌血管舒张。

激动冠脉 β_2 受体——冠状血管舒张(有类似去甲肾上腺素使冠脉扩张的机制参与)。

3. 影响血压与剂量有关，双相性反应。血压改变多为双相反应，即给药后出现明显的升压作用，而后出现微弱的降压反应，后者持续作用时间较长。

(1)治疗量皮下注射：心脏兴奋，心肌收缩力增加，心排出量增加，收缩压升高；由于骨骼肌血管的舒张作用，抵消或超过了皮肤黏膜血管收缩作用的影响，舒张压不变或略下降；此时脉压加大，血液重新分配，利于紧急状态下机体能量供应的需要。

(2)较大剂量静脉注射：缩血管反应使收缩压和舒张压均升高。如事先给予 α 受体阻断剂后再给肾上腺素，血压不升反降，称为肾上腺素升压效应的翻转。α 受体被阻断后，只表现出 β_2 受体激动，血管扩张，故 α 受体阻断药引起的低血压不能用肾上腺素。

4. 扩张平滑肌　激动支气管平滑肌 β_2 受体，发挥舒张支气管作用。抑制肥大细胞释放组胺等过敏性物质。激动支气管黏膜血管的 α 受体，使其收缩，降低毛细血管的通透性，消除支气管黏膜水肿。

5. 促进代谢　激动 β 受体，提高机体代谢。治疗剂量下，使耗氧量升高 20%～30%；有升高血糖作用，可降低外周组织对葡萄糖的摄取。可激活甘油三酯酶，加速脂肪分解，使游离脂肪酸升高。

(二)临床应用

1. 心脏骤停　抢救溺水、麻醉、手术意外、严重疾病、药物等引起的心脏骤停。对电击引起者，应配合除颤器或利多卡因等措施进行抢救。一般采用本药 $0.5～1mg$，静脉或心室内注射。

2. 过敏性休克　抢救过敏性休克的首选药。

3. 急性支气管哮喘　皮下或肌内注射控制支气管哮喘的急性发作。

4. 局部用药　较强的缩血管作用，可用于：

(1)与局麻药配伍，延缓局麻药吸收，延长局麻时间，降低不良反应。

(2)局部止血，将浸有本药的棉球或纱布填塞或压迫出血处，用于鼻黏膜或牙龈出血。

(三)不良反应

心悸、烦躁、面色苍白、头痛以及血压升高。剂量过大或静脉注射过快使血压骤升，易发脑血管意外，也可引起严重心律失常，甚至室颤。

二、多巴胺

(一)药理作用　激动 α、β 和外周多巴胺(DA)受体。

1. 兴奋心脏　激动心脏 β_1 受体并促进去甲肾上腺素能神经末梢释放去甲肾上腺素。使心肌收缩力增强，心排出量增加。

2. 血管　与剂量有关。低浓度：与位于肾脏、肠系膜和冠脉的受体结合——血管舒张。大剂量：激动血管的 α 受体——皮肤黏膜血管收缩，血压升高。促进去甲肾上腺素能神经末梢释放去甲肾上腺素，产生心血管效应。

3. 影响血压　小剂量使收缩压升高，舒张压不变或略升，大剂量则兴奋 α 受体作用占优势，收缩压和舒张压均升高。

4. 肾脏　与剂量有关。

低浓度：作用于 DA 受体，舒张肾血管，肾血流量增加，肾小球的滤过率也增加。同时还抑制肾小管对 Na^+ 的重吸收，产生排钠利尿作用，改善肾功能。

大剂量：肾血管明显收缩，肾血流减少。

(二)临床应用

1. 各类休克　如感染中毒性休克、心源性休克及出血性休克。

2. 急性肾衰竭　与利尿药合用，使尿量增加，改善肾功能。对急性心功能不全，可改善血流动力学。

(三)不良反应

治疗量较轻，静脉滴注速度过快或浓度过高，可出现头痛、血压升高、心动过速、心律失常、肾功能下降等。

三、去甲肾上腺素

激动 α 受体作用强大，对 α_1 和 α_2 受体无选择性。对心脏 β_1 受体作用较弱，对 β_2 受体无作用。

(一)药理作用

表 4-3　去甲肾上腺素的药理作用(TANG 小结)

收缩血管	多数收缩，冠脉扩张	激动血管的 α_1 受体，使血管收缩，主要使小动脉和小静脉收缩。皮肤黏膜血管收缩最明显，其次是肾脏血管；脑、肝、肠系膜、骨骼肌的血管也收缩；例外——冠状血管舒张(心脏兴奋，心肌的代谢产物腺苷增加所致)，同时血压升高，提高了灌注压，故冠脉血流量增加	
兴奋心脏	理论上，激动心脏 β_1 受体，使心肌收缩力加强，心率加快，传导加速，心排出量增加；整体情况下，心率由于血压升高而减慢；由于强烈血管收缩，总外周阻力增高，心排出量不变或下降		
升高血压	与剂量有关	小剂量：心脏兴奋使收缩压升高，舒张压升高不明显，脉压加大	
		较大剂量：血管强烈收缩使外周阻力增高，收缩压与舒张压均升高，脉压变小	

(二)临床应用

1. 神经性休克早期。

2. 药物中毒致急性低血压。

3. 上消化道出血：稀释后口服使食管和胃黏膜血管收缩，产生局部止血作用。

(三)不良反应

1. 局部组织缺血坏死　静脉滴注时间过长、浓度过高或药液漏出血管，引起局部缺血坏死，表现为外漏或注射部位皮肤苍白。处理：停止注射或更换注射部位；热敷；用普鲁卡因或酚妥拉明作局部浸润注射，以扩张血管。

2. 急性肾衰竭　滴注时间过长或剂量过大，使肾脏血管剧烈收缩，产生少尿、无尿和肾实质损伤，用药期间尿量应保持在每小时 25ml 以上。

四、异丙肾上腺素

(一)药理作用　对 β_1 和 β_2 受体有强大的激动作用，对 α 受体无作用

表 4-4　异丙肾上腺素的药理作用(TANG 小结)

兴奋心脏	激动心脏 β_1 受体，对窦房结有显著兴奋作用，加快心率、加速传导的作用强，表现为正性肌力和正性频率，缩短收缩期和舒张期。心肌耗氧量明显增加，也能引起心律失常
扩张血管	激动 β_2 受体，使骨骼肌、冠状血管、肾及肠系膜血管舒张，也有增加组织血流量的作用
影响血压	心脏兴奋，心排出量增加，收缩压升高，又因血管扩张，外周阻力下降，舒张压下降，脉压差加大。大剂量静脉注射血压下降
扩张支气管	激动 β_2 受体，舒张支气管平滑肌，并抑制组胺等过敏性物质释放。但对支气管黏膜的血管无收缩作用(对 α 受体无作用)，故消除黏膜水肿的作用不如肾上腺素。久用可产生耐受性
促进代谢	增加糖原分解，增加组织耗氧量。升高血中游离脂肪酸与肾上腺素相似，而升高血糖作用较弱

(二)临床应用

1. 支气管哮喘　舌下或喷雾给药用于控制急性发作，疗效快而强。

2. 房室传导阻滞　舌下或静脉滴注治疗Ⅱ、Ⅲ度房室传导阻滞。

3. 心脏骤停　与去甲肾上腺素或间羟胺合用作心室内注射。

4. 感染性休克　用于中心静脉压高、心排出量低的感染性休克。

（三）不良反应

心悸、头晕；对支气管哮喘，因使心肌耗氧量增加，可引发心律失常、心绞痛等。

第四节　肾上腺素受体阻断药

一、酚妥拉明

（一）药理作用

阻断 α 受体，拮抗肾上腺素的 α 型作用。

1. 扩张血管　阻断血管平滑肌 α_1 受体和直接扩张血管，使血管舒张，血管阻力降低，血压下降。

2. 兴奋心脏　使心肌收缩力增强，心率加快，心排出量增加。

兴奋心脏的机制有二：

（1）血管舒张，血压下降，反射性兴奋交感神经；

（2）阻断神经末梢突触前膜 α_2 受体，促进去甲肾上腺素释放，激动心脏 β_1 受体。

3. 其他　拟胆碱作用，使胃肠平滑肌兴奋；组胺样作用，使胃酸分泌增加。

（二）临床应用

1. 抗休克　包括感染性、出血性、心源性休克。

2. 急性心肌梗死和顽固性充血性心力衰竭。

3. 外周血管痉挛性疾病如血栓闭塞性脉管炎、肢端动脉痉挛症。

4. 对抗去甲肾上腺素外漏引起的血管痉挛。

5. 肾上腺嗜铬细胞瘤诊断与治疗。

6. 药物引起的高血压。

（三）不良反应

恶心、呕吐、腹痛、腹泻、胃酸过多、直立性低血压；静脉注射过快可引起心动过速、心律失常。发生直立性低血压时，禁用肾上腺素升压，可用去甲肾上腺素。

二、普萘洛尔

1. 药理作用　非选择性 β 受体阻断剂，对 β_1 和 β_2 受体的选择性低。

表 4-5　普萘洛尔的主要药理作用（TANG 小结）

抗心绞痛	阻滞心脏 β_1 受体，心肌收缩力减弱，传导减慢，心率减慢，心肌耗氧量降低，缓解心绞痛
抗心律失常	阻滞心脏 β_1 受体，大剂量时还有膜稳定作用。降低窦房结、心房传导束及浦肯野纤维的自律性，减慢传导速度，延长房室结的不应期，发挥抗心律失常作用
抗高血压	阻断心脏、肾小球球旁细胞及去甲肾上腺素突触前膜 β 受体，使心排出量、肾素分泌、去甲肾上腺素释放减少，加之阻滞中枢 β 受体，使外周交感神经元活性降低，而发挥抗高血压作用
抗甲状腺功能亢进	阻滞 β 受体，拮抗甲亢患者交感神经-肾上腺素系统的兴奋症状。抑制脱碘酶，减少外周组织 T_4 转化为 T_3

2. 临床应用　用于高血压、心绞痛、心律失常及甲状腺功能亢进等。

3. 不良反应　恶心、呕吐、轻度腹泻。偶见皮疹、血小板减少。长期用药突然停药，可产生反跳现象。严重心功能不全、窦性心动过缓、重度房室传导阻滞者及哮喘患者慎用或禁用。

三、美托洛尔

1. 药理作用　对 β_1 受体选择性阻断，对 β_2 受体作用弱，无内在拟交感活性。用药后可减慢窦性心率，减少心排出量，心肌耗氧量降低。阻断肾小球球旁细胞 β_1 受体，减少肾素分泌，降低血压。

2. 临床应用　用于各型高血压及心绞痛，静脉注射对室上性心律失常有效。

3. **不良反应** 胃部不适、眩晕、头痛、失眠。严重支气管痉挛、糖尿病、甲状腺功能亢进患者慎用；房室传导阻滞、窦性心动过缓、低血压患者禁用。

[经典例题 1]

治疗闭角型青光眼应选择

A. 毛果芸香碱   B. 去甲肾上腺素   C. 加兰他敏   D. 新斯的明   E. 阿托品

[参考答案] 1. A

第三章   局部麻醉药

第一节   局部麻醉药的共性

简称局麻药，局部用于神经末梢或神经干周围，能可逆地阻断感觉神经冲动和传导，使痛觉等浅感觉暂时丧失，让患者能在无痛状态下接受手术或检查。

一、局部麻醉药的作用

1. **局麻作用** 通过稳定细胞膜，降低细胞膜对离子的通透性，使神经冲动到达时，钠、钾离子不能进出细胞膜产生去极化和动作电位，从而产生局麻作用。

低浓度的局麻药，能使无髓鞘的感觉神经、自主神经节后纤维的冲动和传导受到阻断。感觉消失的顺序依次为：痛觉、冷觉、温觉、触觉及压觉。随着药物浓度的增加，对有髓鞘的感觉神经、运动神经以及中枢神经也有阻断作用。神经冲动传导的恢复则按上述相反顺序完成。

2. **吸收作用** 吸收进入血液循环分布到全身后，产生以下作用：

（1）抑制中枢神经：先兴奋后抑制。

出现不安、震颤、躁动、惊厥、昏迷、呼吸麻痹等症状。这是因为抑制性神经元对药物更加敏感，导致脱抑制性兴奋现象所致。

（2）抑制心脏：降低心肌的兴奋性、自律性、收缩性、传导性。出现收缩力减弱、心率减慢、传导阻滞甚至心脏停搏，极少数人可出现心室纤颤。

（3）扩张血管：多数通过抑制交感神经而使血管扩张；酯类局麻药如普鲁卡因还可直接扩张血管，加速局麻药的吸收，缩短局麻作用维持时间，增加患者的中毒概率。

二、局部麻醉药的应用方法

表 4-6   局麻药的应用

	方法	常用于	所用药物
表面麻醉（黏膜麻醉）	将药物直接滴注、涂抹或喷于黏膜表面，以麻醉黏膜下的神经末梢	口腔、鼻腔、咽喉、眼部以及尿道黏膜的手术或器械检查	黏膜穿透力强，如丁卡因、利多卡因。应特别注意药物不得过量
浸润麻醉	将药物注入拟做手术部位区域的皮内、皮下或深部组织中，发挥局麻作用	麻醉范围较小，仅适用于浅表小手术	毒性较小的普鲁卡因，其次是利多卡因

续表

	方法	常用于	所用药物
传导麻醉(神经干阻滞麻醉)	将药液注入神经干或神经丛周围，以麻醉其分布区域的组织	麻醉范围较广，但要求局麻药的浓度较高、用量较小。可用于口腔科及四肢的手术	利多卡因、普鲁卡因等。必须注意防止误将药物注入血管内
蛛网膜下隙麻醉(腰麻或脊髓麻醉)	用一种特制的注射器将药液从第3~4或4~5腰椎间隙注入，作用于脊神经根，以麻醉其支配范围的组织	下腹部及下肢的手术	利多卡因、普鲁卡因或丁卡因
硬脊膜外腔麻醉(硬膜外麻醉)	将药液注入硬脊膜外腔(不穿透硬脊膜)，以麻醉脊神经。特点：麻醉范围较广，无腰麻后的头痛及脑脊膜刺激症状	应用范围较广，包括从颈部到下腔的多种手术，尤其是上腹部手术	利多卡因、布比卡因
区域镇痛	将局麻药与阿片类镇痛药合用	围术期镇痛	罗哌卡因及布比卡因常用于此方法，尤其前者具有使感觉和运动阻滞分离的特点故常作为首选药

三、局部麻醉药应用注意事项

1. 腰麻　因蛛网膜下隙与颅腔相通，故腰麻后药液易扩散至颅内，产生头痛或脑膜刺激症状。麻醉时通过调整药液的比重及患者的体位可减轻此类症状。

2. 硬膜外麻醉　用药量较腰麻大5~10倍，故操作时切记避免药液误入蛛网膜下隙发生严重中毒。

3. 腰麻及硬膜外麻醉　因阻断交感神经导致血管扩张、血压下降。预防——预先使用麻黄碱或间羟胺。

第二节　常用药物

表 4-7　普鲁卡因与利多卡因的对比

	普鲁卡因	利多卡因
特点	作用弱、起效快(1~3分钟)、维持时间短(0.5~1小时)、黏膜穿透力弱、毒性小	局麻作用较普鲁卡因强2倍，维持时间比普鲁卡因长1倍，但毒性也相应加大
临床应用	可用于除表面麻醉外的其他各种麻醉方式，包括浸润麻醉、阻滞麻醉、蛛网膜下隙麻醉及硬膜外腔麻醉	作为全能局麻药用于各种局麻方法，包括对普鲁卡因过敏的患者，如：浸润麻醉、硬膜外麻醉、表面麻醉(包括在胸腔镜检查或腹腔手术时作黏膜麻醉用)及神经传导阻滞麻醉
其他注意点	加入少量肾上腺素(1:100000~1:200000，一次用量不超过0.3mg)可延缓局麻药吸收，延长局麻药作用时间，降低局麻药因吸收过量引起的毒性反应	因其扩散力强，应慎用于腰麻
其他应用	局部封闭治疗	抗心律失常作用

注意——手指、脚趾及阴茎等末梢部位麻醉时禁止加用肾上腺素，否则易造成局部组织缺血坏死。心脏病、高血压、甲状腺功能亢进患者进行局麻时也禁加肾上腺素。

[经典例题1]

局麻作用起效快、维持时间短且黏膜穿透力弱，毒性小的药物是

A. 普鲁卡因　　　B. 利多卡因　　　C. 丁卡因　　　D. 布比卡因　　　E. 依替卡因

[参考答案] 1. A

第四章 中枢神经系统药

第一节 镇静催眠药

一、地西泮

（一）药理作用

表 4-8 地西泮的药理作用（TANG 小结）

抗焦虑	对焦虑症或焦虑状态具高度选择性，低于镇静剂量即可消除患者的紧张、忧虑、恐惧、失眠等症状
镇静催眠	随着剂量的加大，产生镇静催眠作用。可缩短入睡潜伏期，延长睡眠时间，减少觉醒次数	与巴比妥类比较，具有 3 个特点： 对快动眼睡眠时相影响小，停药后反跳现象较轻； 安全范围大，对呼吸和循环影响小，过量使用不会引起麻醉和中枢麻痹； 无肝药酶诱导作用，耐受性轻
抗惊厥、抗癫痫	本药有抗惊厥、抗癫痫的作用显著
中枢性肌肉松弛	抑制脊髓多突触反射，使中间神经元的传递过程受抑制，产生中枢性肌肉松弛作用

（二）临床应用

1. 焦虑症　用于持续性焦虑状态。

2. 失眠症　用于治疗各种失眠症，已取代了巴比妥类药。也可麻醉前、心脏电击复律或内镜检查前给药。

3. 惊厥和癫痫　用于破伤风、子痫、药物中毒及小儿高热所致的惊厥；静脉注射地西泮是治疗癫痫持续状态的首选药。

4. 肌强直与肌痉挛　用于脑血管意外、脊髓损伤引起的肌强直以及关节病变、腰肌劳损等所致的肌痉挛。

（三）不良反应

1. 中枢神经症状　头昏、嗜睡、乏力，记忆力减退，大剂量偶致共济失调，故精细操作和高空作业人员禁用。

2. 耐受性与依赖性　长期用药可产生耐受性，疗效逐渐减弱，需增加剂量才能获得相应疗效；久用可发生依赖性和成瘾，停药后可出现反跳和戒断症状。

3. 急性中毒　过量或静脉注射过快可出现昏迷和呼吸循环抑制，除对症处理，可用特异性拮抗剂——氟马西尼解救。

4. 致畸作用　早孕妇女禁用。

二、艾司唑仑

1. 药理作用　中效类药，具有镇静、催眠、抗焦虑、抗惊厥作用。与地西泮比较，作用更快，维持时间更短，宿醉反应少。

2. 临床应用　用于麻醉前给药、焦虑症、失眠症、癫痫以及惊厥等。

3. 不良反应　疲乏、无力、嗜睡等，1~2 小时后可自行消失。与中枢抑制药合用可增加呼吸抑制。易形成依赖性，若与其他可能成瘾的物质合用时，成瘾的危险性增加。与抗高血压药和利尿降压药合用，可增强降压作用。老年高血压患者慎用。

第二节　抗癫痫药

表 4-9　抗癫痫药

	药理作用	临床应用	不良反应
苯妥英钠	不能抑制癫痫病灶异常放电，但可阻止病灶部位的异常放电向病灶周围的正常脑组织扩散 具有膜稳定作用，可降低细胞膜对 Na^+ 和 Ca^{2+} 的通透性，抑制 Na^+ 和 Ca^{2+} 的内流，导致动作电位不易产生	抗癫痫：大发作和局限性发作首选药，对小发作(失神发作)无效，有时甚至使病情恶化 神经痛：包括三叉神经痛、舌咽神经痛及坐骨神经痛等 抗心律失常：主要用于强心苷中毒所致的心律失常	局部刺激：恶心呕吐，长期应用可引起牙齿增生 神经系统症状：眩晕、头痛、共济失调等 造血系统症状：引起巨幼细胞性贫血 过敏反应：常见皮疹和发热，严重剥脱性皮炎、系统性红斑狼疮
卡马西平	具有广谱抗癫痫、抗神经痛、抗利尿作用，还具有很强的抗抑郁作用	抗癫痫：单纯性局限性发作和大发作的首选药物之一，还有抗复合性局限性发作和小发作的作用 癫痫并发的精神症状 神经痛：优于苯妥英钠 尿崩症 抗抑郁：对锂盐无效的躁狂症、抑郁症有效	考纲不涉及
丙戊酸钠	对各种癫痫有对抗作用，对大发作疗效较苯妥英钠和苯巴比妥差，但对两药无效者本药仍有效，具有广谱抗癫痫作用	对各种癫痫有对抗作用，对大发作疗效不如苯妥英钠和苯巴比妥，但对两药无效者本药仍有效，具有广谱抗癫痫作用	考纲不涉及

第三节　抗精神失常药

一、氯丙嗪

（一）药理作用

阻断 DA 受体、α 受体和 M 胆碱受体，作用广泛，副作用也较多。

表 4-10　氯丙嗪的药理作用(TANG 小结)

对中枢神经系统（阻断不同部位的多巴胺受体）	抗精神病	阻断中脑-边缘系统和中脑-皮层系统的 D_2 受体，发挥抗精神病作用	精神分裂症患者服用后：能迅速控制兴奋躁动状态。大剂量连续用药能消除患者的幻觉和妄想等症状，减轻思维障碍，使患者恢复理智，情绪安定，生活自理
	镇吐	小剂量阻断延脑第四脑室底部的催吐化学感受区的 D_2 受体；大剂量直接抑制呕吐中枢	
	体温调节	抑制下丘脑体温调节中枢，使其调节功能失灵	不但降低发热机体的体温，也能降低正常体温；降温作用随外界环境温度而变化；与物理降温同时应用有协同作用；在炎热天气，可使体温升高
	增强中枢抑制药作用——与麻醉药、镇静催眠药、镇痛药等合用，可明显增强其作用，为减轻对中枢神经系统的抑制，应用上述药物要适当减量		
内分泌系统	阻断结节-漏斗系统中的 D_2 受体		促进催乳素的分泌，抑制促性腺激素、促肾上腺皮质激素和生长素的分泌

自主神经系统	阻断α受体	抑制血管运动中枢，舒张血管平滑肌，使血管扩张、血压下降	但易产生耐受性，不适于高血压的治疗
	阻断M胆碱受体——引起口干、便秘、视力模糊等副作用		

(二)临床应用

1. 精神病　对各型精神分裂症均有效。包括急、慢性精神病、躁狂症及伴有兴奋、紧张、妄想症状的患者。因无根治作用，故需长期服药，以维持疗效、减少复发。

2. 呕吐、呃逆　除晕动病外(系前庭刺激所致)，对因疾病、药物、放射以及妊娠引起的呕吐均有效；还用于顽固性呃逆。

3. 人工冬眠与低温麻醉　氯丙嗪、异丙嗪及哌替啶组成人工冬眠Ⅰ号，用于严重感染、严重中毒、休克及高热患者。使基础代谢降低，对缺氧的耐受力提高，对各种病理性刺激的反应性减弱，有利于机体度过危险的缺氧缺能阶段，暂时地保护患者，为其他治疗措施的应用赢得时间。在物理降温的配合下，氯丙嗪还可用于低温麻醉。

(三)不良反应

1. 锥体外系反应　阻断黑质-纹状体通路的D_2受体，使纹状体中的DA功能减弱、ACh的功能增强而引起，表现为：

(1)帕金森综合征：肌张力增高、面容呆板、动作迟缓、肌肉震颤、流涎等。

(2)静坐不能：坐立不安、反复徘徊。

(3)急性肌张力障碍：舌、面、颈及背部肌肉痉挛，出现强迫性张口、伸舌、斜颈、呼吸运动障碍及吞咽困难。

部分患者还可引起迟发性运动障碍，表现为口-面部不自主的刻板运动，广泛性舞蹈样手足徐动症，停药后仍长期不消失。

2. 精神异常　意识障碍、淡漠、兴奋、躁动、消极、抑郁、幻觉、妄想等。

3. 中枢抑制症状(嗜睡、淡漠、无力)、M受体阻断症状(视力模糊、口干、无汗、便秘、眼压升高等)和α受体阻断症状(鼻塞、血压下降、体位性低血压及反射性心悸等)。

4. 心血管　体位性低血压，持续性低血压休克；心电图异常，心律失常。

5. 内分泌系统反应　高催乳素血症，导致溢乳、闭经及妊娠试验假阳性。

6. 过敏反应　皮疹、接触性皮炎。少见肝损害、再生障碍性贫血等。

7. 急性中毒　一次吞服大剂量，出现昏睡、血压下降至休克水平，并出现心肌损害，如心动过速、心电图异常。应及时对症处理，但禁用肾上腺素升压。

二、丙米嗪

(一)药理作用

1. 中枢神经系统　抗抑郁机制：阻断NA、5-HT在神经末梢的再摄取，使突触间隙的递质浓度增高，促进突触传递功能。抑郁症患者连续服药后：精神振奋，症状减轻。

2. 自主神经系统　阻断M受体出现视力模糊、口干、便秘和尿潴留等。

3. 心血管系统　治疗量可降低血压，致心律失常。与阻断单胺类再摄取从而引起心肌中NA浓度增高，且对心肌有奎尼丁样直接抑制效应。

(二)临床应用

1. 各种抑郁症，也可用于强迫症。对精神病的抑郁效果较差。

2. 小儿遗尿症　睡前口服，疗程3个月。

(三)不良反应

口干、视力模糊、眼压增高、便秘、心动过速、尿潴留等阿托品样作用；过量可引起血压下降、心律失常。前列腺肥大、青光眼禁用，心血管病患者慎用。

三、氟西汀　强效 5-HT 再摄取抑制剂。用于治疗

1. 抑郁症，疗效与三环类抗抑郁药相当，但患者的耐受性和安全性更优。

2. 抗焦虑作用　用于焦虑症。

3. 神经性贪食症。

第四节　镇痛药

一、吗啡

(一)药理作用

1. 中枢神经系统

(1)镇痛作用：强大，对绝大多数急性痛和慢性痛的镇痛效果良好，对持续性慢性钝痛作用大于间断性锐痛，对神经性疼痛的效果较差。

(2)镇静、致欣快作用：致欣快作用是吗啡镇痛效果良好的重要因素，也是造成强迫用药的重要原因。

(3)抑制呼吸：抑制呼吸中枢，使呼吸频率减慢，潮气量减少，降低呼吸中枢对 CO_2 张力的敏感性。呼吸抑制是吗啡急性中毒致死的主要原因。

(4)镇咳：抑制延髓咳嗽中枢，与激动延髓孤束核阿片受体有关。

(5)缩瞳：针尖样瞳孔为其中毒特征。治疗量尚可降低正常人和青光眼患者眼内压。

(6)其他：作用于下丘脑体温调节中枢，可使体温略有降低；兴奋延髓催吐化学感受区，引起恶心和呕吐。

2. 内脏平滑肌

(1)提高胃肠平滑肌和括约肌的张力，减弱推进性蠕动，引起便秘。

(2)收缩胆道平滑肌，使奥狄括约肌痉挛，胆内压升高诱发胆绞痛。

(3)提高膀胱括约肌张力引起尿潴留。

(4)降低子宫平滑肌张力、收缩频率和收缩幅度，延长产程。

3. 心血管系统

(1)扩张血管，吗啡通过抑制血管运动中枢、促进组胺释放、抑制呼吸，使 CO_2 蓄积，致血管扩张。

(2)抑制呼吸，使 CO_2 蓄积，引起脑血管扩张、阻力降低，导致脑血流增加和颅内压增高。

(二)临床应用

1. 镇痛　久用易成瘾，除癌症剧痛外，仅短期用于其他镇痛药无效时

(1)用于严重创伤、烧伤、手术等引起的剧痛和晚期癌症疼痛。

(2)内脏平滑肌痉挛引起的绞痛：与 M 胆碱受体阻断药合用。

(3)心肌梗死引起的剧痛：除能缓解疼痛和减轻焦虑外，其扩血管作用可减轻患者心脏负担。

2. 心源性哮喘机制

(1)扩张外周血管，降低外周阻力，减轻心脏前、后负荷，有利于肺水肿的消除。

(2)镇静作用有利于消除患者的焦虑、恐惧情绪。

(3)抑制呼吸中枢，降低呼吸中枢对 CO_2 张力的敏感性，使急促浅表的呼吸得以缓解。

3. 止泻　适用于减轻急、慢性消耗性腹泻症状。

(三)不良反应

1. 副作用　眩晕、恶心、呕吐、便秘、呼吸抑制、尿少、排尿困难、胆绞痛、直立性低血压等。

2. 耐受性及依赖性　耐受性：长期用药后中枢神经系统对其敏感性降低，需要增加剂量才能达到原来的药效。依赖性：为生理依赖性。停药后出现戒断症状，甚至意识丧失，出现病态人格，有明显强迫性觅

药行为，即成瘾性。

3. 急性中毒　过量引起，表现为昏迷、深度呼吸抑制及瞳孔极度缩小（针尖样瞳孔），伴有血压下降、严重缺氧以及尿潴留。呼吸麻痹是致死的主要原因。

二、哌替啶

（一）药理作用

人工合成强效镇痛药，与吗啡比较有以下特点：

1. 镇痛较吗啡弱，是吗啡的 $1/7\sim1/10$，持续时间短，仅 $2\sim4$ 小时。

2. 等效剂量时呼吸抑制作用与吗啡强度相当，仅维持时间较短。

3. 无镇咳、缩瞳作用。

4. 兴奋平滑肌作用弱且持续时间短，不引起便秘，也无止泻作用。

5. 致欣快作用弱，依赖性发生慢。

（二）临床应用

1. 各种疼痛　代替吗啡用于各种剧痛及晚期癌症；用于内脏绞痛须加用阿托品。鉴于新生儿对哌替啶的呼吸抑制作用极为敏感，因此产妇临产前 $2\sim4$ 小时内不宜使用。

2. 心源性哮喘　吗啡的替代品，机制与吗啡相同。

3. 麻醉前给药　消除患者的紧张恐惧心理，减少麻醉药用量，增强麻醉药效果。

4. 人工冬眠　与氯丙嗪、异丙嗪组成冬眠合剂，用于人工冬眠疗法。

（三）不良反应

1. 治疗量（与吗啡相似）　眩晕、出汗、口干、恶心、呕吐、心悸和直立性低血压等。

2. 剂量过大　震颤、肌肉抽搐、反射亢进、惊厥以及瞳孔散大，中毒解救时除用阿片受体阻断剂外，应合用抗惊厥药。久用产生耐受性和依赖性。

三、纳洛酮

1. 药理作用　阿片受体拮抗药。竞争性阻断阿片受体，阻断吗啡及其他阿片受体激动剂与阿片受体的结合，对抗其作用。

2. 临床应用　用于阿片类药物中毒的解救以及阿片类药物成瘾者的鉴别诊断。

第五节　解热镇痛抗炎药

一、解热镇痛药的抗炎、镇痛、解热作用及常见不良反应

1. 解热作用　抑制下丘脑前列腺素合成酶（环氧酶），减少下丘脑前列腺素（PG）的合成，使发热时升高的体温调定点恢复到正常水平，以增加散热方式降低体温。对正常体温无影响。氯丙嗪不同，在物理降温配合下，氯丙嗪能使正常人的体温下降。

2. 镇痛作用　PG 既是致痛物质，又能提高机体痛觉感受器对其他致痛物质（如缓激肽）的敏感性，放大致痛作用。抑制外周组织 PG 的合成，产生中等强度的镇痛作用；对慢性钝痛及炎性疼痛效果好；而对创伤剧痛及内脏平滑肌绞痛无效；镇痛时不产生欣快感及成瘾性；故应用广泛。

3. 抗炎、抗风湿作用　抑制炎症部位 PG 的合成而缓解炎症。除苯胺类药外其他药物均有抗炎作用，使炎症的红、肿、热、痛及功能障碍症状减轻，对缓解风湿关节炎、类风湿性关节炎的症状有肯定疗效。但不能根治，也不能阻止病程发展和并发症的产生。

4. 不良反应　胃肠功能紊乱、皮肤过敏反应、肝肾损害、心血管系统和中枢神经系统等。

二、阿司匹林

（一）药理作用

解热、镇痛、抗炎、抗风湿作用；小剂量抑制前列腺素合成酶，减少血小板中血栓素 A_2（TXA_2）的生

成，防止血小板聚集和血栓形成。

（二）临床应用

（1）解热镇痛及抗风湿：用于头痛、牙痛、肌肉痛、痛经及感冒发热等，能迅速缓解风湿性关节炎的症状。

（2）血栓性疾病：小剂量减少血小板中血栓素 A_2（TXA_2）的生成，影响血小板的聚集及抗血栓形成，达到抗凝作用。因此，小剂量阿司匹林可防止各种原因引起的血栓形成。

（三）不良反应

1. 胃肠道反应　最常见。口服直接刺激胃黏膜引起。血药浓度高刺激延髓催吐化学感应区（CTZ），致恶心呕吐。较大剂量口服可引起胃溃疡及无痛性胃出血，原有溃疡病者症状加重。

2. 加重出血倾向　小剂量：通过抑制血小板凝集而引起。大剂量：抑制凝血酶原的形成，引起凝血障碍。

3. 水杨酸反应　剂量过大（5g/d）时，可出现水杨酸反应，表现为头痛、眩晕、恶心、呕吐、耳鸣、视、听力减退，是水杨酸类中毒的表现，严重者可出现过度呼吸、高热、脱水、酸碱平衡失调，甚至精神错乱。

4. 过敏反应　少见。可出现荨麻疹、血管神经性水肿和过敏性休克。某些哮喘患者服用阿司匹林或其他解热镇痛药后可诱发哮喘，称为"阿司匹林哮喘"。

三、布洛芬

1. 药理作用　抑制环氧酶减少 PG 的合成，具有较强的抗炎、抗风湿和解热镇痛作用。因胃肠道反应轻，故易耐受。

2. 临床应用　用于风湿性、类风湿性关节炎、骨关节炎、强直性关节炎、脊柱炎等；也用于一般发热、慢性钝痛。

四、对乙酰氨基酚

1. 药理作用　抑制中枢 PG 合成的作用强度与阿司匹林相似，抑制外周 PG 合成作用很弱，故解热作用较强，镇痛作用较弱，无抗炎、抗风湿作用。

2. 临床应用　用于退热和镇痛，因其不良反应少，对胃无刺激性，多用于小儿发热及对阿司匹林不能耐受或过敏的患者，也常作为复方感冒药成分之一。

3. 不良反应　常见恶心和呕吐，偶见超敏反应，表现为皮疹、粒细胞缺乏症、贫血、药热和黏膜损害等。过量中毒可引起肝损害。长期大量用药，尤其是在肾功能低下者，可出现镇痛药性肾病——表现为肾绞痛或急/慢性肾衰竭。

[经典例题1]

氯丙嗪有镇吐作用，可用于多种原因所致的呕吐，但需除外

A. 胃肠炎　　　　　　　　　　　　B. 药物

C. 晕动病　　　　　　　　　　　　D. 恶性肿瘤

E. 放射病

[参考答案] 1. C

第五章　心血管系统药

第一节　抗高血压药

表 4-11　抗高血压药

药物	药理作用及作用机制	临床应用
氨氯地平	为钙通道阻滞剂。通过阻滞钙通道，使进入细胞内的游离钙离子浓度下降，血压下降。其特点为与受体结合和解离速度较慢，因此药物作用出现迟而维持时间长。对心肌缺血者可增加心输出量及冠脉流量，增加心肌供氧及减少耗氧量，改善运动能力。此外，本品可能激活 LDL 受体，减少脂肪在动脉壁积累及抑制胶原合成，因而具有抗动脉硬化作用	原发性高血压：单独应用或与其他抗高血压药物合用 慢性稳定性心绞痛及变异性心绞痛：单独应用或与其他抗高血压药物合用 经血管造影证实的冠心病
卡托普利	能抑制血管紧张素 I 转化酶（ACE）活性，使血管紧张素 I 转化为血管紧张素 II（Ang II）减少以及缓激肽的降解减少，扩张血管，降低血压 降压特点：作用迅速、显著、短暂；长期应用能减轻或逆转心血管的重构；无反射性心率加快及体位性低血压发生；长期用药不易产生耐受性；对脂质和电解质代谢影响小，不引起水钠潴留	各型高血压，对高血压合并糖尿病、急性心肌梗死、心力衰竭患者尤为适用 是目前常用的一线抗高血压药物之一
氯沙坦	竞争性阻断 AT_1 受体，为第一个用于临床的非肽类 AT_1 受体阻断药。在体内转化成 5-羧基酸性代谢产物 EXP-3174，后者有非竞争性 AT_1 受体阻断作用。它们都能与 AT_1 受体选择性地结合，对抗 Ang II 的绝大多数药理作用，从而产生降压作用	用于高血压及充血性心力衰竭的治疗

第二节　抗心绞痛药

一、硝酸甘油

1. 药理作用　松弛平滑肌，以松弛血管平滑肌的作用最明显。

（1）降低心肌耗氧量：小剂量扩张小静脉，减少回心血量，缩小心室容积，心室壁张力降低，减轻心脏前负荷。较大剂量扩张小动脉，降低外周阻力，降低心脏的射血阻力，减轻心脏后负荷。

（2）增加缺血区血流量：降低左室舒张末期压力，降低心室壁张力，使血液从心外膜非缺血区流向心内膜缺血区。

（3）扩张冠状动脉：扩张冠状动脉的输送血管和侧支血管，促进冠状动脉侧支循环的形成，增加缺血区的血流量。

（4）保护缺血心肌细胞：释放一氧化氮（NO），促进内源性前列腺素 I_2、降钙素基因相关肽的生成与释放，对心肌细胞有保护作用。

2. 临床应用

（1）预防和治疗各型心绞痛：迅速缓解各型心绞痛的症状，对急性患者常作为首选药。

（2）急性心肌梗死：可缩小心肌梗死范围。

（3）难治型心功能不全：降低心脏前后负荷，明显减轻肺淤血及呼吸困难症状，适于伴有冠心病及肺淤血症状明显的患者。

二、普萘洛尔

临床应用

1. 心绞痛 用于对硝酸甘油不敏感或疗效差的稳定性心绞痛，对伴有高血压、快速性心律失常患者更适合。

2. 急性心肌梗死 降低急性心肌梗死者心绞痛的发病率和死亡率。

三、硝苯地平

1. 药理作用 阻滞钙通道，抑制钙离子内流产生以下作用：

(1) 降低心肌耗氧量：抑制心肌收缩力、减慢心率、松弛外周血管平滑肌、降低血压减轻心脏负荷，使心肌耗氧量降低。

(2) 增加缺血区血流量：扩张冠状动脉中的输送血管和小阻力血管，增加侧支循环，增加缺血区血流量。

2. 临床应用 对变异性心绞痛疗效显著；对伴有支气管哮喘、外周血管痉挛性疾病的患者尤其适用；对稳定性心绞痛及急性心肌梗死也可用，能缩小后者梗死范围。

第三节 调血脂药

他汀类（洛伐他汀、辛伐他汀、普伐他汀、阿托伐他汀等）

一、药理作用

治疗剂量下，对低密度脂蛋白（LDL-C）作用最强，胆固醇（TC）次之，降甘油三酯（TG）最弱。

1. 抑制胆固醇合成 抑制羟甲基戊二酸单酰辅酶 A（HMG-CoA）还原酶，使内源性胆固醇合成减少。

2. 促进 LDL 受体的合成 LDL 是血液中胆固醇含量最多的脂蛋白，同时还是导致动脉粥样硬化的基本因素，用药后，使体内的 LDL 与 LDL 受体结合，从而降低血浆中 LDL 的含量。

3. 非调血脂作用 还有抗炎、抗氧化、抑制血小板聚集和防止血栓形成等作用。这些均有益于防止动脉粥样硬化形成或稳定和缩小动脉粥样硬化斑块。

二、临床应用

1. 治疗原发性和继发性高胆固醇血症。

2. 预防冠心病 可延缓冠状动脉病变的进展速度，降低心肌梗死的发生率和冠心病的死亡率。

三、不良反应 胃肠反应、头痛、失眠；少数患者出现肌痛、肌无力及血浆肌酸磷酸激酶浓度增加等，偶有横纹肌溶解症。

第四节 抗心律失常药

一、利多卡因

钠通道阻滞剂，抑制 Na^+ 内流，促进 K^+ 外流。作用于浦肯野纤维及心室肌，对窦房结、心房肌等其他部位无作用。

1. 药理作用

(1) 降低自律性：抑制 Na^+ 内流，促进 K^+ 外流，使最大舒张电位增长，降低浦肯野纤维的自律性，提高心室的致颤阈。

(2) 减慢传导：治疗量时对心肌传导无明显影响，当细胞外 K^+ 升高时，抑制 0 相 Na^+ 内流，使传导减慢；使单向传导阻滞变为双向传导阻滞，而消除折返。相反，如果细胞外低钾时，可促进 3 相 K^+ 外流，升高静息膜电位而加速传导，消除单向传导阻滞。

(3) 相对延长有效不应期：促进 3 相 K^+ 外流和 2 相 Na^+ 内流，缩短动作电位时程和有效不应期，但使

APD 缩短更明显，故相对延长 ERP。

2. 临床应用 用于各种原因所致的室性心律失常，尤其是急性心肌梗死引起的室性早搏、室性心动过速及心室颤动等。

二、胺碘酮

延长动作电位时程药。抑制钠、钙、钾离子通道，抑制心肌复极过程；对 α 和 β 受体有非竞争性阻断作用，还可扩张冠脉血管。

1. 药理作用

(1)降低自律性：阻滞 4 相 Na^+、Ca^{2+} 的内流及阻断 β 受体，降低窦房结和浦肯野纤维的自律性。

(2)减慢传导：减慢浦肯野纤维及房室结的传导，略减慢心室内传导，对心房肌的传导影响小。

(3)明显延长不应期：阻滞心房肌、心室肌及浦肯野纤维 3 相 K^+ 外流，故能明显延长 APD 和 ERP。

(4)减少心肌耗氧量：轻度负性肌力作用，加之扩张血管，降低外周阻力，扩张冠脉，降低心肌耗氧量，增加冠脉灌流，利于保护缺血心肌。

2. 临床应用 广谱抗心律失常药，常用于房性早搏、室性早搏、心房颤动、心房扑动、室上性心动过速、室性心动过速及心室颤动等。

第五节　抗慢性心功能不全药

一、地高辛

(一)药理作用及作用机制

表 4-12　地高辛的药理作用（TANG 小结）

心脏	正性肌力	加强衰竭心脏的收缩力，增加心排出量。 机制：与心肌细胞膜上的强心苷受体 Na^+，K^+-ATP 酶结合并抑制其活性，导致钠泵失灵，通过 Na^+-Ca^{2+} 双向交换机制，导致心肌细胞内 Ca^{2+} 增加，心肌收缩力加强	特点：①加快心肌纤维缩短速度，使心肌收缩敏捷，相对延长舒张期；②加强衰竭心肌收缩力，增加心搏出量，并不增加心肌耗氧量
	减慢心率	机制：①应用强心苷后，心排出量增加，反射性地兴奋迷走神经，抑制窦房结，使心率减慢；②增加心肌对迷走神经的敏感性	对心率加快及伴有房颤的心功能不全者可显著减慢心率
	对传导组织和心肌电生理特性的影响	①治疗量：缩短心房和心室的 APD 和 ERP；降低窦房结自律性、减慢房室传导；使心房肌细胞静息电位加大、加快心房的传导速度；②高浓度：使最大舒张电位减小，自律性提高，K^+ 外流减少而使 ERP 缩短，细胞内 Ca^{2+} 增加可引起 Ca^{2+} 振荡、早后除极、迟后除极等；③中毒剂量：也可增强中枢交感活动	
利尿		机制： 心功能改善后肾血流量和肾小球滤过功能增加； 直接抑制肾小管 Na^+-K^+-ATP 酶，发挥利尿作用	
对血管		直接收缩血管平滑肌，使外周阻力升高	
对神经和内分泌系统		中毒剂量兴奋延脑极后区催吐化学感受区而引起呕吐，还可兴奋交感神经中枢，明显增加交感神经冲动发放	
其他		降低 CHF 患者血浆肾素活性，进而减少血管紧张素 II 及醛固酮含量	

(二)临床应用

1. 心力衰竭 以收缩功能障碍为主，对利尿药、ACEI、β 受体阻断药疗效欠佳者。

(1)疗效最佳：有心房颤动伴心室率快的 CHF。

(2)疗效较好：心瓣膜病、风湿性心脏病、冠心病和高血压心脏病所导致 CHF。

（3）疗效较差且易中毒：肺心病、活动性心肌炎或严重心肌损伤。

（4）扩张性心肌病，心肌肥厚、舒张性心力衰竭者不选强心苷，应首选 β 受体阻断药、ACEI。

2. 心律失常

（1）心房颤动：应用目的不是取消或终止房颤，而是通过兴奋迷走神经或对房室结的直接作用减慢房室传导、增加房室结中隐匿性传导而保护心室免受来自心房过多冲动的影响，减慢心室率、增加心排血量，改善循环障碍。

（2）心房扑动：最常用的药物，可不均一地缩短心房的有效不应期，使扑动变为颤动。在房颤时更易增加房室结隐匿性传导而减慢心室率，同时有部分病例在转变为房颤后停用可恢复窦性节律。

（3）阵发性室上性心动过速。

（三）不良反应

1. 胃肠道反应　最常见的早期中毒症状。表现为厌食、恶心、呕吐及腹泻等。剧烈呕吐可导致失钾而加重地高辛中毒，所以应注意补钾或停药。

2. 心脏反应　最严重、最危险的不良反应，约有 50% 病例发生各种类型心律失常。①快速型心律失常；②房室传导阻滞；③窦性心动过缓。

3. 中枢神经系统反应　眩晕、头痛、失眠、疲倦和谵妄及视觉障碍，如黄视、绿视症及视物模糊等。视觉异常通常是地高辛中毒的先兆，可作为停药的指征。

二、卡托普利

（一）药理作用

1. 抑制 ACE 的活性　抑制体循环及局部组织中 Ang I 向 Ang II 的转化（抑制血管紧张素转化酶），减弱 Ang II 的收缩血管作用；抑制缓激肽的降解，血中缓激肽含量增加，发挥扩血管、降低心脏后负荷作用。减少醛固酮生成而减轻水钠潴留，降低心脏前负荷。

2. 抑制心肌及血管重构　防止和逆转心肌与血管的重构，改善心功能。

3. 改善血流动力学　降低全身血管阻力，降低室壁张力、改善心脏的舒张功能，降低肾血管阻力，增加肾血流量。用药后症状缓解，运动耐力增加。

4. 降低交感神经活性　通过抗交感作用进一步改善心功能，能恢复下调的 β 受体的数量，并增强腺苷酸环化酶活性，直接或间接降低血中儿茶酚胺和精氨酸加压素的含量，提高副交感神经张力。

（二）临床应用　治疗 CHF（充血性心力衰竭）的基础药物；轻度患者可单独应用，中、重度患者可与其他有效药物合用。

三、普萘洛尔

（一）药理作用

1. 降低心肌耗氧量　阻滞 β 受体使心肌收缩力减弱，传导减慢，心率减慢。

2. 改善心肌缺血区供血　①阻断冠脉血管 β 受体后，使血液流向已代偿性扩张的缺血区。②心率减慢，舒张期延长，利于血液从心外膜血管流向易缺血的心内膜区。③增加缺血区侧支循环。

3. 其他　减少心肌游离脂肪酸含量；改善心肌缺血区对葡萄糖的摄取和利用，改善糖代谢，减少耗氧；促进氧合血红蛋白结合氧的解离。

（二）临床应用　心绞痛，尤其是对硝酸酯类不敏感或疗效差的稳定型心绞痛，可使发作次数减少，伴有心律失常及高血压者尤为适用。目前主张普萘洛尔与硝酸酯类合用，可取长补短，即两药通过不同的作用机制降低心肌耗氧量。同时，普萘洛尔能对抗硝酸酯类所引起的反射性心率加快和心肌收缩力增强，而硝酸酯类可缩小普萘洛尔所致的心室容积增大和心室射血时间延长，二药合用可增强疗效，副作用相互抵消。但须注意合用时应酌情减少各药的用量。由于两类药都可降压，如血压下降过多，冠脉流量减少，对心绞痛不利。

[经典例题 1]

强心苷心脏毒性的发生机制是

A. 激活心脏细胞膜 Na^+-K^+-ATP 酶　　　　　B. 抑制心肌细胞膜 Na^+-K^+-ATP 酶

C. 增加心肌细胞中的 K^+　　　　　　　　　D. 增加心肌细胞中的 Ca^{2+}

E. 增加心肌细胞中的 Na^+

[参考答案] 1. B

第六章　利尿药与脱水药

第一节　利尿药

一、呋塞米

1. 药理作用　高效能利尿药

(1) 利尿作用：迅速、强大、短暂，特异抑制肾小管髓袢升支粗段髓质和皮质部 Na^+-K^+-$2Cl^-$ 共同转运子，抑制 NaCl 的重吸收，降低肾脏对尿液的稀释和浓缩，产生利尿作用。排出量接近等渗及含有 Na^+、K^+、Cl^-、Mg^{2+}、Ca^{2+} 的尿液。

(2) 扩张血管作用：扩张肾血管，降低肾血管阻力，增加肾血流量及肾小球滤过率；扩张肺部容量血管，降低肺毛细血管通透性，加之其利尿作用，减少血容量和回心血量，减轻肺水肿。

2. 临床应用

(1) 各种严重水肿：心性、肝性、肾性水肿。急性肺水肿常作为首选药；脑水肿与脱水药合用疗效更好。

(2) 急慢性肾衰竭：急性肾衰竭，可减少肾小管萎缩和坏死；慢性肾衰竭，能增加尿量，减轻水肿。

(3) 解救中毒：药物和毒物中毒，通过强迫利尿，促进药物和毒物排泄，缓解症状。

3. 不良反应

(1) 水与电解质紊乱：低血容量、低血钾、低血钠、低血镁及低氯性碱中毒。

(2) 耳毒性：眩晕、耳鸣、听力减退或暂时性耳聋。发生原因与药物的强效利尿作用改变了内耳淋巴液电解质成分有关。

(3) 高尿酸血症：利尿后血容量降低，细胞外液浓缩，尿酸重吸收增加，以及药物在近曲小管与尿酸竞争性排泄使后者排出减少，痛风患者慎用。

二、氢氯噻嗪

1. 药理作用　中效能利尿药

(1) 利尿作用：抑制远曲小管近端 Na^+-Cl^- 共转运子，抑制 NaCl 的重吸收，影响尿液稀释功能，产生中等强度的利尿作用。还有轻度抑制碳酸酐酶的作用，故 HCO_3^- 的排出也略有增加。

(2) 降压作用：早期降压与排钠利尿、减少血容量有关，持续降压则因扩张外周血管，降低外周阻力。

(3) 抗利尿作用：排钠利尿，降低了血浆渗透压，使患者口渴感减轻、饮水较少，尿量减少。

2. 临床应用

(1) 水肿：用于各种水肿。对肾功能损害较轻的肾性水肿疗效好，对肝性水肿要注意用药后出现的低血钾诱发肝性脑病。

(2) 高血压病：治疗高血压基础降压药，与其他降压药合用。

(3) 尿崩症：用于肾性尿崩症及加压素无效的垂体性尿崩症。

3. 不良反应

（1）电解质紊乱：低血钾、低血钠、低血氯，合用潴钾利尿药可防治。

（2）高尿酸血症：痛风者慎用。

（3）代谢变化：高血糖、高血脂，故糖尿病、高脂血症患者慎用。

（4）过敏反应：因属磺胺类药，可出现过敏反应，并与磺胺类药间有交叉过敏反应。

三、螺内酯

1. 药理作用

利尿作用弱，起效缓慢而持久，螺内酯是醛固酮的竞争性拮抗药，其利尿作用与体内醛固酮的浓度有关，仅在体内有醛固酮存在时才能发挥作用。该药也能干扰细胞内醛固酮活性代谢物的形成，影响醛固酮作用的充分发挥，表现出排 Na^+ 保 K^+ 的作用。

2. 临床应用

①肝硬化和肾病综合征水肿。②充血性心力衰竭。

3. 不良反应

①高血钾；②性激素样副作用；③少数患者可引起头痛、困倦与精神错乱。

第二节　脱水药

甘露醇

1. 药理作用　临床主要用20%的高渗溶液静脉注射或静脉滴注。

（1）脱水作用：静脉注射后迅速提高血浆渗透压，促使组织中的水分向血浆转移，使组织脱水。

（2）利尿作用：静脉注射后，通过稀释血液而增加循环血量及肾小球滤过率，又不被肾小管重吸收，增加肾小管内液体渗透压，产生渗透性利尿。

2. 临床应用

（1）脑水肿：治疗各种原因引起脑水肿的首选药物，安全有效。

（2）青光眼：用于青光眼急性发作和术前降低眼内压。

（3）急性肾衰竭：常与强效利尿药合用。

[经典例题1]

对呋塞米特点错误的描述是

A. 降低肾脏的稀释与浓缩功能　　　B. 排出大量等渗尿液　　　C. 过度利尿可导致低血钾

D. 长期大量静脉给药可致中毒性耳聋　　　E. 具有抗尿崩症的作用

[参考答案] 1. E

第七章　抗过敏药

H₁ 受体阻断药

一、氯苯那敏

1. 药理作用

（1）H₁受体阻断作用：完全拮抗组胺引起的毛细血管扩张、通透性增加、支气管和胃肠平滑肌痉挛等效应。部分拮抗组胺引起血管扩张和血压下降。

（2）中枢抑制作用：可透过血-脑屏障，阻断中枢 H_1 受体，产生较弱的镇静作用。

2. 临床应用　用于皮肤、黏膜变态反应性疾病，如荨麻疹、过敏性鼻炎、昆虫叮咬所致的皮肤瘙痒和水肿。对血清病、药疹、接触性皮炎引起的瘙痒有效果；对过敏性支气管哮喘疗效差；对过敏性休克无效。

二、氯雷他定

1. 药理作用　是第二代 H_1 受体阻断药，可选择性阻断外周 H_1 受体，无中枢镇静作用和抗胆碱作用，起效快，作用强大而持久，一次给药作用可持续 24 小时。此外，该药能减少 IgE 中介的组胺释放。

2. 临床应用　过敏性鼻炎、慢性荨麻疹和其他过敏性皮肤病。

[经典例题 1]

女性，18 岁。春天郊游后出现红疹、全身瘙痒、皮肤水肿等过敏反应。应选的药物是

A. 阿司匹林　　　　　　　B. 氯苯那敏　　　　　　　C. 雷尼替丁

D. 毛果芸香碱　　　　　　E. 阿托品

[参考答案] 1. B

第八章　呼吸系统药

第一节　平喘药

一、氨茶碱

1. 药理作用及作用机制

（1）平喘作用：扩张支气管平滑肌而平喘，作用机制复杂：

1）抑制磷酸二酯酶：使细胞内环磷酸腺苷的含量增加。

2）阻断腺苷受体，对抗腺苷促使肥大细胞释放组胺和白三烯的作用。

3）促进内源性儿茶酚胺的释放，使支气管平滑肌松弛。

4）抗炎及免疫调节作用，抑制支气管的炎症反应。

（2）其他作用

1）强心作用：增强心肌收缩力，增加心排出量及冠状动脉的血流量。

2）利尿作用：增加肾血流量及肾小球滤过率，抑制肾小管对 Na^+ 的重吸收，增加尿量。

3）松弛胆道平滑肌：解除胆管痉挛。

2. 临床应用　用于支气管哮喘、心源性哮喘、慢性阻塞性肺病、心性水肿。

二、特布他林

1. 药理作用及作用机制　选择性 β_2 受体激动剂，对 β_2 受体的激动作用远大于 β_1 受体，对 α 受体无作用。

平喘作用机制为：与支气管平滑肌上的 β_2 受体结合后，激活兴奋性 G 蛋白，活化腺苷酸环化酶，使细胞内 cAMP 含量增加，激活蛋白激酶 A，使支气管平滑肌舒张。

此外，尚与药物抑制肥大细胞与中性粒细胞释放炎症介质与过敏介质，促进黏液分泌和纤毛运动，降低血管通透性，减轻支气管黏膜水肿等因素有关。

（1）平喘作用：选择性激动支气管平滑肌上的 β_2 受体，松弛支气管平滑肌，解除支气管痉挛。

（2）其他作用：激动子宫平滑肌上的 β_2 受体，抑制子宫收缩。

2. 临床应用　用于支气管哮喘和喘息性支气管炎；还可用于肺气肿、慢性阻塞性肺病引起的支气管痉挛。

三、异丙托溴铵、噻托溴铵　M 胆碱受体阻断药

1. 异丙托溴铵　非特异性 M 胆碱受体阻断药。

对气道平滑肌有较高的选择性，有较强的支气管平滑肌松弛作用。口服不易吸收，采用气雾吸入给药，作用时间持续 4~6 小时。用于缓解慢性阻塞性肺疾病引起的支气管痉挛、喘息症状；对高迷走神经活性以及对 β_2 受体激动药不能耐受的哮喘患者更为适用。

2. 噻托溴铵　长效抗胆碱药。

对毒蕈碱受体亚型 M_1~M_5 有相似的亲和力。在呼吸道中，噻托溴铵竞争性且可逆性抑制 M_3 受体，可引起平滑肌松弛，作用呈剂量依赖性，并可持续 24 小时以上。因此，能长时间阻滞胆碱能神经介导的支气管平滑肌收缩，长时间扩张支气管，缓解呼吸困难。噻托溴铵以干粉吸入给药，主要用于慢性阻塞性肺疾病的维持治疗，以及预防急性发作。

第二节　镇咳药

表 4-13　镇咳药药理作用及临床应用

	药理作用	临床应用
可待因	同吗啡相似但较弱，具有镇痛和中枢性镇咳作用。镇痛作用仅为吗啡的 1/10，中枢性镇咳作用为吗啡的 1/4	镇咳——胸膜炎干咳伴胸痛者；各种原因所致的剧烈干咳、刺激性咳嗽；镇痛——中等强度的疼痛
右美沙芬	镇咳作用同可待因相似或略强；无镇痛作用	干咳

[经典例题 1]

氨茶碱治疗心源性哮喘主要机制是

A. 降低血压　　　　　　B. 扩张外周血管　　　　　　C. 扩张支气管

D. 兴奋中枢　　　　　　E. 强心利尿

[参考答案] 1. E

第九章　消化系统药

第一节　抗消化性溃疡药

一、雷尼替丁

1. 药理作用　为 H_2 受体阻断剂。阻断胃黏膜壁细胞上的 H_2 受体，抑制胃酸分泌。对基础胃酸分泌和夜间胃酸分泌有抑制作用，显著抑制进食、M 受体激动剂、胰岛素、低血糖等因素引起的胃酸分泌，减少胃蛋白酶的分泌。

2. 临床应用　用于胃及十二指肠溃疡的治疗；也用于胃肠道出血、反流性食管炎、胃肠吻合口溃疡等所致的胃酸分泌过多。

二、奥美拉唑

1. 药理作用

(1)抑制胃酸分泌：抑制胃壁细胞上的质子泵而抑制各种刺激引起的胃酸分泌，作用强大、持久而不可逆。也可减少胃蛋白酶的分泌。与抗生素合用产生协同抑菌作用。

(2)抗幽门螺杆菌：使幽门螺杆菌数量减少。

2. 临床应用　用于胃及十二指肠溃疡、反流性食管炎、上消化道出血、胃肠吻合部溃疡等。也与抗生素合用，用于幽门螺杆菌感染。

三、枸橼酸铋钾

1. 药理作用

(1)保护溃疡面：在胃液中形成不溶性氧化铋胶体，沉着于溃疡面，与蛋白质结合形成保护膜，防止胃酸、胃蛋白酶、酸性食物对溃疡面的刺激。

(2)增加黏液分泌和促进黏膜合成前列腺素，增强胃黏膜屏障能力。

(3)抗幽门螺杆菌：抑制幽门螺杆菌，延缓其对抗菌药物的耐药性，与抗菌药合用可增强疗效。

2. 临床应用　用于伴有幽门螺杆菌感染的消化性溃疡及慢性胃炎。

[经典例题1]

奥美拉唑治疗消化性溃疡其作用是

A. 阻断 H_2 受体，抑制胃酸分泌　　　　B. 抑制胃壁细胞 H^+ 泵功能，减少胃液分泌

C. 阻断 M_1 受体，减少胃酸分泌　　　　D. 阻断 H_1 受体，减少胃酸分泌

E. 使胃黏液分泌增加，保护溃疡面

[参考答案] 1. B

第二节　增强胃肠动力药

西沙必利——5-HT_4 受体激动剂。

1. 药理作用　促进肠壁肌层神经丛释放乙酰胆碱，促进食管、胃、小肠直至结肠的运动。无锥体外系、催乳素释放和胃酸分泌的不良反应。

2. 临床应用　胃运动减弱和各种胃轻瘫。治疗胃肠反流性疾病、反流性食管炎、慢性自发性便秘和结肠运动减弱。

第十章　子宫平滑肌收缩药

第一节　缩宫素

一、药理作用

1. 兴奋子宫　选择性激动子宫平滑肌上的缩宫素受体，增强子宫收缩力，加快收缩频率。作用强度受

以下影响：①剂量不同作用不同：小剂量(2~5U)加强子宫的节律性收缩。大剂量(5~10U)引起子宫平滑肌强直性收缩；②对子宫不同部位作用不同：小剂量使子宫体和宫底平滑肌节律性收缩而松弛宫颈；③女性激素不同作用不同：雌激素提高子宫对缩宫素的敏感性，孕激素降低其敏感性。

2. 其他作用　收缩乳腺腺泡周围的肌上皮细胞，促进排乳；大剂量可松弛血管平滑肌，产生短暂降压作用。

二、临床应用

1. 催产和引产　对胎位及产道正常、宫缩无力的难产者应用本药称催产；对死胎、过期妊娠等需提前终止妊娠者用药视为引产。

2. 产后出血　用于产后、流产后因宫缩无力导致的子宫出血，常用大剂量(5~10U)缩宫素皮下或肌内注射，使子宫产生强直性收缩，压迫肌层血管而止血。

3. 不良反应及注意事项

(1)过量：引起子宫高频率甚至持续性强直收缩，可能导致胎儿宫内窒息或子宫破裂等严重后果。因此缩宫素用于催产或引产时，必须注意以下几点：

①严格掌握剂量并控制滴速，避免子宫发生强直性收缩；

②严格掌握用药的适应证和禁忌证，禁用于——产道异常、胎位不正、头盆不称、前置胎盘以及 3 次妊娠以上的经产妇或有剖宫产史者，以防子宫破裂或胎儿宫内窒息；

③用药过程中密切监测产妇呼吸、心率、血压，并注意胎位、宫缩及胎心。

(2)过敏反应，偶见。

(3)抗利尿作用：若输液过多或过快，可出现水钠潴留和低钠血症。见于大剂量使用时。

第二节　麦角新碱

一、药理作用

与缩宫素比较，具有以下特点：

1. 作用强度与子宫生理状态有关　妊娠子宫较未孕子宫敏感，分娩前后最敏感。

2. 对子宫的不同部位作用无差异　对宫体和宫颈无选择性，均同时兴奋。剂量稍大即引起强直性收缩，故禁用催产引产。

二、临床应用

1. 子宫出血　用于产后出血或其他原因的子宫出血，促进子宫持久而强直性收缩，压迫子宫肌层血管而止血。

2. 产后子宫复原　产后子宫复原缓慢可发生出血或感染，应用本药后可加速子宫复原。

三、不良反应及注意事项

1. 恶心、呕吐、血压升高　伴有妊娠毒血症的产妇应谨慎使用。

2. 过敏反应，偶见，严重者可出现呼吸困难、血压下降。血管硬化及冠心病患者忌用。

[经典例题 1]

缩宫素的临床应用不包括

A. 催产　　　　　　　B. 引产　　　　　　　C. 产后出血

D. 流产　　　　　　　E. 前置胎盘

[参考答案] 1. E

第十一章　血液和造血系统药

第一节　抗贫血药

一、铁制剂

常用硫酸亚铁、枸橼酸亚铁、富马酸亚铁及右旋糖酐铁等。

1. 药理作用　铁缺乏时血红蛋白合成障碍，血红蛋白含量减少，红细胞体积缩小，颜色浅，故又称小细胞低色素性贫血。

2. 临床应用　用于慢性失血、吸收障碍、营养不良、需要量增加等引起的缺铁性贫血。

3. 不良反应

(1)胃肠反应：恶心、呕吐、上腹不适、腹泻或便秘、黑大便。

(2)过敏反应：注射给药出现局部疼痛、皮肤潮红、发热、荨麻疹等过敏症状，严重者引起过敏性休克。

(3)急性中毒：多见于小儿误服，表现为坏死性肠炎症状，如呕吐、腹痛、血性腹泻。

4. 注意事项

(1)促进铁吸收的因素：胃酸、维生素 C、果糖及半胱氨酸能使 Fe^{3+} 还原为 Fe^{2+}。

(2)妨碍铁吸收的因素：胃酸缺乏、茶水、抗酸药、含鞣酸食物、四环素类药及摄入多钙、多磷酸盐食物(如牛奶、豆制品等)。

二、叶酸、维生素 B_{12}

表 4-14　叶酸、维生素 B_{12}

	叶酸	维生素 B_{12}
药理作用	细胞生长和分裂所必需的物质，在体内生成四氢叶酸。四氢叶酸是一碳单位的传递体，参与体内嘌呤核苷酸的从头合成、尿嘧啶脱氧核苷酸合成胸腺嘧啶脱氧核苷酸以及促进同型半胱氨酸与蛋氨酸、丝氨酸与甘氨酸的互变	促进叶酸的循环利用：维生素 B_{12} 可使体内没有活性的 5-甲基四氢叶酸转变为四氢叶酸，参与体内多种核苷酸的代谢及氨基酸互变，维生素 B_{12} 缺乏时，可产生类似叶酸缺乏时所致的巨幼细胞性贫血 维持有髓鞘神经纤维功能：维生素 B_{12} 能促使甲基丙二酰辅酶 A 变为琥珀酰辅酶 A 参与三羧酸循环，但维生素 B_{12} 缺乏时，上述反应不能进行，导致甲基丙二酰辅酶 A 堆积，合成异常脂肪酸，影响了神经髓鞘脂质的完整性，使神经功能发生异常变化
临床应用	巨幼细胞性贫血：包括婴幼儿期、妊娠期及营养不良所致叶酸拮抗药(如甲氨蝶呤等)引起巨幼细胞性贫血：选用亚叶酸钙； 恶性贫血：需与维生素 B_{12} 合用	恶性贫血：治疗时以维生素 B_{12} 为主，叶酸为辅 巨幼细胞性贫血 神经系统疾病：如神经炎、神经萎缩

第二节　影响凝血过程药

一、维生素 K

1. 药理作用　为 γ-羧化酶的辅酶，在肝脏参与凝血因子 Ⅱ、Ⅶ、Ⅸ、Ⅹ 的合成。缺乏时，凝血因子

Ⅱ、Ⅶ、Ⅸ、Ⅹ的合成受阻，导致凝血障碍，引起出血。

2. 临床应用　用于维生素 K 缺乏所致的出血。

（1）维生素 K 吸收障碍：梗阻性黄疸、胆瘘、慢性腹泻所致的出血。

（2）维生素 K 合成障碍：早产儿、新生儿及长期应用广谱抗菌药引起的出血。

（3）对抗维生素 K 作用：香豆素类、水杨酸类等药物导致的出血。

二、凝血酶

1. 药理作用　从猪、牛血提取精制而成的无菌制剂。

（1）直接作用于血液中纤维蛋白原，使其转变为纤维蛋白，发挥止血作用。

（2）促进上皮细胞的有丝分裂，加速创伤愈合。

2. 临床应用

局部止血时，用灭菌生理盐水溶解成 50～1000U/ml 溶液喷雾或敷于创面。用于通常止血困难的小血管、毛细血管以及实质性脏器出血的止血；也用于创面、口腔、泌尿道以及消化道等部位的止血；还可缩短穿刺部位出血的时间。

三、肝素

1. 药理作用

（1）抗凝血作用：在体内、外均有强大抗凝血作用，主要依赖抗凝血酶Ⅲ（AT-Ⅲ），AT-Ⅲ是凝血因子Ⅱa、Ⅸa、Ⅹa、Ⅺa、Ⅻa 的抑制剂，肝素与 AT-Ⅲ结合后，改变其构型，加速 AT-Ⅲ对上述凝血因子的抑制，增强抗凝血作用。此外，还可抑制血小板聚集和黏附。

（2）降血脂作用：使血管内皮释放脂蛋白酯酶，水解血中乳糜微粒和极低密度脂蛋白，使血脂降低。

2. 临床应用

（1）血栓栓塞性疾病：如肺栓塞、静脉血栓栓塞、脑梗死、急性心肌梗死，可防止血栓形成和扩大。

（2）早期弥散性血管内凝血：用于各种原因引起的 DIC。及早用药，可防止微血栓形成，减少纤维蛋白及凝血因子的消耗，避免后期出现继发性出血。

（3）体外抗凝：心导管检查、血液透析及心血管手术等。

[经典例题 1]

肝素的抗凝血作用特点为

A. 能溶解血栓　　　　　　B. 仅在体内有作用　　　　　　C. 仅在体外有作用

D. 仅口服有作用　　　　　E. 在体内、体外均有作用

[参考答案] 1. E

第十二章　激素类药及降血糖药

第一节　糖皮质激素类药

一、药理作用

1. 抗炎作用　强大、非特异，凡炎皆抗，对各种原因引起的炎症均有效，具有"抗炎激素"之称。对炎症的不同阶段均有抑制作用。

炎症早期，增高血管紧张性，降低毛细血管的通透性，减轻渗出，缓解红、肿、热、痛症状。

炎症后期，抑制毛细血管和纤维母细胞增生，抑制胶原蛋白和肉芽组织的增生，防止粘连与瘢痕形成，减轻后遗症。

机制：①抑制炎症介质的产生和释放；②抑制一氧化氮的生成；③诱导血管紧张素转化酶的活性，加速缓激肽的降解。

2. 免疫抑制与抗过敏作用　对免疫反应中的多个环节均有抑制作用，从不同途径使免疫的淋巴细胞减少并抑制其功能。

（1）诱导淋巴细胞的凋亡和 DNA 的降解。

（2）影响淋巴细胞的物质代谢，抑制淋巴细胞的增殖与分化。

（3）加速淋巴细胞由血液向组织的转移，减少血液中的淋巴细胞。

（4）阻断致敏 T 淋巴细胞诱发的单核细胞和巨噬细胞聚集等。

抗过敏作用是减少了组胺、5-羟色胺、过敏性慢反应物质、缓激肽等过敏介质的生成与释放。

3. 抗休克作用　大剂量具有抗休克作用，除与抗炎、免疫抑制作用有关外，还与下列作用有关：

（1）稳定溶酶体膜，减少心肌抑制因子的形成。

（2）增强心肌收缩力，解除血管痉挛。

（3）抑制蛋白水解酶释放，减轻组织损伤和炎症反应。

（4）增强机体对细菌内毒素的耐受力，缓解毒血症状。

4. 允许作用　对有些组织细胞无直接活性，但可以给其他激素发挥创造有利条件，称为允许作用。如有糖皮质激素类药存在时，儿茶酚胺类的缩血管作用明显增强。

5. 对血液和造血系统作用　刺激骨髓造血系统，使红细胞、血红蛋白、血小板及中性粒细胞增多（数目增多，但其游走、吞噬和消化功能减弱）。可使血中淋巴细胞减少。

6. 其他作用

（1）中枢神经兴奋　激动、失眠等，可诱发惊厥、癫痫及精神失常。

（2）促进胃酸、胃蛋白酶分泌，提高食欲，促进消化。

（3）影响骨骼　长期用药可引起骨质疏松。

二、常用药物及临床应用

常用药物有氢化可的松、可的松、波尼松、波尼松龙、甲波尼龙、地塞米松、倍他米松等。其临床应用为：

1. 严重感染或炎症

（1）严重急性感染：用于中毒性感染或同时伴有休克者，作为抗菌药物治疗的辅助治疗。病毒性感染一般不用激素，以免因机体防御能力减低而加剧感染扩散。但严重病毒感染可短期突击使用，病情缓解后即停药。

（2）抗感染治疗及防止某些炎症的后遗症：对重要器官或部位（如心、眼、脑、关节、睾丸以及暴露部位皮肤）的炎症，及早使用糖皮质激素类药，可减少粘连和瘢痕形成，减轻器官功能障碍。

2. 自身免疫性疾病和过敏性疾病

（1）自身免疫性疾病：严重的风湿热、风湿性关节炎及类风湿性关节炎、全身红斑性狼疮等，可缓解症状，一般采用综合治疗，不宜单用。

（2）过敏性疾病：荨麻疹、血管神经性水肿、支气管哮喘和过敏性休克等。一般不作首选，病情严重或无效时，也可应用。

（3）器官移植排斥反应：肾移植、肝移植、骨髓移植等异体器官移植术后所产生的排斥反应可预防，与其他免疫抑制剂合用效果更好。

3. 休克　适用于各种休克。

（1）感染中毒性休克：在有效的抗菌药物治疗下，可及早、短时间突击使用大剂量糖皮质激素。

（2）过敏性休克：与首选药肾上腺素合用。

（3）低血容量性休克：补液或输血效果不佳者，合用超大剂量糖皮质激素。

4. 血液病

（1）使淋巴细胞减少，治疗儿童急性淋巴细胞白血病。

（2）使血小板、红细胞、中性粒细胞增多，治疗粒细胞减少症、血小板减少症、过敏性紫癜及再生障碍性贫血，但停药后易复发。

5. 替代疗法　用于急、慢性肾上腺皮质功能减退症、肾上腺次全切术后及脑垂体前叶功能减退症。

三、不良反应及禁忌证

长期大量使用会诱发或加剧胃、十二指肠溃疡，诱发或加重感染、诱发高血压和动脉粥样硬化，诱发或加重糖尿病，诱发癫痫或精神病发作，引起骨质疏松、肌肉萎缩、伤口愈合迟缓等及医源性肾上腺皮质功能亢进。

第二节　胰岛素及口服降血糖药

一、胰岛素

1. 药理作用

（1）降低血糖：促进糖原合成和贮存，抑制糖原分解和异生，加速葡萄糖的氧化和酵解。

（2）促进脂肪合成：增加脂肪酸的转运和利用，促进脂肪合成；抑制脂肪分解，减少游离脂肪酸和酮体的生成。

（3）促进蛋白质合成：增加氨基酸的转运，促进蛋白质合成，抑制蛋白质分解。

（4）促进 K^+ 内流：激活 Na^+/K^+-ATP 酶活性，促进 K^+ 进入细胞内，增加细胞内 K^+ 浓度。

（5）加快心率，加强心肌收缩力及减少肾血流。

2. 临床应用

（1）1 型糖尿病：治疗 1 型糖尿病唯一有效药物，需终生用药。

（2）2 型糖尿病：经饮食控制或口服降糖药未能控制者。

（3）糖尿病伴有各种急性或严重并发症者：如酮症酸中毒及非酮症性高渗性昏迷。

（4）糖尿病合并重度感染、消耗性疾病、高热、妊娠、创伤以及手术等情况者。

（5）对急性心肌梗死患者：将胰岛素与葡萄糖、氯化钾合用组成极化液，可防止心律失常发生。

二、双胍类药物

1. 药理作用　对糖尿病患者有降血糖作用，对正常人血糖无影响。机制是：抑制肠道吸收葡萄糖，降低糖原异生，抑制胰高血糖素的释放，提高与外周组织胰岛素受体的亲和力。还可降低血中低密度脂蛋白、极低密度脂蛋白以及甘油三酯的水平；并抑制血小板聚集。

2. 临床应用　为 2 型糖尿病的一线治疗药物，尤适用于肥胖及单用饮食控制无效者；对应用胰岛素治疗的 1、2 型糖尿病患者，加服本类药，可适当减少胰岛素的用量。

三、磺酰脲类药物

常用药物有甲苯磺丁脲、氯磺丙脲、格列本脲、格列齐特等。

1. 药理作用　胰岛 β 细胞膜含有磺酰脲受体及与之相偶联的 ATP 敏感的钾通道 $[I_{k(ATP)}]$，以及电压依赖性的钙通道。当磺酰脲类药物与其受体相结合后，可阻滞 $I_{k(ATP)}$ 而阻止钾外流，使细胞膜去极化，增强电压依赖性钙通道开放，胞外钙内流。胞内游离钙浓度增加后，触发胞吐作用及胰岛素的释放。长期服用且胰岛素已恢复至给药前水平的情况下，其降血糖作用仍然存在，这与抑制胰高血糖素的分泌，提高靶细胞对胰岛素的敏感性有关。也与增加靶细胞膜上胰岛素受体的数目和亲和力有关。

2. 临床应用

（1）用于胰岛功能尚存的非胰岛素依赖型糖尿病且单用饮食控制无效者。对胰岛素产生耐受的患者用后可刺激内源性胰岛素的分泌而减少用量。

(2)氯磺丙脲能促进抗利尿素的分泌可治疗尿崩症。

[经典例题 1]

糖皮质激素不具有的作用是

A. 抗休克　　　　B. 抗炎　　　　C. 兴奋中枢　　　　D. 免疫抑制　　　　E. 抗菌

[参考答案] 1. E

第十三章　抗微生物药

第一节　抗生素

一、青霉素 G

1. 抗菌作用　对繁殖期细菌有强大的抗菌作用，低浓度抑菌、高浓度杀菌。

机制是与细菌体内的青霉素结合蛋白结合，抑制转肽酶的转肽作用，妨碍粘肽的合成，从而抑制细菌细胞壁合成。

对下列细菌有高度抗菌活性：

(1)大多数 G^+ 球菌：如溶血性链球菌、肺炎球菌、草绿色链球菌、敏感的金黄色葡萄球菌和表皮葡萄球菌。

(2) G^+ 杆菌：破伤风梭菌、白喉棒状杆菌、炭疽杆菌、产气荚膜梭菌。

(3) G^- 球菌：脑膜炎奈瑟菌、淋病奈瑟菌。

(4)螺旋体：钩端螺旋体、梅毒螺旋体等。

(5)其他：放线菌等。

2. 临床应用　各类敏感细菌和螺旋体所致的感染首选。

(1)溶血性链球菌引起的蜂窝织炎、丹毒、猩红热、扁桃体炎；草绿色链球菌引起的心内膜炎；肺炎球菌所致的大叶性肺炎、支气管肺炎、脓胸；敏感的金黄色葡萄球菌引起的疖、痈、败血症。

(2)脑膜炎奈瑟菌引起的流行性脑脊髓膜炎；淋病奈瑟菌所致的生殖道淋病。

(3)破伤风、白喉、气性坏疽、流产后产气荚膜梭菌引起的败血症，须加用相应抗毒血清。

(4)钩端螺旋体病、梅毒、放线菌病等。

3. 不良反应

(1)变态反应：各种类型的变态反应都可出现，以皮肤过敏和血清病样反应较多见，最严重的是过敏性休克。发生率约占用药人数的 0.4~1.5/万，死亡率高达 0.1/万。原因是青霉素溶液中的降解产物青霉噻唑蛋白、青霉烯酸、6-氨基青霉烷酸高分子聚合物所致。过敏性休克的表现为呼吸、循环衰竭及中枢抑制。

(2)赫氏反应：治疗梅毒、钩端螺旋体、雅司、鼠咬热或炭疽等感染时，可有全身不适、寒战、发热、咽痛、肌痛、心跳加快等症状，这是大量病原体被杀死后释放的物质所引起的。

(3)其他反应：肌内注射产生局部疼痛，红肿或硬结。剂量过大或静脉给药速度过快时产生青霉素脑病。鞘内注射可引起脑膜或神经刺激症状。

二、氨苄西林

耐酸、可口服，对 G^+ 和 G^- 都有杀菌作用，疗效与青霉素 G 相当，但因不耐酶而对耐药金黄色葡萄球菌感染无效。

1. 抗菌作用 对 G⁻杆菌如伤寒、副伤寒、百日咳鲍特菌、大肠埃希菌、痢疾志贺菌等有较强的抗菌作用，对铜绿假单胞菌无效，对球菌、G⁺杆菌、螺旋体的抗菌作用不及青霉素 G，但对粪链球菌作用优于青霉素 G。

2. 临床用于 治疗敏感菌所致的呼吸道感染、伤寒、副伤寒、尿路感染、胃肠道感染、软组织感染、脑膜炎、败血症、心内膜炎等，严重病例应与氨基糖苷类抗生素合用。

与氯唑西林按 1∶1 组成复方制剂氨唑西林供肌内和静脉用药，可提高抗菌效果。

3. 不良反应 可与青霉素 G 有交叉过敏反应。胃肠道反应、二重感染。

三、阿莫西林

抗菌谱和抗菌活性与氨苄西林相似，但对肺炎球菌、肠球菌、沙门菌属、幽门螺杆菌的杀菌作用比氨苄西林强。与氟氯西林按 1∶1 组成复方制剂抗菌效果好。

1. 临床应用 用于敏感菌所致的呼吸道、尿路、胆道感染以及伤寒。也可用于慢性活动性胃炎和消化性溃疡的治疗。

2. 不良反应 消化道反应（恶心、呕吐、腹泻）和皮疹为主。对青霉素 G 过敏者禁用。

四、头孢噻肟

1. 抗菌作用 第三代头孢类药。

（1）对 G⁻细菌的作用较强，包括对肠杆菌类、铜绿假单胞菌及厌氧菌类。对 G⁺细菌作用不如第一、二代头孢类。

（2）对 β 内酰胺酶的稳定性强，不易产生耐药性。

（3）药物穿透力强，体内分布广，在脑脊液中浓度较高。

（4）不良反应小，对肾脏基本无毒性。

2. 临床应用 用于 G⁻细菌所致的尿路感染、脑膜炎、肺炎、败血症以及铜绿假单胞菌感染。

3. 不良反应 过敏反应，以皮疹、荨麻疹为主，很少出现过敏性休克。与青霉素类药之间有交叉过敏反应。应用时需用本药做过敏试验。

五、红霉素

1. 抗菌作用 窄谱抗生素，低浓度抑菌，高浓度杀菌。对 G⁺细菌有强大抗菌活性。

（1）G⁺菌：金黄色葡萄球菌（包括耐药菌）、表皮葡萄球菌、链球菌等作用强。

（2）G⁻菌：脑膜炎奈瑟菌、淋病奈瑟菌、流感杆菌、百日咳鲍特菌、布鲁斯菌、军团菌等高度敏感。

（3）某些螺旋体、肺炎支原体、立克次体和螺杆菌也有效。

2. 临床应用

（1）军团菌肺炎、支原体肺炎、白喉带菌者、沙眼衣原体所致新生儿结膜炎或婴儿肺炎首选药。

（2）对青霉素耐药的 G⁺球菌（金黄色葡萄球菌）感染和对青霉素过敏者。

六、克林霉素

1. 抗菌作用 抗菌谱与红霉素类似，抗菌活性比林可霉素强 4~8 倍。最主要的特点是对各类厌氧菌有强大抗菌作用。对需氧 G⁺菌有显著活性，对部分需氧 G⁻球菌、人型支原体和沙眼衣原体也有抑制作用，但肠球菌、G⁻杆菌、MRSA、肺炎支原体对本类药物不敏感。

2. 临床应用 治疗金黄色葡萄球菌引起的骨髓炎为首选药。另可用于厌氧菌，包括脆弱类杆菌、产气荚膜梭菌、放线杆菌等引起的口腔、腹腔和妇科感染。治疗需氧 G⁺球菌引起的呼吸道、骨及软组织、胆道感染及败血症、心内膜炎。

3. 不良反应

（1）胃肠道反应：恶心、呕吐、腹泻，口服给药比注射给药多见。长期用药也可引起二重感染、假膜性肠炎。

（2）过敏反应：轻度皮疹、瘙痒或药热，一过性中性粒细胞减少和血小板减少。

七、3 种氨基糖苷类抗生素的相关考点列表如下

表 4-15　3 种氨基糖苷类药物的比较（TANG 小结）

药物	抗菌作用	临床应用
庆大霉素	静止期杀菌 抗菌谱比链霉素广 对多种 G^- 杆菌有强大抗菌活性 对沙雷菌属作用更强	主要用于 G^- 杆菌所致全身感染 与青霉素、头孢菌素合用于心内膜炎 与羧苄西林、头孢菌素类合用于铜绿假单胞菌感染 口服用于细菌性痢疾、伤寒
妥布霉素	对肺炎杆菌、肠杆菌属、变形杆菌属的抑菌或杀菌作用比庆大霉素强 4 倍和 2 倍；对铜绿假单胞菌的作用是庆大霉素的 2～5 倍，且对耐庆大霉素菌株仍有效，对其他 G^- 杆菌的抗菌活性不如庆大霉素。 在 G^+ 菌中仅对葡萄球菌有效	铜绿假单胞菌所致的各种感染； 应与能抗铜绿假单胞菌的青霉素类或头孢菌素类药物合用
阿米卡星	抗菌谱广，对 G^- 杆菌、金黄色葡萄球菌等均有强大抗菌活性 对肠道 G^- 杆菌和铜绿假单胞菌产生的多种氨基糖苷类钝化酶稳	常用于 G^- 杆菌、葡萄球菌所致严重感染 用于对其他氨基糖苷类抗生素 产生耐药性的感染

八、两类四环素类药物

（一）多西环素

1. 抗菌作用　对支原体、衣原体、螺旋体、立克次体有强大抑制作用。

广谱抗生素，快速抑菌，高浓度杀菌。但对 G^+ 菌作用不如 β-内酰胺类抗生素，对 G^- 菌作用不如氨基糖苷类抗生素，对病毒、真菌、结核分枝杆菌、铜绿假单胞菌、伤寒沙门菌无效。

2. 临床应用　呼吸道感染（尤其老年慢性气管炎、肺炎）、胆道感染及泌尿道感染，肾功能不全患者仍可用，也用于四环素类药的适应证。

（二）米诺环素

1. 抗菌作用　抗菌谱与四环素相似，抗菌活性强于其他同类药物，对四环素或青霉素类耐药的 A 群链球菌、B 群链球菌、金黄色葡萄球菌和大肠埃希菌对米诺环素仍敏感。

2. 临床应用　酒渣鼻、痤疮和沙眼衣原体所致的性传播疾病，以及上述耐药菌引起的感染。一般不作为首选药。

3. 不良反应　除四环素类共有的不良反应外，米诺环素独特的前庭反应是恶心、呕吐、眩晕、运动失调等症状。用药期间不宜从事高空作业、驾驶和机器操作。

第二节　人工合成抗菌药

一、环丙沙星 第三代喹诺酮类药的代表药。

1. 抗菌作用　广谱，对多数 G^+ 和 G^- 菌都有良好抗菌活性；对第三代头孢菌素及氨基糖苷类药耐药的细菌仍然有效。尤其对铜绿假单胞菌、肺炎球菌、金黄色葡萄球菌、流感嗜血杆菌、嗜肺军团菌、淋病奈瑟菌、肠球菌等作用较强。

2. 临床应用

伤寒、急慢性骨髓炎、化脓性关节炎可作为首选。

也用于敏感细菌所致的呼吸道、胃肠道、泌尿生殖道、骨、关节、皮肤软组织感染及淋病。

二、左氧氟沙星　抗菌活性是氧氟沙星的 2 倍。

1. 抗菌作用　是消旋氧氟沙星的左旋体。口服生物利用度接近 100%，消除半衰期为 5～7 小时，85% 的药物以原形由尿液排出。对表皮葡萄球菌、链球菌、肠球菌、厌氧菌、支原体、衣原体的体外抗菌活性明显强于环丙沙星。

医学教育网 www.med66.com

2. 临床应用　敏感菌引起的各种急慢性感染、难治性感染。对铜绿假单胞菌的抗菌活性低于环丙沙星。不良反应发生率相对较少且轻微。

三、磺胺嘧啶、磺胺甲噁唑及复方新诺明

1. 全身用药时常与甲氧苄啶合用

（1）磺胺嘧啶（SD）：预防和治疗流行性脑脊髓膜炎的首选药——易进入血脑屏障，在脑组织中含量较高。也可用于敏感细菌所致的肺部及泌尿道感染。

（2）磺胺甲噁唑（SMZ）：适用于敏感细菌所致的呼吸道、消化道、泌尿道感染，也可作为流行性脑脊髓膜炎的预防用药。

（3）复方新诺明：是 SMZ 与 TMP 的复方制剂，用于治疗呼吸系统、泌尿系统及消化系统的感染。

2. 不良反应

（1）泌尿道损害：引起尿痛、结晶尿、管型尿、血尿、尿闭等，以 SD 常见，大量使用 SMZ 也易发生。预防——服药期间多饮水，同服等量碳酸氢钠、定期查尿。老年人、肾功能不良者慎用。

（2）过敏反应：药热、皮疹，严重者引起多形性红斑、剥脱性皮炎。同类药中有交叉过敏反应，对本类药过敏者禁用。

（3）造血系统反应：长期用药可抑制骨髓造血系统，引起粒细胞、血小板减少甚至再生障碍性贫血，先天性葡萄糖-6-磷酸脱氢酶（G-6-PD）缺乏者，可发生急性溶血性贫血。

四、甲硝唑

1. 药理作用　对厌氧性 G[+]、G[-] 菌都有较强抗菌作用，对脆弱类杆菌、梭形杆菌属敏感，对破伤风梭菌、滴虫及阿米巴原虫有很强的杀灭作用。

2. 临床应用　用于厌氧菌引起的口腔、下呼吸道、腹腔、女性生殖器、骨和关节等部位的感染；是治疗破伤风、阿米巴病及滴虫病的首选药物。

对幽门螺杆菌引起的消化性溃疡以及难辨梭状芽孢杆菌感染所致的假膜性肠炎有特殊疗效。

第三节　用药原则

1. 严格按照适应证选择用药。
2. 根据药物药动学特点选择用药。
3. 选择适当的药物剂量和用药疗程。
4. 谨慎选择预防性应用抗菌药物。
5. 合理选择抗菌药的联合应用。

第四节　抗结核病药

表 4-16　3 种抗结核药小结（TANG）

药物	药理作用	临床应用	相互作用
异烟肼	对结核杆菌具高度选择性，低浓度抑菌，高浓度杀菌。对繁殖期结核杆菌有强大的杀灭作用，对静止期结核杆菌仅有抑菌作用。药物穿透力强，分布范围广。单用易产生耐药性，与同类药物间无交叉耐药性	各型结核病的首选药，规范化治疗时须与其他一线抗结核药物联合用药，以延缓耐药性的产生	肝药酶抑制剂。与苯妥英钠、双香豆素类抗凝血药合用使血中的浓度增高，作用明显增强甚或导致中毒。合用时应调整剂量

续表

药物	药理作用	临床应用	相互作用
利福平	抗菌谱广且作用强大，对多种病原微生物均有抑制和杀灭作用。 结核杆菌、麻风杆菌； 多种 G⁺、G⁻ 球菌如金黄色葡萄球菌、脑膜炎奈瑟菌； G⁻ 菌如大肠埃希菌、变形杆菌、流感嗜血杆菌； 某些病毒、沙眼衣原体	与其他抗结核药联合使用可治疗各种类型的结核病、麻风病， 敏感细菌引起的胆道感染、脑膜炎， 局部可用于沙眼、结膜炎及角膜炎	肝药酶诱导剂。可加速自身及多种药物的代谢，包括口服抗凝药、降糖药、避孕药，巴比妥类，洋地黄毒苷，糖皮质激素，普萘洛尔等，与上述药物合用时，注意调整剂量
乙胺丁醇	对细胞内外的结核杆菌有杀灭作用，包括对异烟肼或链霉素产生耐药的病例仍然有效，对其他细菌无效。单用易产生耐药性，但较缓慢，与其他抗结核病药间无交叉耐药性	与异烟肼、利福平合用治疗各型肺结核和肺外结核的初治患者；与利福平和卷曲霉素合用治疗复治患者；特别适用于经链霉素和异烟肼治疗无效者	

第五节　抗真菌药

氟康唑是治疗艾滋病患者隐球菌性脑膜炎的首选药，与氟胞嘧啶合用可增强疗效。广谱抗真菌药，对隐球菌属、念珠菌属和球孢子菌属等均有作用。

第六节　抗病毒药

一、利巴韦林　广谱抗病毒药。

对多种 RNA 和 DNA 病毒有效。治疗呼吸道合胞病毒肺炎和支气管炎效果最佳。

其他：甲型肝炎病毒和丙型肝炎病毒；腺病毒、疱疹病毒；对急性甲型和丙型肝炎有一定疗效。

二、阿昔洛韦　最有效的抗 I 型和 II 型单纯疱疹病毒（HSV）药物之一。

为 HSV 感染的首选药，局部应用治疗疱疹性角膜炎、单纯疱疹和带状疱疹，口服或静注可有效治疗单纯疱疹脑炎、生殖器疱疹、免疫缺陷患者单纯疱疹感染。对水痘、带状疱疹病毒（VZV）和 EB 病毒等其他疱疹病毒有效，对正常细胞几乎无影响。HSV 或 VZV 可通过改变病毒疱疹胸苷酸激酶或 DNA 多聚酶而对阿昔洛韦产生耐药性。

[经典例题1]

有关第三代头孢类药的特点，叙述错误的是

A. 对肾脏基本无毒性　　　　B. 对各种 β 内酰胺酶高度稳定　　　C. 对绿脓杆菌的作用很强

D. 对 G⁺ 菌的作用比一、二代强　　E. 对 G⁻ 菌的作用比一、二代强

[经典例题2]

治疗金黄色葡萄球菌引起的骨髓炎的首选药物是

A. 青霉素 G　　　　B. 氯霉素　　　　C. 四环素　　　　D. 红霉素　　　　E. 克林霉素

[经典例题3]

下列对绿脓杆菌（铜绿假单胞菌）作用最强的氨基苷类抗生素是

A. 卡那霉素　　　　B. 庆大霉素　　　　C. 阿米卡星　　　　D. 妥布霉素　　　　E. 链霉素

[参考答案] 1. D；2. E；3. D

第十四章　抗寄生虫药

第一节　抗疟药

一、氯喹

1. 药理作用

(1)抗疟作用：对各种疟原虫(包括间日疟、三日疟、敏感的恶性疟)的红细胞内期裂殖体均有杀灭作用，迅速有效控制疟疾的临床发作。

(2)抗肠外阿米巴病作用：杀灭阿米巴滋养体，在肝脏中浓度较高，可治疗阿米巴肝脓肿。

(3)免疫抑制作用：大剂量抑制免疫反应，发挥免疫抑制作用。

2. 临床应用

(1)控制疟疾症状：控制各型疟疾临床发作，起效快、疗效高、作用持久。

(2)阿米巴肝脓肿。

(3)类风湿性关节炎、系统性红斑狼疮等免疫功能紊乱性疾病。

二、青蒿素

1. 药理作用　对各种红细胞内期的滋养体有快速杀灭作用，对红细胞外期疟原虫无作用。

2. 临床应用　治疗间日疟和恶性疟；尤其是耐氯喹的恶性疟，易透过血-脑屏障进入脑组织，对脑型疟的抢救有效。

三、伯氨喹

1. 药理作用　对间日疟和卵形疟红细胞外期的裂殖体以及各种疟原虫的配子体有较强的杀灭作用，是防治疟疾远期复发的主要药物。阻止疟疾的传播，是根治间日疟和控制疟疾传播最有效的药物。对红细胞内期裂殖体无效，不能控制疟疾临床症状的发作。

2. 临床应用　单用可防止间日疟的复发；与氯喹等合用，可根治良性疟，阻止各型疟疾的传播。

3. 不良反应　治疗剂量不良反应较少，可引起剂量依赖性的胃肠道反应。大剂量时，可致高铁血红蛋白血症，伴有发绀。红细胞内缺乏葡萄糖-6-磷酸脱氢酶的个体发生急性溶血。

四、乙胺嘧啶

1. 药理作用　能杀灭各种疟原虫红细胞外期的裂殖子。不能直接杀灭配子体，但含药血液随配子体被按蚊吸食后，能阻止疟原虫在蚊体内的发育，发挥阻断传播的作用。

2. 临床应用　疟疾病因性预防的首选药，作用持久，一次服药可维持一周以上。

第二节　抗肠虫药

一、阿苯达唑

1. 药理作用　高效、低毒、广谱，对多种肠道线虫有驱杀作用，包括蛔虫、钩虫、鞭虫、绦虫等。

2. 临床应用　首选用于蛔虫、钩虫、鞭虫及绦虫的单独感染或混合感染；还可用于囊虫病、包虫病、肺吸虫病以及华支睾吸虫病等。

二、噻嘧啶

1. 药理作用　抑制虫体内的胆碱酯酶，使神经肌肉接头处 ACh 堆积，神经肌肉兴奋性增强，出现痉挛性麻痹，失去附着肠壁的能力而随粪便排出体外。

2. 临床应用　用于蛔虫、蛲虫、钩虫单独或混合感染。

三、吡喹酮

1. 药理作用广谱的抗吸虫药和驱绦虫药，不仅对多种吸虫有强大的杀灭作用，对绦虫感染和囊虫病也有良好的效果。作用机制为吡喹酮增加虫体细胞膜的通透性，使细胞内钙离子丧失，虫体肌肉发生强直性收缩而产生痉挛性麻痹脱落，使宿主免疫功能参与破坏虫体。

2. 临床应用　用于治疗各种血吸虫病、华克睾吸虫病、肺吸虫病、姜片虫病以及绦虫病和囊虫病。

[经典例题 1]

对各种疟原虫配子体有杀灭作用的药物是

A. 乙胺嘧啶　　　　B. 伯氨喹　　　　C. 阿苯达唑　　　　D. 利福平　　　　E. 甲硝唑

[参考答案] 1. B

　　分析执业助理医师药理考试大纲和部分考题后，总体感觉药理考试难度不高，考试内容基本是药理学上常见的知识点，常用药物的药理作用、作用机制及临床应用和不良反应。对于药物，工作在临床第一线的医生并不陌生，每天都要用药物治疗疾病。结合临床，重点复习一下药理学有关内容，既能有助于实际工作，又能在考试中获得药理单科的高分，可谓一箭双雕。那么，如何复习好药理学呢？以下三点意见供各位参考：

一、掌握重点章

　　大纲规定药理考试范围共计 14 章，考试主要要求的多为每个章节中代表药的药理作用、作用机制、临床应用及不良反应。相对而言总论、传出神经药、中枢神经药、心血管系统药、激素类药及抗微生物药物是重点章。重点章考点丰富，是出题章，考试频率高，多数考题集中在重点章。掌握了重点章基本就掌握了药理学大部分考试内容。当然如有时间和精力还是要全部复习，做到万无一失。

二、掌握重点药

　　药理考试重点是各章中代表药的药理作用、作用机制、临床应用和主要不良反应。要重点复习不太熟悉的药物的作用机制、作用特点，特别是通过受体、酶等来发挥作用的药物。临床应用要特别注意各种疾病或症状的首选药，这是绝对的出题点。如癫痫大发作的首选药，过敏性休克首选药等。药物不良反应多而复杂，一般的、共同的不良反应不会考，考题关注的大多是特殊的不良反应。因此，没有必要把精力和时间放在背大段的一般不良反应上。

三、掌握重要知识点

　　一个药物的作用，一个疾病的首选药，一种药物特殊的不良反应，这些都是药理学上的知识点。知识点实质就是出题点、考试点。复习时要做到：学习知识点，找到出题点，掌握考试点。如何才能掌握这三点呢？我认为先看书复习、然后做题练习、再重点学习。这样反复几次你基本上就能掌握了"知识点、出题点、考试点"。掌握了这"三点"后，您就有了答题感，您就找到了考试的感觉，做到了胸中有数。但考试前还是要重点的记忆一下，因为考试毕竟主要是考人的记忆能力。分析、归纳、总结知识点，将相同知识点联系在一起（求同），将不同知识点分开（存异），使药理学知识条理化、系统化。这样可提高复习效果。

医学心理学

 考情分析

历年考情概况

常考知识点	历年常考内容	历年分值
医学心理学总论	心理学任务、基本观点、研究方法及应用	1
医学心理学基础	概述、认知过程、情绪过程、意志过程、需要与动机及人格	1
心理健康	概述、不同年龄阶段的心理健康	1
心理应激与心身疾病	心理应激、心身疾病	1
心理评估	心理评估概述、心理测验分类、心理测验的一般原则，信度、效度和常模	1
心理治疗与心理咨询	心理治疗的理论基础、治疗原则、临床心理咨询	1
医患关系与医患沟通	医患交往的两种形式和两种水平、医患交往与沟通方法的问题、医患关系模式	1
患者的心理问题	角色和求医行为、一般心理问题、心理活动特征、特殊患者心理问题	2

易错考点摘要

详情见各章节"敲黑板"

本篇学习方法或注意事项

从考试情况上分析，医学心理学这门课有两个特点：

第一个特点：这门学科每年的考点比较固定，如每年几乎都要考查心理学的基础知识、心理治疗的方法、心理评估的方法等，具体重点可参考医学教育网网络课程。

第二个特点：每年至少有一道题在教科书上找不到答案，属于偏题、难题。

Learning plan
学习时间规划表

第01天 第 章	第02天 第 章	第03天 第 章	第04天 第 章	第05天 第 章	第06天 第 章
听老师的课 ☐ 复习讲义 ☐ 做习题 ☐	听老师的课 ☐ 复习讲义 ☐ 做习题 ☐	听老师的课 ☐ 复习讲义 ☐ 做习题 ☐	听老师的课 ☐ 复习讲义 ☐ 做习题 ☐	听老师的课 ☐ 复习讲义 ☐ 做习题 ☐	听老师的课 ☐ 复习讲义 ☐ 做习题 ☐
第07天 第 章	第08天 第 章	第09天 第 章	第10天 第 章	第11天 第 章	第12天 第 章
听老师的课 ☐ 复习讲义 ☐ 做习题 ☐	听老师的课 ☐ 复习讲义 ☐ 做习题 ☐	听老师的课 ☐ 复习讲义 ☐ 做习题 ☐	听老师的课 ☐ 复习讲义 ☐ 做习题 ☐	听老师的课 ☐ 复习讲义 ☐ 做习题 ☐	听老师的课 ☐ 复习讲义 ☐ 做习题 ☐
第13天 第 章	第14天 第 章	第15天 第 章	第16天 第 章	第17天 第 章	第18天 第 章
听老师的课 ☐ 复习讲义 ☐ 做习题 ☐	听老师的课 ☐ 复习讲义 ☐ 做习题 ☐	听老师的课 ☐ 复习讲义 ☐ 做习题 ☐	听老师的课 ☐ 复习讲义 ☐ 做习题 ☐	听老师的课 ☐ 复习讲义 ☐ 做习题 ☐	听老师的课 ☐ 复习讲义 ☐ 做习题 ☐
第19天 第 章	第20天 第 章	第21天 第 章	第22天 第 章	第23天 第 章	第24天 第 章
听老师的课 ☐ 复习讲义 ☐ 做习题 ☐	听老师的课 ☐ 复习讲义 ☐ 做习题 ☐	听老师的课 ☐ 复习讲义 ☐ 做习题 ☐	听老师的课 ☐ 复习讲义 ☐ 做习题 ☐	听老师的课 ☐ 复习讲义 ☐ 做习题 ☐	听老师的课 ☐ 复习讲义 ☐ 做习题 ☐
第25天 第 章	第26天 第 章	第27天 第 章	第28天 第 章	第29天 第 章	第30天 第 章
听老师的课 ☐ 复习讲义 ☐ 做习题 ☐	听老师的课 ☐ 复习讲义 ☐ 做习题 ☐	听老师的课 ☐ 复习讲义 ☐ 做习题 ☐	听老师的课 ☐ 复习讲义 ☐ 做习题 ☐	听老师的课 ☐ 复习讲义 ☐ 做习题 ☐	听老师的课 ☐ 复习讲义 ☐ 做习题 ☐
第31天 第 章					
听老师的课 ☐ 复习讲义 ☐ 做习题 ☐					

注意：每天的学习建议按照"听课→做题→复习讲义"三部曲来进行；另：计划一旦制订，请各位同学严格执行。

第一章　医学心理学总论

第一节　医学心理学的概述

一、医学心理学的概念与性质

1. 概念　将心理学的理论知识应用于医学领域，研究心理因素在人体健康以及疾病的发生、发展、诊断、治疗、预防与护理中的作用。

2. 性质　是一门在心理学及医学领域的应用学科与交叉学科，属于应用心理学。

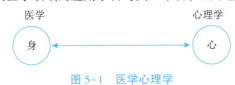

图5-1　医学心理学

二、医学模式的转化

表5-1　医学模式的转化

医学模式	特点
神灵主义医学模式（神汉）	认为人类的生命和健康由神灵主宰，疾病和灾祸是天谴神罚
自然哲学医学模式（草药）	中医著作中有关"天人合一""天人相应"的观点，正是这一模式的反映
生物医学模式（科学）	杀菌灭虫、预防接种和抗菌药物等手段治疗疾病
生物-心理-社会医学模式（看人）	无论是致病、治病、预防及康复，都应将人视为一个整体，充分考虑到患者的心理因素和社会因素的作用，综合考虑多方面的因素

第二节　医学心理学的任务、观点

一、医学心理学的任务

1. 心理社会因素在疾病的发生、发展和变化过程中的作用规律。
2. 心理评估手段在疾病的诊断、治疗、护理与预防中的作用。
3. 运用心理治疗的方法达到治病、防病与养生保健的目的。
4. 患者心理活动特点以及心理康复方法的运用。

[经典例题1]

医学心理学的研究任务不包括

A. 人格特征或行为模式在疾病与健康中的意义　　B. 如何运用心理治疗的方法达到保健的目的

C. 医院管理中存在的心理问题系统的解决方法　　D. 疾病的发展和变化过程中心理因素作用的规律

E. 心理评估手段在疾病预防中的作用

[参考答案] 1. C

二、医学心理学的基本观点

表5-2　医学心理学的基本观点

观点	特点
心身统一	心、身是一个整体来反应的
社会对个体影响的观点	社会影响人体健康
认知评价	认知评价决定了是否发生疾病以及可能的预后
主动适应与调节	心理的主动适应和调节是使个体行为与外界保持相对和谐一致的主要因素，是个体保持健康和抵御疾病的重要力量
个性特征作用	面对同样的社会应激，有的人得病，难以适应，有的人则"游刃有余"，很快渡过"难关"，因为应激反应与个性特征有着十分密切的关系
情绪因素作用	不良的情绪是诱发或导致疾病的原因

第二章　医学心理学基础

第一节　心理学概述

一、心理学的概念

心理学是研究机体心理活动和行为规律的科学，其研究对象是人的心理活动和个体的行为。

二、心理现象的分类

心理现象包括两个方面，即心理过程和人格，心理活动又称心理现象。

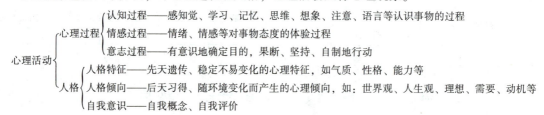

[经典例题1]

心理活动或意识对一定对象的指向或集中的现象称为

A. 注意　　　　　B. 人格　　　　　C. 记忆　　　　　D. 情感　　　　　E. 想象

[参考答案] 1. A

三、心理实质的内容

(一)心理发展的生物学基础

1. 遗传为心理的发展提供可能性。

2. 生理发展是心理发展的物质基础。

(二)心理的实质

1. 心理是脑的功能心理是人脑对客观现实主观能动的反映。

2. 心理是人脑对现实的反映具有主观性(经历不同)、能动性(即有选择地反映外界事物)，不是对所有外界事物都反映。

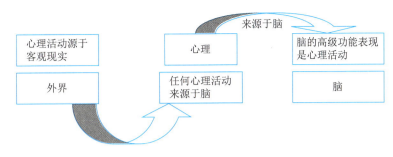

图 5-2 心理的实质

(三)心理与脑科学的研究

心理学和神经科学的研究方向正在发生一些变化：一方面，心理学家重新关注心理活动的神经基础问题；另一方面，神经科学又转向脑高级功能或心理行为的规律问题，神经科学的研究对象正在从脑低级功能向高级功能转移。心理学和神经科学的结合派生了一门新兴学科——认知神经科学。但我们也要认识到，脑科学和心理学中的一些重大科学问题仍未取得突破性进展。我们至今仍不能解决知觉的整合机制问题，对意识特别是自我意识的脑基础的理解更是非常粗浅。

[经典例题 2]

对心理实质正确全面的理解是

A. 心理是人脑对客观现实的主观能动的反映　　B. 心理是客观现实的反映

C. 心理是主观想象的反映　　D. 心理是客观现实的主观反映

E. 心理是想什么就反映什么

[参考答案] 2. A

第二节　认知过程

一、感觉与知觉的概念、种类与特征

表 5-3　感觉的概念、种类与特征

概念		人脑对直接作用于感觉器官的客观事物的个别属性的反映
种类	距离感觉	如视觉、听觉等
	接触感觉	如触觉、味觉等
	体表感觉	如视、听觉
种类	深部感觉	如姿势和运动感觉
	内脏感觉	饥饿、饱胀和渴的感觉
	外感觉	视觉、听觉、嗅觉、味觉、肤觉(包括触觉、温度觉)
	内感觉	位于身体的内部器官和组织，接受机体的内部信息，也称机体觉
	本体感觉	接受有关身体各部位器官的运动和位置的信号，产生本体感觉，它包括运动觉、平衡觉
	痛觉	报警系统，设法避开或消除伤害性刺激，对机体起到保护作用

	感觉的适应	持续作用的强刺激造成感受性降低，如"入芝兰之室，久而不闻其香"，但对痛觉缺乏适应	
	感觉后像	正后像	看灯后，再关灯，感觉灯还亮着
		负后像	看灯，再把视线转向白墙，感到黑色的灯
特征 （现象）	感觉积累	热水袋作用于皮肤，随着作用皮肤面积增大，热感增强	
	空间融合	红光和绿光混合时，我们看到的是黄光	
	感觉对比	指同一感受器接受不同的刺激而使感受性发生变化的现象	
	不同感觉的相互作用	因为此种感觉通道受到刺激引起彼种感觉通道产生感觉或感受性发生变化的现象	
	感觉补偿	盲人看不见，但是可以触觉阅读	
	联觉	一种感觉引起另外一种感觉的现象，听到美妙的音乐会使人觉得看到了绚丽多彩的景色	

表 5-4　知觉的概念、种类与特征

概念		当前作用于感觉器官的客观事物的整体及其外部相互关系在人脑的反映（苹果的知觉反映其形状+颜色+气味等）
种类		空间知觉、时间知觉、运动知觉、错觉、幻觉等等
特征	选择性	（现在你能分辨出我和环境的杂音）
	整体性	对事物的各种属性统一地、整体地予以反映的特性
	理解性	以过去的知识经验为依据，赋予知觉对象一定的意义
	恒常性	知觉过程中对事物知觉的恒定或不变性

[经典例题 1]

从高层建筑物向下俯视时，看到地面上的人像蚂蚁般大小，汽车像活动的火柴盒，可我们并不会觉得人和汽车真的变小，这种现象称为知觉的

A. 理解性　　　　　　　　　　　　　　B. 恒常性

C. 整体性　　　　　　　　　　　　　　D. 自主性

E. 选择性

[经典例题 2]

"入芝兰之室，久而不闻其香"

A. 感觉过敏　　　　　　　　　　　　　B. 感觉适应

C. 感觉相互作用　　　　　　　　　　　D. 感觉减退

E. 感受性补偿

[经典例题 3]

知觉是人脑对客观事物

A. 个别属性的反映　　　　　　　　　　B. 整体属性的反映

C. 本质属性的反映　　　　　　　　　　D. 特殊属性的反映

E. 发展属性的反映

[经典例题 4]

结合自己的经验，并用概念的形式反映事物的特征为

A. 知觉的多维性　　　　　　　　　　　B. 知觉的整体性

C. 知觉的恒常性　　　　　　　　　　　　D. 知觉的理解性

E. 知觉的选择性

[参考答案] 1. B；2. B；3. B；4. D

表5-5　感觉与知觉区别

感觉	知觉	思维
直接性	选择性(相对性)	间接性
客观性	整体性	概括性
主观性	理解性	
脑的功能	恒常性	
个别属性	整体属性	本质属性

二、记忆的概念、种类、过程及其应用

(一)学习的概念(补)

通过练习而促使行为发生相对持久变化的过程。

(二)记忆的概念与种类

1. 概念　头脑中积累和保持个体经验的心理过程。

2. 记忆的分类

(1)根据记忆的内容分类

表5-6　记忆内容的分类

分类	特点
形象记忆	事物形象可以通过视觉、听觉、触觉、味觉和嗅觉而获得，而在大脑中形成记忆反映
运动记忆	运动记忆一旦形成，保持的时间较长，如游泳、骑自行车、做体操等
逻辑记忆	这种记忆所保持的不是事物的具体形象(记忆是逻辑思维的过程)，而是反映事物本质或规律性的语词概念或数码、符号信息
情绪记忆	体验过的情绪或情感为内容的记忆

(2)根据输入信息、编码、加工方式的不同和储存时间长短分类

表5-7　以信息加工的观点解释记忆过程

分类	特点
瞬时(感觉)记忆	视觉形象记忆约保持1/4秒，声像记忆大约持续2~4秒
短时记忆	在感觉记忆基础上保持1分钟左右记忆，多可以记忆9个记忆单位，少则记住5个记忆单位(7±2)
长时记忆	随时提取，受干扰小

(三)记忆过程

表5-8　记忆过程

识记	对学习材料进行编码、组织并储存在记忆系统
保持	对学习过的事物在脑中保留一定时间
遗忘	已感知过的事物提取时失败，遗忘最快发生在识记第1天，以后会变慢，呈先快后慢规律，提示要及时复习
再认	当感知过的事物重新出现在眼前时，仍能重新再现出来(昨日重现)
回忆	已识记保持的事物不出现在眼前时仍能回想起

[经典例题5]

个体经验的获得而引起行为发生相对持久变化的过程称为

A. 记忆　　　　B. 感觉　　　　C. 学习　　　　D. 知觉　　　　E. 思维

[参考答案] 5. C

三、思维的概念、特征与创造性思维的应用

(一)思维的概念和特征

表 5-9　思维的概念和特征

概念	认识的高级形式，是在感知基础上实现的理性认识形式，反映事物本质属性	
特征	间接性	不以直接通过感觉器官，而是通过其他媒介来认识客观事物(通过心电图知道患者心梗了)
	概括性	找出同一类事物的共同性，本质属性的联系(小偷强盗都是坏人，树木和青草都是植物)

(二)创造性思维的应用

表 5-10　概念、问题解决模式及其特点

创造性思维	特点
概念	创造性思维是一种具有开创意义的思维活动，即开拓人类认识新领域、开创人类认识成果的思维活动
问题解决模式	一般分为4个阶段，即准备阶段-酝酿阶段-豁朗阶段-验证阶段
创造力及其特点	变通性(如谁说出砖头的作用越多，创造力越高)、独特性(越独特，创造力越高)、流畅性(不卡壳)，能流畅才能变通，能变通才可能独创

[经典例题6]

思维是属于心理活动的

A. 意志过程　　B. 认知过程　　C. 情感过程　　D. 人格倾向　　E. 人格特征

[参考答案] 6. B

第三节　情绪过程

一、情绪与情感的概念、分类

表 5-11　情绪与情感的概念、分类

情绪	是一种态度，人们对客观事物的反应形式；心境是一种微弱而持久具有一定渲染性的情绪(小家子气)
情感	情感是人的高级心理，是人对精神性和社会性需要的态度的体验(大家闺秀)
情绪分类	基本情绪(快乐、悲哀、愤怒、恐惧)和情绪状态(心境和激情)

表 5-12　基本情绪的分类

分类	定义	备注
快乐	快乐是一个人追求并达到所盼望的目标时产生的情绪，愿望得以实现，紧张解除，便会产生快乐的体验	快乐的程度取决于愿望实现，目标达到的意外性，快乐的程度可以从满意、愉快到异常的欢乐、大喜、狂喜
悲哀	是个体失去某种他所重视和追求的事物时产生的情绪	悲哀的强度取决于失去的事物对主体心理价值的大小。悲哀并不都是消极的，有时可以转变为力量
愤怒	愤怒是愿望得不到满足，实现愿望的行为一再受阻引起的紧张积累而产生的情绪	分为轻微不满、生气、愤怒到大怒、暴怒

续表

分类	定义	备注
恐惧	恐惧是个体企图摆脱、逃避某种情境或面临、预感危险而又缺乏应付能力时产生的情绪	引起恐惧的关键因素是缺乏处理、摆脱可怕情境或事物的能力

表 5-13 情绪状态

状态	概念	备注
心境	指微弱、持久、带有渲染性的情绪状态	"人逢喜事精神爽""感时花溅泪，恨别鸟惊心"
激情	一种迅猛爆发、激动短暂的情绪状态	进球了

表 5-14 情感分类-高级情感

道德感	是在评价人的思想、意图和行为是否符合道德标准时产生的情感
理智感	是在认识和评价事物过程中所产生的情感。它是人们学习科学知识、认识和掌握事物发展规律的动力
美感	是根据一定的审美标准评价事物时所产生的情感

二、情绪的作用、调节、管理及其应用

1. 情绪与健康

表 5-15 情绪与健康

情绪与健康的关系	乐观的心境	有利于健康
	抑郁的心境	会导致心理疾患或心身病症
	愤怒、紧张、焦虑情绪	使交感神经兴奋，应激性激素分泌，免疫系统功能低下而产生心身疾病
情绪、情感与工作效率	增力作用	积极的情绪、情感能提高工作效率、充实人的精力和体力
	减力作用	消极的情绪、情感则降低工作效率

2. 情绪的作用

（1）情绪的作用日常工作生活中，机体随着情绪的变化而发生一系列反应，这些反应随着不同情绪状态的形式、强度和作用时间的不同，给人们的行为和身心健康带来的影响也是不同的。一般而言，积极稳定的情绪有利于人们心身健康，有利于调动工作积极性和提高工作效率，而不良的情绪则降低工作效率，对心身健康产生负面影响，甚至导致心身疾病。

（2）情绪具有适应功能、动机功能、组织功能和信号功能。

①情绪是适应生存的心理工具；②情绪能够激发心理活动和行为的动机；③情绪是心理活动的组织者；④情绪是人际交往的重要手段。

3. 情绪的调节管理及其应用

（1）情绪理论与生物学机制：①情绪的理论：近百年来许多学者提出了各种有关情绪的观点和学说，其中有代表性的观点主要有：情绪的外周理论、情绪的丘脑理论、情绪的认知理论等。其中，以情绪的认知理论较为被学者接受。情绪的认知理论是 20 世纪 60 年代初由美国心理学家沙赫特和辛格提出的，认为情绪的产生是环境刺激、认知过程和生理变化三者相互作用的结果，其中认知过程起关键作用。②情绪的生物学：在情绪状态下，机体的呼吸、消化、心血管、内分泌、血液、生殖和皮肤等许多系统和器官的生理机制都将发生明显变化。这是自主神经系统、内分泌系统和躯体功能三方面相互作用的结果。在某些情绪状态下，呼吸的快慢、频率和均匀度等都会发生变化。

（2）情绪的调节

表 5-16 情绪的调节

方法	特点
改变认知方式	消极情绪的产生往往是个体对事物的错误认知评价方式所造成（心理治疗常用）
调整期望目标	期望目标没有达到将会产生消极情绪

续表

方法	特点
改变环境	适当地改变或转换生活环境，加强人际交往，创造一个优美、安全的良好环境，可以有效地防止消极情绪的产生
心理应对与防御	是面对心理应激状态下所采用的一种心理学方法。心理防御机制有积极和消极的两种方式
求助和咨询	适当的宣泄、增加正性生活的体验均有较好的情绪调节的效果

[经典例题1]

一种比较持久微弱、具有渲染性的情绪状态是

A. 心境　　　　B. 激情　　　　C. 心情　　　　D. 热情　　　　E. 应激

[经典例题2]

关于青少年情绪、情感的特点，以下说法不正确的是

A. 情绪敏感　　B. 情绪反应强烈　　C. 情绪心境化　　D. 情感丰富　　E. 情绪稳定

[参考答案] 1. A；2. E

第二小题是考查心理学的实际应用了，可见考试的方向在发生改变。这题解题不难，青少年如果情绪很稳定的话，那么就不会出现那么多学生情侣分手然后想不开的了。

情绪与情感的区别

层次：情绪是低级的，人与动物共有；情感是高级的，只有人具有；

源泉：情绪与生物性需要有关；情感与精神上或社会需要的满足有关；

生理与行为：情绪伴有生理、行为变化；情感伴有生理变化和行为改变；

稳定性：情绪不稳定，具有较大的情景性、冲动性；情感稳定，不易受情景影响，冲动性小

第四节　意志过程

一、意志的概念、特征与认知、情绪的关系

表 5-17　意志的概念与认知、情绪的关系、特征

意志	自觉地确定目的，并根据目的来支配自己的行动，克服困难以实现目的的心理过程
与认知关系	没有意志活动，就不会有深入、完全的认知过程
与情绪关系	情绪渗透于人的意志行动的全过程
意志的特征	意志行动是有目的的行动； 与克服困难相联系（意志行动的核心）； 以随意运动为基础

二、意志的品质与应用

表 5-18　意志的品质

品质	特点
自觉性	行动目的有明确的认识，尤其是认识到行动的社会意义，主动以目的调节和支配行动方面的意志品质，是意志的首要品质
果断性	一个人是否善于明辨是非，迅速而合理地采取决定和执行决定（决定是有依据的！）

品质	特点
坚韧性	能否善于控制和支配自己行动方面的意志品质。表现为目标专一，百折不挠
自制力	指在意志行动中善于控制和约束自己的能力

[经典例题 1]

某学生希望毕业后成为外科医师，因此他在临床实习中主动向老师请教，积极为患者服务，并能结合临床案例查阅相关的文献。他的行为表现在意志品质中称为

A. 自觉性　　　　B. 坚韧性　　　　C. 果断性　　　　D. 自制力　　　　E. 意志力

[参考答案] 1. A

第五节　需要与动机

一、需要的概念、层次论、动机的定义与分类

表 5-19　需要的概念、层次论、动机的定义与分类

需要的概念	是个人和社会的客观要求在人脑中的反映，表现为人对某种目标的渴求和欲望
需要	按需要的起源和发展：生物性需要和社会性需要； 按需要对象的性质：物质需要和精神需要两类
需要层次论	马斯洛对不同职业人需要的调查认为，存在着五个层次的需要，只有在最低层次的需要满足后，才会发生上一层次的需要，由低至高，逐层发展
分层	生理<安全<爱与被爱<尊重需要<自我实现
动机的定义	推动个体投入行动达到目的的心理动力。它是以需要为基础，并在外界诱因下产生的
动机的分类	生物性动机和社会性动机

二、动机冲突的类型及其应用

表 5-20　动机冲突的类型及其应用

	定义	举例
双趋冲突	两个目标对个人有相同的吸引力，无法同时实现，二者必择其一时的冲突	鱼与熊掌不可兼得
双避冲突	指一个人同时受到两种威胁，产生同等程度的逃避动机，但迫于形势只能择其一时的冲突	前有狼后有虎
趋避冲突	指人对同一事物同时产生相矛盾的动机，既想得到它，又想拒绝避开它	想吃自助，又怕长胖
双重趋避冲突	双避冲突与双趋冲突的复合形式，也可能是两种趋避冲突的复合形式。即两个目标或情境对个体同时有有利和有弊，面对这种情况，当事人往往陷入左右为难的痛苦取舍中，即双重趋避冲突	单身汉有自由之乐，但也有寂寞之苦；结婚有家庭之乐，但也有家务之累。多出现在干扰项

[经典例题 1]

一个人同时面临着两件令人讨厌的事物，产生同等的逃避动机，要回避其一就必然遭遇另一事物。此时产生的心理冲突称为

A. 趋避冲突　　　　　　　　　　　B. 双避冲突

C. 多重趋避冲突　　　　　　　　　D. 双重趋避冲突

E. 双趋冲突

[参考答案] 1. B

第六节　人　格

一、人格的概念和特性

(一)人格的概念

人格是决定一个人适应环境的独特的行为模式和思维方式，是个人比较稳定的心理特征的总和。

注意：既然是总和，所以人格是完整的，而非完美的。

(二)人格的特性

表 5-21　人格的特性

特征	特点
整体性	人格是各个方面有机联系在一起的总和(人格包括人格特征、人格倾向，是一个整体)
稳定性	人格具有持久性和稳定性，正所谓江山易改本性难移
独特性	即个别性，每个人有个体差异
社会性	人格受社会影响
倾向性	反映个体行为动力方面的内容，如一个人的需要受价值观、需要和动机等决定的

二、能力与智力的概念、分类及其应用

人格是一个人各种稳定的心理特征的总和，而这些心理特征主要表现为能力、气质、性格等方面。

(一)能力与智力的定义

1. 能力是直接影响活动效率，使活动顺利完成的个性心理特征。

2. 能力可分为一般能力(观察力、记忆力、运动能力)和特殊能力(音乐家对音色的分辨力)两类。

3. 能力范畴大，智力则更多地偏重于脑的功能，注重获得知识和技能的能力。

(二)能力与智力的变异

就智力的个体发展来说：从出生到青春期——智力等速增长；20～34 岁——智力达高峰期；整个中年时期——稳定；老年期——衰减。

三、气质的概念、特征、类型与意义

(一)概念　是不以活动目的和内容为转移的典型的稳定的心理活动的动力特征。

(二)人的气质类型分为　多血质、黏液质、胆汁质和抑郁质。

表 5-22　气质的类型与特征

分型	别称	特点
多血质	活泼型	感受性低、耐受性高，可塑性强、敏捷。其外显行为是言、行敏捷，活泼好动，待人热情，粗心、浮躁，注意力不稳定，兴趣易变，外倾性格——Cushing 综合征(多血质外貌)
胆汁质	兴奋型	情绪急躁、粗心，易冲动、自制力差，外倾明显，易感染
黏液质	安静型	感受性低、耐受性高、可塑性稳定、敏捷性差。其外显行为是言行少而慢，活动稳且慢，情绪隐而不露，善忍耐，对人冷淡，固执拘谨，内倾性格
抑郁质	抑制型	动作稳定、缓慢，观察细微，情感体验深刻，敏感、怯懦、孤独多虑，不果断且缺乏信心，严重内倾

(三)气质的意义　气质对智力的发展有影响，但气质不能决定一个人智力发展的水平。气质对人的实践活动的确有一定影响，但是人的行为还要受到内外环境中众多因素的影响和制约。气质对人的行为的影响，并不是最主要的。

[经典例题1]

胆汁质气质的人，其高级神经活动类型属于

A．强、均衡而灵活的活泼型　　　　　B．强、均衡而不灵活的安静型

C．强、不均衡而灵活的兴奋型　　　　D．弱、不均衡、不灵活的抑制型

E．弱、均衡、灵活的灵活型

[参考答案] 1. C

四、性格的概念、特征与分型

(一)性格的概念

性格是个人对客观现实稳定的态度及与之相适应的行为模式，它是人格的核心，能反映人的本质属性，性格最主要的特征是意识倾向性，性格的形成更多地依赖后天环境，具有更大的可塑性。

性相近，习相远，其实指的就是这个，说明性格会受到后天的影响。

(二)性格的特征

表5-23　性格的特征

特征	特点	举例
态度特征	主要表现在对各种社会关系的处理上，包括：对社会、集体、他人的态度(如爱集体、善交际、有礼貌，还是孤僻、粗暴等)及对自己的态度(如自信或自卑、羞怯或大方等)	有的人乐于助人，有的人自信、谦虚或自以为是
情绪特征	包括情绪活动的强度、情绪的稳定性、情绪的持久性及主导心境(开朗或抑郁)	有的人哼着小曲，有的人唉声叹气
意志特征	个体对自己行为自觉调整和控制的水平特点	有人始终如一，坚定不移；也有人半途而废，见异思迁
理智特征	指人们在感知觉、记忆、思维和想象等认知过程中所表现出现来的个体差异	如有人善于思考、创新，有人则因循守旧

(三)性格的意义

与气质相比具有更大的可塑性，在某种程度上反映了家庭、学校和社会生活的影响，故需要给孩子创造好的环境。

(四)性格的分型

表5-24　性格的分型

分型依据	内容
根据性格特征	理智型、意志型与情绪型
倾向性	外倾型与内倾型
根据独立性与否	独立型与顺从型

第三章　心理健康

第一节　心理健康概述

一、心理健康的概念　又称心理卫生，指以积极有益的教育和措施，维护和改进人们的心理状态，以适应当前和发展的社会环境。

(一)心理健康的提出

现代医学模式强调，健康包括身体健康与心理健康两方面。心理健康与身体健康具有同等重要的地位。

(二)心理健康的意义

1. 有助于心理疾病的防治。

2. 有助于人们的心理健康的发展(心理健康的人成绩、效率、耐受挫折等能力高于不健康者)。

3. 有助于推动精神文明的建设。

二、心理健康简史

基本无考点，故略。

三、心理健康的研究角度与应用

(一)心理健康的研究角度及其应用

表 5-25　心理健康的研究角度及其应用

角度	特点	举例
病理学角度	脑的结构和生理生化方面发生障碍(颅脑损伤、中毒、感染等)引起的心理异常，强烈的精神刺激引起的大脑出现幻觉、妄想也属于此	脑梗患者的心理异常情况就是病理学角度
统计学角度	利用统计学大多数在统计坐标上分配居中(即接近平均数)者视为正常，把属于两端者视为异常。心理正常和变态仅有一墙之隔!	例如大多数学生智力中等，智力中等属于正常情况，就是统计学角度
"文化学"角度	人的心理和行为是否符合其生活环境所提出的要求，是否符合社会行为规范、道德准则等方面来判断	一个人的行为是否符合行为规范就属于文化学角度

(二)心理健康的标准及其应用

表 5-26　心理健康的标准及应用

标准	应用特点
智力正常	属于人正常活动的最基本心理条件，是心理健康首要标准
情绪良好	心理健康者＝愉快+开朗+自信；出现负面情绪时能够善于调整
人际和谐	体现在乐于与人交往+保持独立人格(有自知之明，不卑不亢)+能客观评价他人(取人之长补己之短，宽以待人，友好相处，乐于助人)+交往中积极多于消极
适应环境	有积极的处世态度，与社会广泛接触
人格完整	心理健康的最终目标是人格完整

[经典例题 1]

心理健康不包括

A. 智力正常   B. 健康行为

C. 情绪乐观   D. 意识清晰

E. 人格健全

[经典例题 2]

不属于心理健康的典型表现是

A. 情绪良好   B. 人际和谐

C. 智力正常   D. 人格完美

E. 适应环境

[参考答案] 1. D；2. D

　　有智商，有情商，人际就和谐，人际和谐肯定就能适应环境，适应环境的人，肯定是人格完整的。逻辑关系找到了，也就不难记忆了。

第二节　不同年龄阶段的心理健康

一、儿童阶段心理健康常见问题与对策

表 5-27 儿童时期心身发展的特征

时期	时间段	特点
新生儿期	出生至 28 天	具备视、听、嗅、味、触及本体感觉
乳儿期	<1 周岁	心身发育最快时期
婴儿期	<3 岁	2 岁有 20 多种复杂情绪，3 岁左右可表现一定个性特征
幼儿期	3 到 6~7 岁	出现独立愿望，称第一反抗期
学龄期	6~7 岁至 14~15 岁	神经成熟 97%，生殖系统 15%，游戏生活过渡到学习生活，有极强的求知欲和破坏力，需保护其自尊心

表 5-28 儿童阶段心理健康常见问题与对策

年龄段		心理问题
乳儿期	问题	有初步记忆力、简单思维和依恋情绪
	对策	足量蛋白+情感联系+语言交流+功能锻炼+2 岁或更长断奶+矫正不良行为
婴儿期	问题	情绪易冲动、感染；有低级思维
	对策	鼓励用规范语言说话+训练肢体动作+耐心解答+培养良好习惯
幼儿期	问题	产生初步友谊感、道德感、理智感
	对策	开展游戏活动+讲故事+培养兴趣+残疾活动+培养良好习惯+做好学前心理准备

年龄段		心理问题
学龄期	问题	思维进一步发展、记忆力循序发展、情感不断丰富
	对策	做好入学后的适应工作+家长学校社会共同约束+培养认知，引导思考+培养良好习惯+纠正不良习惯

二、青少年阶段心理健康常见问题与对策

(一)青少年心身发展的特点

1. 体质发育快，生理功能不断成熟。

2. 心理发展快，心理功能不断完善。

(1)认知功能全面和均衡发展。

(2)情绪体验敏感而不稳定。

(3)人格逐渐形成。

(4)性心理不断成熟。

(二)青少年阶段心理常见问题与对策

表 5-29　青少年阶段心理常见问题与对策

年龄段		心理问题
青少年心理健康的问题与对策	问题	学习，情绪情感(情感丰富、情绪强烈、情绪不稳定、情绪心境化、情绪倾向的定型性爱憎分明)，恋爱与性问题
	对策	学校家庭培养+促进自我意识形成+性教育

三、中年人心理健康常见问题与对策

(一)中年人的心身特点

1. 生理功能逐渐衰退。

2. 智力发展到最佳状态。

3. 个性成熟与稳定。

(二)中年人心理健康常见问题与对策

表 5-30　中年人心理健康常见问题与对策

中年人心理健康的问题与对策	问题	反应速度和记忆力下降；渴望健康与追求成就的矛盾；人际关系错综复杂；家庭和事业的双趋冲突
	对策	重视对自身心理健康的监察；积极合理应对生活压力；加强自我心理保健

四、老年人心理健康常见问题与对策

(一)老年人的心身特点

1. 老年期生理变化　生理功能明显衰退、感觉功能下降、应变功能下降、大脑皮质明显萎缩导致脑功能下降，进一步导致躯体、内脏不适感增加。

2. 老年期心理变化　认知功能随年龄增大而减弱，智力水平开始下降(流体智力逐渐下降，但晶体智力仍可保持)。

(二)老年人心理健康常见问题与对策

表 5-31　老年人心理健康常见问题与对策

老年人心理健康的问题与对策	问题	不适应退休；主观健康水平评价差；性生活；对死亡的恐惧
	对策	认同老年特征，提升自身价值；调整曲解认知，增进身心健康；加强人际交往，提高幸福指数

第四章　心理应激与心身疾病

第一节　心理应激

一、心理应激的概念

人对外界环境有害物、威胁、挑战经认知、评价后所产生的生理、心理和行为反应。

二、应激源的概念与种类

应激源是指环境对个体提出的各种要求，经个体认知评价后可引起心理或生理反应的刺激。所有应激源都包括共同的心理组分——被察觉到的威胁。

表 5-32　心理应激源的种类

应激源	特点
社会性	指造成个人生活样式或风格的变化，并要求人们对其做出调整或适应的事件或刺激； 包括：应激性生活事件、日常生活困扰、工作相关应激源、环境应激源
躯体性	指对人躯体直接产生刺激作用的刺激物； 包括：物理的、化学的和生物的刺激物
心理性	指来自自身的紧张性信息； 例如：挫折与心理冲突(双趋、趋避冲突等)

三、心理应激的中介机制

心理应激的中介机制是指可以对应激源和应激反应的强度进行调节的因素，包括心理中介机制和生理中介机制。

(一)应激的心理中介机制

主要包括：①认知评价的概念和中介作用；②应对的概念和中介作用；③社会支持的概念和中介作用；④个性特种的中介作用。

(二)应激的生理中介

1. 应激系统的概念　"应激系统"Chrousos 和 Gold(1992)认为，神经内分泌系统是应激生理反应的调节者和效应者，提出以应激系统的概念描述这一过程。最初认为应激系统包括：①垂体-肾上腺皮质轴和自主神经系统支配的组织；②蓝斑-去甲肾上腺素/自主神经系统，以及它们的外周效应器。应激反应通常是通过神经系统、内分泌系统和免疫系统的中介途径而发生的。

2. 应激系统的中介作用

(1)交感-肾上腺髓质系统：在个体认为具有威胁性情形下通过释放肾上腺素和去甲肾上腺素起作用，引起器官功能变化。

(2)自主神经系统：由下丘脑调节，通过交感和副交感神经来平衡调节机体放松和应激水平。紧急情况下交感神经处于优势可以保证机体防御时骨骼肌所需的血液供应、瞳孔扩大以改善视觉等。

(3)下丘脑-垂体-肾上腺皮质轴：由下丘脑-垂体调节，来促进肾上腺皮质激素的释放，应激时肾上腺皮质激素的分泌对某些代谢性应激反应有启动作用，可降低应激源危害的机制。

(4)内源性阿片系统：应激时可减少恐惧、镇痛以及抑制和疼痛有关的退缩行为。也可能与经历不可控制的应激后的消沉行为有关。

(5)性腺轴：动物实验中发现应激时，性腺轴可反馈作用于下丘脑，导致促性腺激素释放的减少，繁殖能力受损。如：心因性闭经。

(6)肾素-血管紧张素-醛固酮系统：应激时该系统激活后可使血压升高，通过肾脏排水、钠减少。

(7)免疫系统：遭遇不可控制的应激刺激(如丧偶、睡眠剥夺)之初，机体免疫功能抑制，容易发生疾病，随后可出现免疫功能增强或紊乱。

(8)情绪性脑区：主要指下丘脑和掌管情绪的特定大脑区域，如海马、杏仁体等；下丘脑存在防御反应带，与情绪活动控制有关。

四、心理应激的反应

1. 应激的心理反应(重点)

表5-33　应激的心理反应

反应类型	特点
认知反应	轻度的应激——增强感知能力；强烈应激——不良影响(感觉过敏、歪曲、钻牛角尖等)
情绪反应	应激可导致焦虑、恐惧、愤怒和抑郁等
行为反应	表现为或"战"(接近应激源)或"逃"两种类型，还有一种既不"战"也不"逃"的行为，称为退缩性反应，表现为顺从、依附和讨好
自我防御反应	借助于自我防御机制面对挑战

2. 应激的生理反应　下丘脑通过交感-肾上腺髓质系统，释放大量儿茶酚胺，从而影响各系统。

五、心理应激对健康的影响

1. 积极意义　适度的心理应激是人成长和发展的必要条件(不经历风雨，怎能见彩虹)。

2. 消极作用　长期的或强烈的应激反应会引起心身疾病和心理障碍(白毛女一夜愁白头发)。

六、心理应激的应对方法

1. 消除、逃避或回避应激源。

2. 调整对刺激事件的认知和态度，常常要降低期望值。

3. 增加可控性和可预测性。

4. 提高自身应对能力与经验。

5. 采用自我防御机制。

6. 学会放松和自我调节。

7. 取得社会支持和安慰，利用各种有效的应对资源。

8. 请心理治疗师帮助，必要时选用适当药物。

[经典例题1]

男性，35岁。其妻在一场车祸中丧生，其后患者表现为依赖性增强，兴趣变得狭窄，以自我为中心。心理医生认为患者的表现属于应激反应。这类应激反应属于

A. "或战或逃"反应　　　　　　　　　　B. 行为退缩反应

C. 认知反应　　　　　　　　　　　　　D. 自我防御反应

E. 情绪反应

[参考答案] 1. B

这道题属于心理学当中的难题，如果不能对知识点充分地理解的话，很难将题做对。分析题干，患者的应激是其妻子去世了，内心很纠结。患者并没有去选择面对，也没有去逃避。而是变得懦弱了，所以应该属于行为退缩。C选项认知反应应该表现为感觉过敏等表现，不选择。D选项自我防御其实是给自己台阶下，让自己摆脱这种困境，这种就属于自我防御。E选项情绪反应应该表现为焦虑、愤怒等，大家学过神经病学，焦虑的核心是过分的担心，显然不符合题意。

第二节　心身疾病

一、心身疾病的定义与特征

(一)心身疾病的概念

狭义的心身疾病是指心理社会因素在发病、发展过程中起重要作用的躯体器质性疾病。广义的心身疾病则进一步包括了与心理社会因素关系密切的躯体功能障碍。

主要特点包括：①心理社会因素在疾病的发生与发展过程中起重要作用；②表现为躯体症状，有器质性病理改变或已知的病理生理过程；③不属于躯体形式障碍。

(二)心身疾病的范围

表 5-34　心身疾病的范围

系统	疾病
循环系统	原发性高血压及低血压、冠心病、某些心律失常
消化系统	消溃、溃结、过敏性结肠炎、慢性胃炎、胆囊炎、慢性肝炎、慢性胰腺炎、神经性厌食、幽门痉挛、肠道功能障碍、习惯性便秘、神经性呕吐、心因性多食或异食症
呼吸系统	哮喘、过敏性鼻炎、过度换气综合征、吞气症、心因性呼困、慢性呃逆
神经血管	脑血管病、多发性硬化、雷诺氏症、偏头痛、自主神经功能紊乱、晕厥
内分泌	糖尿病、甲亢、肥胖症
骨、肌肉	类风关、紧张性头痛、全身肌痛症、颈臂综合征、慢性腰背痛、痉挛性斜颈、书写痉挛
泌尿生殖	慢性前列腺类、阳萎、神经性多尿
儿科	胃肠功能紊乱、心因性发热、哮喘、遗尿、粪、夜惊、周期性呕吐
妇产科	宫血、月经失调、外阴瘙痒、更年期综合征、经前期紧张、心因性不孕、阴道痉挛
皮肤	慢性荨麻疹、湿疹、神经性皮炎、斑秃、过敏性皮炎、皮脂溢出、银屑病、皮肤瘙痒、多汗症
耳鼻喉	慢性鼻窦炎、梅尼尔病、咽部异感、口吃、晕动症
其他	青光眼、低眼压、眼肌疲劳症、口腔溃疡、口腔异物感、心因性齿痛、肿瘤

二、心身疾病的发病原因与机制

(一)心理社会因素与心身疾病

1. 情绪与心身疾病　消极的情绪状态对疾病的发生发展、病程和转归都起着不良作用。

2. 人格与心身疾病　人格特点或行为方式与疾病有密切的关系，它即可作为疾病的发病基础，又可以改变疾病的过程。因此，患者对待某种疾病的态度及其与人格有关的反应方式，可影响疾病的转归。

3. 社会环境与心身疾病

(1)社会因素与心身疾病：如紧张性的社会事件可引起人们罹患各种心身疾病的可能性增高。

(2)生活事件与心身疾病：生活变化过大、过多、过快和持续过久，会造成适应困难，引起严重的心理 应激，甚至损害健康。

(二)心身疾病的发病机制

1. 心理动力学理论　该理论认为个体特异的潜意识动力特征决定了心理冲突引起特定的心身疾病。

2. 行为学习理论　该理论解释是某些社会环境刺激引发个体习得性心理和生理反应，通过强化或泛化作用使得心理和生理反应被固定下来而演变成疾病。

3. 心理生理学理论　根据心理生理学研究，心理神经中介途径、心理神经内分泌中介途径和心理神经免疫中介途径是心理社会因素造成心身疾病的三种心理生理中介机制。

三、几种常见的心身疾病

常见原发性高血压、冠心病、癌症等(具体学习请见内科部分)。

[经典例题 1]

女性，18岁。某大学一年级新生，入学后对新的学习环境和教学模式不适应，出现情绪焦虑，失眠等情况。该生的辅导员及同学们给予其热情的帮助，疏导和安慰，使该生逐渐走出适应不良的状态，这种应对应激的方法属于

A. 催眠心理治疗　　　　B. 运用自我防御机制　　　　C. 专业思想教育

D. 取得社会支持　　　　E. 回避应激源

[经典例题 2]

女性，28岁。遇应激事件后，喜欢用钻牛角尖的方式来处理，这种反应属于

A. 心理反应　　B. 行为反应　　C. 情绪反应　　D. 生理反应　　E. 认知反应

[参考答案] 1. D；2. E

第五章　心理评估

第一节　心理评估概述

首先应明确一个思路：心理评估(有无心理疾病)——有——心理干预(心理治疗或心理咨询)。

一、心理评估的概念及作用

(一)心理评估的概念

依据心理学的理论和方法对人的心理品质及水平所作出的鉴定。所谓心理品质包括心理过程和人格特征等内容，如情绪状态、记忆、智力、性格等。

(二)心理评估的作用

1. 对临床心理学　临床心理学的两个基本任务：一个是临床心理评估；另一个是心理干预(如心理治疗或心理咨询等)。

心理评估是心理干预的重要前提和依据，还可对心理干预的效果作出判定。

2. 在医学心理学的其他领域　如护理心理学、心身疾病的研究、健康心理学等方面，心理评估的作用。

3. 医学心理研究的重要手段。

二、心理评估的基本程序和常用方法

心理评估的基本程序：①明确评估目的，做好评估准备；②实施心理评估，系统收集资料；③整理评估资料，作出评估判断。

表 5-35　心理评估的常用方法

方法	特点
调查法	通过调查亲朋好友，了解在现实生活中的表现如何，适应能力的水准等（侧重于档案、书信、日记、各种证书等）
观察法	通过对被评估者的行为表现直接或间接（通过摄录像设备等）的观察或观测而进行心理评估的一种方法
会谈法	其基本形式是评估者与被评估者面对面的语言交流，也是心理评估中最常用的一种基本方法
作品分析法	所谓"作品"指被评估者所作的日记、书信、图画、工艺等文化性的创作
心理测验法及评定量表	问卷、投射

三、对心理评估者的要求

对于心理评估者必须要有严格的要求，具体应做到：①善意；②责任；③诚实；④公正；⑤尊重。

［经典例题 1］

常用的心理评估方法不包括

A. 观察法　　　　　　　　B. 调查法　　　　　　　　C. 实验法

D. 会谈法　　　　　　　　E. 测验法

［经典例题 2］

心理评估中最常用的方法是

A. 会谈法　　　　　　　　B. 调查法　　　　　　　　C. 观察法

D. 临床评定量表　　　　　E. 心理测验法

［经典例题 3］

360 度评估是指由员工本人、领导、下属、同事和顾客等从全方位、各个角度来评估员工的方法。按照心理评估的分类，这种方法属于

A. 会谈法　　　　　　　　B. 观察法　　　　　　　　C. 心理测验法

D. 临床评定量表　　　　　E. 调查法

［参考答案］1. C；2. A；3. E

第二节　心理测验的分类及其应用

一、按测验的目的分类

表 5-36　根据测验的目的分类

分类	用途及方法
智力测验	儿童智力发育水平的鉴定、脑器质性损害及退行性病变——比奈-西蒙智力量表
人格测验	某些心理障碍患者的诊断和病情预后的参考——明尼苏达多相人格调查表（MMPI）、主题统觉测验（TAT）、洛夏墨迹测验
神经心理学测验	可用于脑器质性损害的辅助诊断及对脑与行为关系的研究——H-R 神经心理学测验

敲黑板

　　小结：智力——比西＋韦氏；精神病——MMPI；神经病——H-R；抑郁症——SDS（抑郁自评量表）。

表 5-37　常用智力测验评定量表

智商指数	>130 为超常；70~130 为正常；<70 为低下（智力缺陷等级：轻度 50~69 分；中度 35~49 分；重度 20~34 分；极重度 0~19 分）	
智力的单位	比率智商	IQ =［智力年龄（MA）/实际年龄（CA）］×100
	离差智商	IQ = 100＋15Z = 100＋15（X－M）/S（X 为某人测得的分数，M 为该人所在年龄组的平均分数，S 为该年龄组得分的标准差）
常用量表	斯坦福-比奈量表	比奈-西蒙量表传到美国后，斯坦福大学教授推孟于 1916 年进行了第一次修订
	韦氏量表	韦克斯勒成人智力量表（WAIS）、韦克斯勒儿童智力量表（WISC）

［经典例题 1］

IQ =［15（X－M）］/S＋100 称为

A. 比率智商　　　　　　B. 离差智商　　　　　　C. 百分位智商

D. 中位数智商　　　　　E. 人格智商

［经典例题 2］

刘女士 2 周前经剖宫产产下一女婴，产后奶水不足令孩子啼哭不止，加之家里老人身体不好，婴儿及产妇的照顾和护理也是问题，刘女士因此萌生了悲观厌世的想法。对于医护人员来说，为了解患者的心理状况，比较简便的心理评估工具为

A. TAT（主题统觉测验）

B. H-RB（神经心理成套测验）

C. MMPI（明尼苏达多相人格调查表）

D. EPQ（艾森克人格问卷）

E. SDS（抑郁自评量表）

［参考答案］1. B；2. E

二、按测验材料的性质分类

按测验材料的性质可以分为文字测验和非文字测验。

三、根据测验方法分类

表 5-38　根据测验方法分类

分类	用途及方法
问卷法	多采用结构式问题的方式，被试者以"是"或"否"或在有限的几种选择上作出回答，如 MMPI、EPQ 等
作业法	非文字的，让受试者进行实际操作，如测量感知觉和运动的测验（文盲，文化差异用）
投射法（多用于测量人格）	非文字的，让受试者进行实际操作或回答，借以诱导出受试者的经验、情绪或内心冲突。如洛夏墨迹测验、主题统觉测验（TAT）等，也有用于异常思维的检测，如自由联想测验、填词测验等

四、按测验的组织方式分类

1. **个别测验**　每个主试每次只可以测试一个被试，如韦氏智力量表、生活事件量表、性生活质量问卷等。

2. **团体测验**　每个主试可以同时测试多个被试，某些智力测验可以以团体为单位进行。

第三节　应用心理测验的一般原则

表 5-39　应用心理测验的一般原则

原则	特点
标准化原则	测量应采用公认的标准化的工具
保密原则	测验的内容、正确答案及记分方法只有此项工作的有关人员才能够掌握，不允许随意扩散，保护隐私
客观性原则	结合受试者的生活经历、家庭、社会环境以及通过会谈、观察获得的其他资料全面参考

第四节　信度、效度和常模

一、信度

信度是指一个测验工具在对同一对象的几次测量中所得结果的一致程度。它反映工具的可靠性和稳定性。在相同情况下，同一受试者在几次测量中所得结果变化不大，便说明该测量工具性能稳定，信度高。

二、效度

效度指一个测量工具能够测量出其所要测东西的真实程度。它反映工具的有效性、正确性。

三、常模

常模是测验取样的平均值，即正常的或平均的成绩。有了常模，一个人的测验成绩才能通过比较而得出是优是劣，是正常还是异常。

第五节　常用的心理测验

一、智力测验及其应用

1. 智力的一般概念　智力是一种潜在的、非单一的能力，它是一种知觉、分析和理解信息的复杂的混合体。智力与人的生物学遗传因素有关，它在发展过程中可由于后天环境及学习的因素而受到影响，促进或阻碍其发展及表现。它也与人的生长、发育以及成熟、衰老等生理状况关系密切。

2. 智力单位　是在智力测验中衡量智力水平高低的尺度。目前常用的有三种表示法，分别为智商（IQ）表示法、百分位法和智力等级水平划分。而最常用的又是人们较为熟知的智商表示法。其计算方法为：$IQ = MA/CA \times 100$。公式中 MA 为智力年龄，CA 为受试者测验时的实际年龄。离差智商的计算公式为：$IQ = 100 + 15(X-M)/S$。100 指每个年龄组的 IQ 均值为 100，标准差为 15；X 为受试者的成绩，M 为常模样本成绩的平均数，S 为常模样本成绩的标准差。$(X-M)/SD$ 实际上是标准分（Z 分数）的计算公式，离差智商公式是标准分的变换形式。

3. 常用的智力测验　韦克斯勒智力量表：韦克斯勒于 1939、1949 年和 1967 年先后编制了韦克斯勒成人智力量表（WAIS）、韦克斯勒儿童智力量表（WISC）和韦克斯勒学龄前儿童智力量表（WPPSI）。这样，三个量表相互衔接，可以对一个人从幼年到老年的智力进行测量，便于前后比较。韦克斯勒智力量表包括言语和操作两个分量表，而每个分量表又含 5~6 个分测验，每一分测验集中测量一种智力功能。

二、人格测验及其应用

一般认为，人格指人的个别性，包括：能力、兴趣、气质和性格方面的差异，而尤以后两方面起主导作用。人格测验的形式比较庞杂。但大体上可分为客观性测验和投射性测验两大类。

（一）客观性测验

这类测验主要采用问卷法，测验由一些问题或命题组成，要求受试者根据自己的实际情况在标准答题纸上作出选择。结果按标准记分键计分。常用的客观性测验如下：

1. 明尼苏达多相人格调查表（MMPI）　MMPI 在临床中的作用主要是协助医生对患者的精神状况作出诊断并确定病情的轻重，对于疗效判定及病情预后也有一定参考价值。当然实际应用时所测得的资料不仅限于精神病学领域，也可用于心理卫生的评估及人员鉴别，以及人格特征的研究等。该量表的优点是较为客观和系统，不足之处是对诊断的鉴别力较差，还受教育及社会文化背景的限制。

2. 卡特尔 16 项人格因素问卷（16PF）　可对人的多个侧面的特征进行评估。16PF 已在我国试用，对于选拔人才和职业咨询等有一定的参考价值。

3. 艾森克人格问卷（EPQ）　EPQ 分为成人和儿童两个版本，可分别对成人（16 岁以上）和儿童（7～15岁）的人格特征进行测评。EPQ 的四个分量表分别为：①E 量表；②N 量表；③P 量表；④L 量表；

（二）投射性测验

1. 洛夏墨迹测验　是将十张模糊、无确定形状的墨迹图片（有些是彩色的）呈现给受试者，让其看这些墨迹"像"什么。记录回答的时间及受试者所指出的形状、部位、说出的内容、颜色及根据，再按照一定的记分原则对这些因素进行分析则可得出有价值的资料。

2. 主题统觉测验　是用一些有一定主题的图片来进行测量，这些图片没有特定意义，测验时让受试者根据自己的理解对每一张图画讲一个故事。故事不能太短，要有对事件、人物的描述、评论及结局等。以此来反映受试者的人格特征（包括能力、情绪等）。

第六节　临床评定量表

一、评定量表概述

概念的界定，目前尚无统一认识。尽管概念上难以界定，但在特征上还是可以找到评定量表与严格意义上的心理测验的一些不同之处。

评定量表多是以实用为目的，理论背景不一定严格，多是在一些问卷的基本上进行结构化、数量化而发展起来。由于评定量表强调实用性，另一个突出特点就是简便易操作；此外，评定量表也不像心理测验那样控制严格，有些可公开发表，具有上述特征的评定量表既有他评的，也有用作自评的（如 SCL-90）。在医学心理学中常用的评定量表有许多种类，包括适应行为量表、精神症状评定量表、与心理应激有关的生活事件量表、应对方式量表和社会支持量表等。

二、常用的自评量表及其应用

（一）适应行为量表　适应行为是指个体维持生存的能力以及对周围环境和社会所提出要求的满足程度。对于一些婴幼儿、老年人、智残者和重症患者，进行适应行为的评定有时具有特别重要的意义。关于适应行为的评定一般有四个指标。

1. 自理能力如饮食、穿戴及大小便等生活自理能力。

2. 沟通能力指自我表达和了解他人的能力。

3. 社会化与人交往的社会技能。

4. 职业手工、体力以及其他工作技能。

我国心理学家龚耀先等编制的"成人智残评定量表"就是采用上述标准对智力缺陷者的生活能力、学习或工作、社会交往以及时间、空间、人事的定向力进行评定和程度划分。

（二）精神症状评定量表　精神症状评定量表多应用于精神科。这是因为采用量表化的评定具有客观性、数量化和全面等优点。常用的量表有：

1. 90 项症状自评量表（SCL-90）　SCL-90 可前后多次测查，以观察病情发展或评估治疗效果。

2. 抑郁自评量表(SDS)　特点是使用简便，能很直观地反映患者抑郁或焦虑的主观感受及严重程度。

3. 焦虑自评量表(SAS)　用于反映有无焦虑症状及其严重程度。适用于焦虑症状的成人，也可用于流行病学调查。

(三)应激和应对有关评定量表

1. 生活事件量表　由杨德森、张亚林编制的生活事件量表(LES)；LES总分越高反映个体承受的精神压力越大。负性生活事件的分值越高对身心健康的影响越大。

2. 特质应对方式问卷　"应对"是心理应激过程的重要中介因素，与应激事件性质以及应激结果均有关系。特质应对方式问卷用于反映被试者面对困难挫折时的积极与消极的态度和行为特征。

第六章　心理治疗与心理咨询

第一节　心理治疗概述

一、心理治疗的概念

心理治疗也称精神治疗，是以一定的理论体系为指导，以良好的医患关系为桥梁，应用心理学的方法，影响或改变患者的认识、情绪及行为，调整个体与环境之间的平衡。从而达到治疗目的。

二、心理治疗的发展现状

(一)心理治疗发展现状　总体具有以下特征：

1. 从业人员多。

2. 机构设置多。

3. 专业分工细。

(二)心理治疗的发展前景　心理咨询与心理治疗将会成为21世纪的一个热门行业，其原因：

1. 健康与医学模式的转变。

2. 社会医疗的发展。

3. 脑科学的研究。

三、心理治疗的性质、区分与适应证

(一)性质

表 5-40　心理治疗的性质

自主性	心理治疗的关键是帮助患者自己改变自己； 患者从一开始就承担主动的作用； 在心理治疗过程中的医患关系，是一种合作努力的行为，是一种伙伴或同盟的关系； 治疗后，患者变得越来越具有自主性和自我导向能力，对自己的情感和行为更负责任
学习性	心理治疗的过程就是一个学习的过程； 心理治疗的一个基本假设就是个体的情感、认知以及行为都是个体过去生活经历的产物，它们是"学习"而来的； 心理治疗需要具备三个条件：一是患者自愿主动；二是环境允许他的改变；三是能克服学习的内部阻碍
实效性	心理治疗是一项有实效的工作，它是有效的、有益的而且是人道的

（二）区分

表 5-41　心理治疗与心理咨询的区分

	心理治疗	心理咨询
工作对象	为患者，主要为精神病、心身疾病、心理障碍患者	为来访者，在适应和发展方面发生困难的正常人
工作者	精神病医生、医学心理学家	临床咨询心理学家
工作任务	人格障碍、行为障碍、心身疾病、性变态	人际关系、学习、家庭婚姻
工作方式	强调人格的改造和行为的矫正，费时较长	强调教育、指导和发展，费时较少

另：心理治疗与思想政治工作的异同在于：心理治疗师的被动与思想政治工作的主动是一个重要的区别。

（三）适应证

最常应用在神经症、儿童与成人的行为障碍，包括性心理障碍、应激或挫折后的情绪反应、重性精神病的恢复期、心身疾病的辅助治疗、学习问题、个性问题以及某些慢性病患者的康复治疗等。

四、心理治疗的分类

表 5-42　心理治疗的分类

按理解分类	广义的心理治疗	医院内医护的谈话
	狭义的心理治疗	大夫对患者有诊断学治疗
按形式分类	个别心理治疗	1 对 1 谈话
	小组心理治疗	1 对多，组成小组
按患者意识范围分类	觉醒治疗	心理治疗最常采用的
	催眠治疗	在意识中已经忘却的心理创伤回忆起来
按学派分类	心理动力学派、行为主义学派和人本主义学派等	

第二节　心理治疗的理论基础

一、精神分析学派

（一）关于心理结构

弗洛伊德将心理结构活动分为三个层次。

表 5-43　心理结构活动三个层次

意识	是心理活动表层，人们当前注意到的感知外界各种刺激的心理活动。遵循"现实原则"
前意识	人们当前并未注意到，需经他人提醒或经自己集中注意，并努力回忆才能进入意识领域的心理活动，它是意识和潜意识之间的过渡领域（夹心）人不自觉的行为取向，如呼吸
潜意识	又称无意识，指由本能冲动引起的和被压抑的愿望，是不能为人意识到，也不能说出的心理活动（内心）；遵循"享乐原则"

（二）关于人格结构

表 5-44　人格结构

结构	特点	备注
本我	追求生物本能欲望的满足	遵循"快乐原则"
自我	意识状态下的自己。"自我"可以按"现实原则"确定是否应该满足"本我"的各种要求	有意识
超我	后天教育中形成的，具有自我控制与道德监察的功能；"超我"代表良心或道德力量的人格结构部分	遵循"道德原则"

(三)关于心理发展

从婴儿到成年性本能可以分为以下不同阶段：

1. 婴儿期(口欲望)　人格构成主要是本我。

2. 幼儿期(肛欲期)　自我开始逐渐形成。

3. 学前期(崇拜性器期)　会出现恋母或恋父情节，问题的解决使得超我开始形成。

4. 青少年期(潜伏期)　进入"性的沉寂"期。

5. 成年期(生殖期)　用接吻、爱抚等满足性冲动，标志着人格发展趋向成熟。

[经典例题 1]

男性，50 岁。某公司总经理。在公司某次业务培训会的开幕式上致辞后出现口误，宣布"会议闭幕"。此口误背后折射出该总经理的心理活动为

A. 潜意识　　　　　　　B. 前意识　　　　　　　C. 超我

D. 意识　　　　　　　　E. 本我

[参考答案] 1. A

二、行为主义学派

表 5-45　行为主义学派观点

代表人物	华生、巴甫洛夫
观点	动物的一切行为、习惯、生活方式都是通过学习得来的。受到刺激会做出反应

华生提出了两条规律

1. 频因律　即对某一刺激的某一行为发生反应的次数越多，那么这一行为就越有可能固定保留下来，并在以后遇到相同的刺激时很可能发生。

2. 近因律　即对某一刺激发生某一行为在时间上越接近，那么这一行为反应越容易固定下来，并在以后遇到相同的刺激时很可能发生。

三、人本主义学派

代表人：罗杰斯、马斯洛

理论的核心在于：人人都有其独立的价值与尊严，人人都必须自己选择自己的生活方向。

表 5-46　人本主义学派的观点

观点	含义
实现趋势	植物和动物与生俱来就有不断发展、增长和延续其机体的趋势，只要有条件，有机体就会克服多种障碍和痛苦
自我概念	自我乃一个人对自己的知觉、理解与评价
充分体验	帮助患者集中注意力，一步步向内向下直到可以察觉到生理和内脏的感觉变化

四、认知学派

贝克等人认为：人的行为是个人理性认识、评价的结果；只有矫正错误观念，才能解除心理障碍；告诉你什么是对的什么是错的。

第三节　心理治疗的主要方法及其应用

一、精神分析的治疗

通过自由联想、释梦、移情、催眠等方法挖出其压抑的潜意识冲突，予以解释并在意识领域消除。

（一）自由联想（精神分析的常用方法）

1. 是精神分析疗法的主体。

2. 不对患者进行定向的引导，让患者仰卧在躺椅上畅所欲言，治疗者坐在患者侧后方，以免妨碍其自由表达思想。

3. 治疗者的任务是在患者"信口开河"过程中了解到用来解释疾病现状的潜意识情绪或幼年的特殊事件。

（二）梦的分析——周公解梦

弗洛伊德认为"梦乃是做梦者潜意识冲突欲望的象征"，精神分析学派还认为"梦并非无目的、无意义行为，而实际上是代表个人愿望的满足"。

1. 睡眠时躯体受到的刺激　如房间太冷，会梦到身陷冰天雪地的山谷中。

2. 日间活动残迹的作用　即所谓"日有所思，夜有所想"。人们可以在梦中继续完成白天的智力活动。

3. 潜意识的内容的反映（最重要）。

表 5-48　梦境的内容分类

类别	特点
象征	一种中性事物来替代一种忌讳的事物，如蛇虫象征阴茎
移置	梦中将对某个对象的情感（爱或恨）转移和投向另一个对象方面去
凝缩	梦中将内心所爱或恨的几个对象，凝缩成一个形象表现出来
投射	在梦中将自己某些不好的愿望与意念，投射于他人，而减轻对自我的谴责
变形	指在梦中将潜意识的欲望或意念用其他甚至相反的形式表现出来
二次加工	做梦者在梦醒过程中，往往会无意识地对自己的梦进行修改加工，使它比较有次序或合乎逻辑一些

（三）移情

治疗者在患者心目中成为父母的代替者，患者把儿童期对父母的依恋关系转移到治疗者身上。分为正、负移情，使患者重新体验到童年时期与父母的关系，以此消除过去留下的心理矛盾。

【例】女性，32岁。接受精神分析治疗，舒适地躺在沙发上，把进入头脑中的一切都讲出来，不论其如何微不足道，荒诞不经，都如实地报告出来，这种方法是——自由联想。

二、行为主义的治疗

(一)行为疗法的概念

1. 概念　又称为行为矫正或学习疗法。它是根据行为学习及条件反射理论，消除和纠正异常并建立一种新的条件反射和行为的治疗方法。

2. 理论基础　行为疗法认为一切心理失常现象都是习得的行为。

(二)行为治疗的具体方法

表 5-49　行为治疗的具体方法

疗法	特点	适应证
系统脱敏疗法	通过渐进性暴露于恐惧刺激，使已建立的条件反射消失，用以治疗心理或行为障碍	恐惧治疗，癔症
冲击疗法	又名满灌法，治疗开始即使患者处于他最怕的情境中，如果并没有真正可怕的事情发生，紧张、焦虑不安便会明显减轻	恐惧症
厌恶疗法	将令患者厌恶的刺激与对它有吸引力的不良刺激相结合(如有电击法、橡皮筋法、氨水法、阿扑吗啡法、厌恶想象法)，形成条件反射，以消退不良刺激对患者的吸引力，使症状消退	恋物癖，抽烟
放松训练	又称松弛训练，学习有意识地控制或调节自身的心理生理活动，以达到降低机体唤醒水平，调整因紧张刺激而紊乱了的功能	紧张性头痛、失眠，高血压、焦虑、愤怒
生物反馈	利用现代生理科学仪器，通过人体内生理或病理信息的自身反馈，使患者经过特殊训练后，进行有意识的"意念"控制和心理训练	焦虑症，恐怖性神经症，失眠等
代币疗法	(补充内容)给幼儿园小朋友，小红花，小星星就是代币疗法	改变人的行为，如奖励好的行为，惩处坏的行为

[经典例题 1]

女性，19岁。大学一年级新生，从山区来到城市上学，自述不能见马路上的汽车，当汽车经过时，总感觉汽车很可能撞上自己，因此十分恐惧，来心理门诊就诊，最好采用的方法是

A. 自由联想　　　B. 厌恶治疗　　　C. 生物反馈
D. 系统脱敏　　　E. 梦的分析

[经典例题 2]

女性，20岁。主诉自初中毕业后，越来越不能与陌生人接触，近1年来发展为见到熟人与之说话也紧张，且一说话就脸红。对于该患者，首选的心理治疗方法是

A. 生物反馈　　　B. 系统脱敏　　　C. 自由联想
D. 催眠治疗　　　E. 人本主义

[经典例题 3]

男性，31岁。经常在僻静的地方向经过的陌生女性暴露自己的生殖器，后公安机关强制其就诊，最适合他的治疗方法是

A. 自由联想　　　B. 系统脱敏　　　C. 梦的分析
D. 厌恶治疗　　　E. 生物反馈

[经典例题 4]

女性，30岁。因慢性皮肤溃疡迁延不愈需接受高压氧治疗。患者对高压氧舱的封闭环境感到十分恐

惧。心理医生与患者进行了充分的沟通，在做好各种应急准备之后，让患者直接进入高压氧舱以快速克服恐惧心理。同时完成高压氧治疗。这种心理治疗方法是

A. 放松训练   B. 冲击疗法   C. 厌恶疗法

D. 系统脱敏法   E. 认知疗法

[参考答案] 1. D；2. B；3. D；4. B

脱敏法与冲击法虽都是将患者置于（暴露于）他所惧怕的情境中，但前者是采取缓和的、逐步消除恐惧的方法，而冲击法是治疗开始即将患者处于他最怕的情境中，如果并没有真正可怕的事情发生，那么紧张、焦虑不安便会明显减轻。例如一个人怕水，我们把他推入水中，结果他并没有生命危险，从而不再害怕水了。

第四小题考查心理治疗的方法，且每年必考，分析一下，这名女患者害怕高压氧舱，心理医生直接让她进入了高压氧舱，也就是直接暴露在最恐惧的环境中，当然属于冲击疗法。

三、人本主义疗法

人本主义学派的治疗方法也称为以人为中心疗法。

表5-50 人本主义疗法特点

人本主义疗法特点	以来访者为中心；把心理治疗看成一个转变过程；非指令性治疗的技巧
人本主义疗法的主要技术	真诚一致、无条件积极关注、同感的了解
关键词	倾听，人本主义治疗最重要的是倾听
注意事项	反对操纵和支配患者，避免代替患者作决定

四、认知疗法

表5-51 认知疗法的基本理论和基本技术

理论基础	通过挖掘患者扭曲的不合理认知进行纠正，从而达到治疗目的	
基本理论	认知是情感和行为的中介	引起人们情绪和行为问题的原因在于人们对事件的解释
	认知和情感、行为互相影响	负性认知导致负性情绪及不良行为，而后者又反作用于认知从而形成恶性循环。打破循环是关键
	情绪障碍者存在重大认知曲解	是痛苦的真正原因
基本技术	识别自动化思维	促使患者修正歪曲认知及负性自动化思维
	真实性检验	患者在检验中体验原有信念不符合实际
	去中心化	消除患者自认为的自己是他人注意中心的想法

[经典例题5]

男性，16岁。在一次考试中成绩很差，使他很受打击，情绪低落。老师告诉他没关系，这次考试只是一次阶段性考核，还可以通过复习将不会的知识点搞清楚，该生的情绪因此得到很大改善。导致其情绪改善的主要原因是

A. 改变了认知   B. 改变了环境   C. 增强了意志

D. 学会了放松训练   E. 调整了防御方式

[参考答案] 5. A

五、危机干预

1. 步骤 确定问题→保证求助者安全→给予支持→提出验证可变通的应对方式→制订计划→得到承诺（采用积极的应对方式）。

2. 危机干预的策略

危机干预的过程中主要运用心理治疗与咨询技术，在整体的检查评估框架下积极的倾听和干预。在六步法系统操作过程中，应用有关危机干预的技术处理遭受各种创伤求助者的情感、所关心的问题和所处的境况。眼动脱敏再加工治疗是在危机干预中应用很多并获得很好疗效的方法之一。在危机干预中，评估求助者及其危机境遇是危机干预的关键

六、其他疗法(了解内容)

还有很多其他心理疗法，如催眠治疗、认知治疗、完形治疗、音乐治疗、沙游戏治疗、积极心理治疗、支持疗法、心理剧治疗、森田治疗、叙事治疗、性心理治疗等400多种。（这些疗法教材均未做详细介绍，故仅作了解）。

[经典例题6]

男性，12岁。因频发时轻时重的口吃就诊，经暗谈，心理治疗师认为患儿的口吃症状与其父母感情不好，总在他面前争吵并动辄以离婚相威胁有关，遂要求三人一起接受心理治疗，并采用了循环提问等技术，该心理治疗法称为

A. 家庭治疗　　　　　B. 精神分析疗法　　　　　C. 人本主义疗法
D. 行为疗法　　　　　E. 认知疗法
[参考答案] 6. A

第四节　心理治疗的原则

一、心理治疗关系的建立原则

表 5-52　治疗关系的建立原则

原则	特点
单向性	一切为了患者的利益，不同于友谊的双向互利关系
系统性	心理治疗有着明确的目的和对象，治疗者应采取一系列措施，有计划地帮助患者解决问题
正式性	治疗者的目的和职责是给患者提供帮助。这种关系既非儿戏，也不是为了寻开心。它是正式建立的关系，一切活动均不能超出这种关系约定的目标与范围
时限性	治疗关系是以达到治疗目标为终结的，如果以后再有问题，还可以重新建立治疗关系

[经典例题1]

男性，46岁。投资顾问。因社交焦虑接受心理治疗，在心理治疗师的帮助下焦虑明显改善了，患者心存感激，欲将掌握的投资信息告知心理治疗师以作报答，但被婉言谢绝。在此治疗关系中，该心理治疗师遵循的原则是

A. 保密性　　　　　B. 正式性　　　　　C. 单向性
D. 时限性　　　　　E. 系统性
[参考答案] 1. C

二、心理治疗的原则

表 5-53　心理治疗的原则

原则	特点
真诚原则	医生对患者要真诚
保密原则	医生不得将患者的具体材料公布于众
"中立"原则	不能替患者作任何选择，而应保持某种程度的"中立"
回避原则	不宜在熟人之间做此项工作。亲人与熟人均应在治疗中回避
关系限定原则	不能收礼(礼物是一种控制)，不能到饭店、茶楼、家庭里治疗(游戏规则)

[经典例题 2]

下列不属于心理治疗原则的是

A. 正义原则　　　　　　B. "中立"原则　　　　　　C. 真诚原则

D. 保密原则　　　　　　E. 回避原则

[经典例题 3]

某心理咨询师，在某超级市场遇见一位他的患者也正与其熟人在一起购物，这位治疗师故意未理睬他的患者，因为他遵循的一个心理治疗的原则是

A. 真诚原则　　　　　　B. 保密原则　　　　　　C. "中立"原则

D. 回避原则　　　　　　E. 灵活原则

[参考答案] 2. A；3. B

三、心理治疗对治疗师的要求

1. 要有一颗帮助别人的心。

2. 要有一个敏锐的观察力。

3. 要有丰富的生活经验和知识。

4. 要具备乐观的生活态度。

5. 要遵守职业道德。

第五节　临床心理咨询

一、临床心理咨询的意义

(一)临床心理咨询的概念

咨询即商量、征求意见的磋商行为。心理咨询是给来询者以心理上的指导和帮助的过程。

(二)临床心理咨询的意义

1. 解除紧张应激压力的主要手段。

2. 防治心身疾病，促进健康长寿的有效方法。

3. 心理卫生知识传播的重要途径。

二、临床心理咨询的历史

略，本部分无考点。

三、心理咨询的方式

门诊、信函、电话、专题心理、互联网心理咨询。

四、心理咨询的手段与内容
（一）心理咨询的手段

表 5-54 心理咨询的手段

手段	内容
宣泄	将其郁积已久的情绪烦恼与变态行为倾诉给咨询人员
领悟	在咨询人员的帮助下，全面深刻地认识其心理不适与情绪障碍的程
强化自我控制	在心理咨询中，任何形式的"痛"，都是自我控制不力的表现。增加自控能力解除某种不良情绪状态与行为方式对自我的禁锢
增强自信心	心理"通"的最高表现，有了自信，咨询者就能以乐观的态度对待人生

（二）不同对象的临床心理咨询

表 5-55 不同对象的临床心理咨询

年龄	咨询问题
儿童少年	咨询原因最多的是行为改变，其次为成绩下降、身体不适、幻觉与妄想、性格改变、交际困难等
青年	神经症最多，其次为精神病、心身疾病、性问题、躯体疾病等
中年人	以神经症为多，其中焦虑症居首位。重性精神病、心身疾病、各种躯体疾病所致心理问题，性变态与性功能障碍
老年人	咨询原因可能是心理方面，也常见躯体方面的。心理方面主要是情绪变化、睡眠障碍、幻觉、妄想、行为变异、智能缺损、性格改变等

第七章 医患关系与医患沟通

第一节 医患关系概述

一、医患关系的概念
医护人员与患者之间相互联系、相互影响的沟通过程，是人际关系在医疗情境中的具体化形式。医患关系有以下特征：

1. 明确的目的性：医患关系以医疗活动为中心，以维护患者健康为目的，属于医患关系核心。
2. 医患关系是一种建立在平等基础上的帮助性的人际关系。
3. 医患关系是以患者为中心的人际关系(医患关系的评价应主要以其对患者的作用和影响为标准)。
4. 医患关系具有明显的时限性(确立、发展、动态演变、结束)。

二、医患关系的重要性
1. 良好的医患关系是医学模式转变的要求。生物-心理-社会医学模式要求把人看成一个多层次的、完整的连续体。
2. 良好的医患关系是医疗活动顺利开展的前提(有利于问病史，遵医嘱等)。
3. 良好的医患关系是营造良好医疗心理氛围的关键(双方心情舒畅)。

第二节　医患交往的两种形式和两个水平

一、医患交往的两种形式

1. 言语形式的交往　利用语言来传递信息。
2. 非语言形式的交往　动作和躯体两方面。

二、医患交往的两个水平

1. 技术关系　大夫用医学知识问病史、体检、辅助检查等方面建立关系。
2. 非技术关系　医患关系也如同社会关系中两人沟通一样，需要相互信任、悦纳甚为重要。
3. 两者关系　技术与非技术两方面的医患沟通相互依赖、相互影响。

第三节　医患沟通的理论、技术及其应用

一、医患沟通的基本理论

（一）医患沟通的基本理念与原则

1. 医患沟通的基本理念

（1）"以人为本"的服务理念。

（2）理解与尊重的理念。

（3）同情与换位的理念。

（4）主动与共同参与的理念。

2. 医患沟通的基本原则

（1）平等的原则。

（2）共同参与和知情同意的原则。

（3）保密原则。

（4）诚信和公正的原则。

（5）反馈的原则。

（二）医患沟通的基本内容

医患沟通的基本内容主要包括：①医生对于自身及相关诊疗环境的必要介绍，特别是在患者想要了解的这方面情况的情形下；②了解患者一般情况、采集病史、收集临床表现及相关信息；③介绍和解释所需检查项目的方法、场所、过程、目的、准备和注意事项、结果、临床意义等；④介绍疾病的诊断情况、主要诊疗计划与具体措施、疾病的疗效与预后；⑤介绍药物治疗的目的、功效、用法用量、不良反应、疗程以及注意事项等；⑥介绍手术的必要性、手术方式、术前准备与注意事项、麻醉方式、预期疗效、并发症、意外及其他可能出现的情况等；⑦说明包括手术、药物在内的各种疗法、重大医学检查及其他方面的费用，以及医疗保险的报销范围等；⑧住院查房和门诊随诊期间对病情变化的进一步了解与反馈，对后续治疗方法与康复手段的说明等；⑨出院前的病情与治疗总结、出院后维持或康复治疗的方法和注意事项、定期复查的时间预期及项目安排等；⑩倾听患者的叙述，了解患者的体验与主观感受，表达对患者的理解与同情，安抚其情绪，鼓励其配合治疗并激发其主动性，对治疗和康复建立理性的认识和信心；⑪倾听患者及其家属想要了解的其他问题，并尽可能作出使其能够理解和接受的答复；⑫必要时，向患者及其家属解释当代医学技术的局限性，获得患方的理解，让其具有一定的风险意识，并对治疗结果报以合理的预期。

（三）医患沟通的主要层次

1. 知识层面的交流。

2. 情感层面的交流。

3. 文化层面交流。

(四)医患沟通的功能及意义

其功能及意义体现在以下方面：①医患沟通技巧是建立良好医患关系和治疗同盟的基础上；②良好的医患沟通有利于完整疾病信息的获得从而有利于做出正确的诊断；③良好的医患沟通有利于制订医患双方都可以接受的可行性治疗方案；④良好的医患沟通可促进患者的依从性；⑤良好的医患沟通有利于患者理解疾病并理性地接纳疾病的预后；⑥良好的医患沟通有利于化解医疗纠纷；⑦良好的医患沟通可以促进疾病的康复并预防复发；⑧良好的医患沟通本身具有心理支持、安抚情绪等心理治疗作用；⑨良好的医患沟通体现了对患者的人格与权利的尊重。

二、医患沟通的技术与方法

(一)建立良好的医患关系的基本前提

就医务人员而言，建立良好的医患关系需要考虑以下基本前提：①以新医学模式为指导；②对卫生法律法规的重视；③职业和非职业关系的处理；④移情和反移情的处理；⑤掌握并恰当应用医患沟通技巧。

(二)医患沟通的基本方法

1. 言语沟通

(1)交谈原则：①尊重患者；②有针对性、有计划的进行；③及时反馈，利于医患间的双向信息交流。

(2)交谈的技巧：①注意倾听；②体会患者的感受；③抓住主要问题；④善用问句引导话题；⑤及时和恰当的反应。

2. 非言语沟通　主要分为动态和静态两种。动态主要包括面部表情、身段表情(肢体表情)、目光接触、人际距离(医患 0.5～1.2m，心理医生与患者 1.2～1.5m)、语调表情等。静态包括衣着打扮、环境信息等。

三、医患沟通的常见问题与处理

表 5-56　医患沟通常见问题与处理

常见问题	处理
信息缺乏或不足	在倾听患者问题时要注意以下几点： 要专注患者的问题； 患者叙述问题时不要表现出不耐烦，随意打断； 在准备做结论时要问一下患者还有没有其他补充； 利用肢体语言(点头、拍肩膀)确信你很在意患者的问题，不要让人感觉你很随意
	在临床晤谈中还需要注意的细节： 对患者要表达同等关注，也要注意自身非语言方式； 对患者的问题要做出反馈，为患者提供想要的信息； 对于诊疗信息要充分说明情况； 涉及昂贵的检查和药物时要针对其必要性、可行性及对病程影响进行详细讨论； 要让患者参与治疗计划的决策，必须被患者所接受； 沟通要尽可能使用简单易懂的方式，避免医学术语造成一知半解或误解
沟通障碍	对于医务人员而言，需要重视的三个方面： 强化以患者为中心的服务理念； 注重人文素质、人文精神的确立，掌握沟通技巧； 增强情绪调节能力，提高抗压能力，避免职业倦怠
	对于民众和患者而言，要开展全民普及医患关系教育，包括医患双方责任、权利与义务教育，引导民众以平等、尊重、理解、合作共赢的态度对待医务人员
	对于政府和社会而言，需要对医疗体制做出改革，加大医疗保健事业投入，建立健全的医疗保险制度；同时健全媒体监督机制

续表

常见问题	处理
回忆不良	尽量避免使用不易为患者所理解的医学术语； 将医嘱内容进行归纳； 指导力求具体，不要一般而言或模糊笼统； 重要的医嘱要首先提出； 应用复述增强记忆； 尽可能使用书面形式，特别是重要医嘱
同情心不够	同情心是医务人员应具备的道德素质，同时富有同情心也是患者对医生角色期待的重要内容
依从性差	应从以下几点找到依从性差的原因 患者方面：症状不明显或自以为病情已好转；医嘱太贵或对患者的工作造成不良影响；医嘱过于复杂，患者难以理解； 最常见的原因是医疗措施和药物治疗给患者带来较大的痛苦和不良反应，导致患者拒绝治疗； 医务人员方面：冷漠、粗暴等态度引起患者不信任，这是患者不遵医的主要原因；医嘱要求不易执行，如服药的种类较多，时间不一，患者难以把握等

第四节　医患关系模式的临床应用

医患关系的基本模式与临床应用

表 5-57　医患关系的基本模式与临床应用

基本模式	临床应用
主动-被动型	医生是主动的，在患者心目中处于权威地位，而患者则处于被动接受的从属地位，对医疗过程和措施一般不会提任何意见，完全按医生的要求去做，听从医生的支配。这种模式过分强调了医生的权威性，忽视了患者的主观能动性；适用于某些特殊患者，如昏迷、休克、全麻、自知力丧失的患者
指导-合作型	医生的作用占优势，同时有限度地调动患者的主动性，也就是说，医生是主角，患者是配角，主要适用于急性病患者的治疗过程
共同参与型	医患双方的关系建立在平等基础上，双方有近似相等的权利和地位，共同参与医疗决策和实施过程，相互尊重，相互依赖。这种模式主要适用于慢性疾病的治疗

第八章　患者的心理问题

第一节　患者角色、求医行为及其应用

一、患者角色的概述

（一）患者角色的概念

患者角色又称患者身份，指被医生确认的患病者应具有的心理活动和行为模式。当一个人患病后，便会受到不同的对待，人们期待他有与患者身份相应的心理和行为，即担负起"患者角色"。

（二）患者的角色特征

美国社会学家帕森斯提出了患者的四种角色特征，包括：①免除或部分免除原有的社会职责；②不必对陷入疾病状态负责；③寻求帮助；④恢复健康的义务。

二、患者角色的转化（重点）

表 5-58　患者角色的转化

行为	特点	备注
角色行为适应	自己所扮演的角色，并表现为外部行为、角色实现的过程，是主体适应环境和改造环境的过程	承认有病，且适应
角色行为缺如	否认（或未意识）自己有病，未能进入角色，如勉强从事不能胜任的操作，以致受伤或加重病势	否认有病+病情加重
角色行为冲突	个体在适应患者角色过程中与其病前的各种角色发生心理冲突	既想接受治疗，又不放弃工作
角色行为减退	认同角色后，因其他角色冲击患者角色，放弃患者角色，从事了不应承担的活动	承认有病，但放弃治疗
角色行为强化	由于依赖性加强和自信心减弱，对自我能力表示怀疑，对承担原来的社会角色恐惧不安，"安于"患者角色的现状，或自我感觉病情严重程度超过实际情况	小病大化
角色行为异常	患者受病痛折磨感到悲观、失望、不良心境导致行为异常	焦虑、失望、打骂医务人员

[经典例题 1]

患者被诊断患病时否认自己得病，难以进入患者角色的情形称为

A. 角色行为强化　　　　　　　B. 角色行为冲突　　　　　　　C. 角色行为减退

D. 角色行为异常　　　　　　　E. 角色行为缺如

[经典例题 2]

女性，48 岁。某乡镇企业负责人，5 个月前被确诊为乳腺癌并接受了手术治疗，术后患者仅休息了 2 个月，便全身心投入了工作，同患病前一样从事日常工作，参加各种会议和活动，对于自己身体的康复情况并不重视，不按要求到医院复查，也不愿再接受任何其他的治疗，该女性角色行为改变类型属于

A. 角色行为缺如　　　　　　　B. 角色行为强化　　　　　　　C. 角色行为异常

D. 角色行为减退　　　　　　　E. 角色行为冲突

[参考答案] 1. E；2. D

三、求医行为

（一）求医行为　指人们发现症状后寻求医疗帮助的行为。求医原因：①躯体原因；②心理原因；③社会原因。

（二）求医的类型

1. 主动求医型　不舒服自己来。

2. 被动求医型　未成年、意识丧失、老年人等由监护人送来。

3. 强制求医型　精神病、传染病强制性治疗。

（三）影响求医行为的因素

1. 个体对疾病认知程度。

2. 个体以往求医经历。

3. 个体人格特征（A 型性格容易忽视症状，癔症则过敏多疑）。

4. 个体承受医疗费用的能力。

5. 医疗保健设施与服务态度的因素。

6. 社会经济发达程度。

第二节 患者的一般心理问题及干预

一、患者的心理需要

1. 生存需要 饮食、呼吸、排泄、睡眠及躯体舒适等生存需要。

2. 安全需要 对于种种检查、抢救设施和措施，既寄予希望又充满恐惧。

3. 接纳、社会联系和交往的需要 患者需要与家庭成员、同事和朋友保持联系和交往。

4. 尊重的需要 希望一视同仁，有地位的患者会透露自己的社会地位。

5. 自我实现的需要 进入康复期后，患者都会越来越多地面临着个人发展及目标的调整问题。

二、患者的认知活动特征

1. 感知觉异常 患病或进入患者角色以后，多数患者的注意力由外部世界转向自身的体验和感受，躯体的主观感受性增高，尤其对与所患疾病相关的症状异常敏感。

2. 记忆和思维能力受损 疾病作为一种应激源会严重损耗患者的精神和体力，同时疾病本身所带来的疲劳感、失眠、紧张、焦虑、抑郁、恐惧，以及某些可能影响中枢神经系统的药物等，都可能使患者的记忆和思维能力受损。

三、患者的情绪和情感特征

情绪不稳是患病后存在的情绪反应，患者对情绪的控制能力下降，易激惹。临床上患者情绪问题以焦虑、抑郁、愤怒较为常见。

1. 焦虑 交感神经亢进(心跳快、多汗)。

2. 抑郁 以情绪低落、兴趣和快感缺失、意志活动减少、精力丧失为主要临床表现。

3. 愤怒 医患纠纷无名火。

4. 其他方面的改变 意志行为的异常改变、个性化的改变。

四、患者的意志行为特征

1. 以自我为中心 把一切事物及与自己有关的人都看作是为他的利益而存在的。

2. 兴趣变得狭窄 仅对当时为他(她)发生的事有兴趣，而对其他事情不太关心，即便是病前感兴趣的事物，现在也不感兴趣。

3. 情感的依赖性增强 情感依赖性是指在情感上过分依赖别人。

4. 全神贯注于自己的身体功能 患者对自己身体功能有关的事情非常关心，如吃了什么、没吃什么、什么样的食物适合自己的病症、什么时间睡眠、什么活动对机体有利等。

五、患者的个性特征

一般来说个性是比较稳定的，但在患病的情况下，部分患者的人格可能会有一些变化，往往变得独立性降低而依赖性增强，被动、顺从、缺乏自尊、自卑、退缩甚至孤僻、冷漠等。尤其在一些慢性迁延疾病和导致体相改变的疾病，对患者的生活影响极大，患者常常很难适应，被疾病根本颠覆了的生活，以至于不得不改变原有的思维方式和行为方式，使个性发生了改变。

六、患者心理问题的基本干预方法

1. 支持疗法 充分理解和尊重患者。鼓励患者倾诉，耐心倾听患者的痛苦与忧伤，帮助患者疏导负性情绪，鼓励患者培养积极乐观的情绪。

2. 认知治疗 帮助患者识别自己的不良情绪和认知问题，然后，通过各种认知治疗技术，帮助患者改变观察问题的角度，赋予问题不同的解释，使患者的情绪和行为问题有所改善，努力达到纠正错误的认知，重建合理的信念和认知模式。

3. 行为治疗技术 是通过学习和训练矫正情绪障碍和生理功能失调的一种治疗方法。常用的方法有放松训练、生物反馈法和系统脱敏疗法等，通过学习和训练，提高自我控制能力，消除和减轻症状。

4. 健康教育和咨询　健康教育可增加患者对疾病和自己身体情况的了解，减轻焦虑，增强战胜疾病的信心。

第三节　不同年龄阶段患者的心理活动特征

一、儿童患者的心理
学龄期儿童初入院时有惧怕心理，表现孤僻、胆怯、悲伤、焦虑等。儿童在患病期间，对父母更加依赖，更渴望父母的呵护，较长时间分离则会造成"分离性焦虑"状态。

二、青少年患者的心理
强烈而不稳定的，有时欢快，有时不愉快或愤怒，容易从一个极端走向另一个极端。

三、中年患者的心理
属家庭支柱，社会压力大，无暇顾及自己身体，真的难以支撑才就医，住院迫切希望早检查、早治疗、早出院。

四、老年患者的心理
对病情估计多较悲观，心理上也突出表现为无价值感和孤独感。有的情感变得幼稚起来，甚至和小孩一样，为不顺心的小事而哭泣，容易生气。

第四节　特殊患者的心理问题

一、不同病期患者的心理问题及干预
1. 急性期患者的心理特点

表 5-59　急性期患者的心理特点

情绪反应	焦虑+恐惧(如心梗濒死感，对医疗设备恐惧)
行为反应	患者出现行为退化如情感幼稚、哭闹不安、不配合治疗等
对策	积极有序抢救和治疗，沉重冷静果断救治，尊重理解，安慰鼓励患者

2. 慢性期患者的心理特征

表 5-60　慢性期患者的心理特征

心理反应	主观感觉异常(感觉异常敏锐)； 情绪反应(否认有病、焦虑、抑郁)； 角色强化； 药物依赖和抗药心理
干预	药物干预+心理治疗+患者教育+放松和锻炼+社会支持

3. 康复期患者的心理问题及干预

表 5-61　康复期患者的心理问题及干预

心理问题	错误认识：否认伤残+认同延迟(认为康复治疗也是不良刺激而回避)+失能评价(失去机体功能而抑郁失望)； 不良情绪：焦虑+抑郁+愤怒+孤独感； 不健全人格：敏感多疑+癔症性人格(感情脆弱，情绪不稳定)+偏执性人格+强迫性人格+依赖性人格
干预	培养积极情绪状态+动员心理代偿功能+纠正错误的认知+康复运动锻炼的心理效应(运动锻炼可减轻紧张焦虑)+积极的社会因素有利患者康复

二、手术患者心理问题及干预

表 5-62 手术患者心理问题及干预

术前心理反应		焦虑和躯体反应(心悸、胸闷、睡眠障碍等)
术后心理反应	术后常见的心理障碍	意识障碍、精神疾病复发、抑郁状态(如截肢、乳癌切除)、术后仍焦虑
	心理反应的影响因素	对手术期望不切实际+依从性低+情绪不稳定+缺乏自信
心理问题的干预	心理支持与指导	良好医患关系,耐心交谈——介绍病情和手术信息——术后反馈,加强社会支持(家属)
	行为控制	放松训练、分散注意、示范法、催眠暗示、认知行为

三、不治之症患者的心理问题及干预

引起濒死感最强的疾病是癌症。

表 5-63 不治之症患者的心理问题及干预

心理变化	休克-恐惧期:持续不超过1周; 否认-怀疑期:持续1~2周; 愤怒-沮丧期:诊断2周后; 接受-适应期:进入慢性抑郁和痛苦中,4周后出现
干预	告知真实信息+纠正错误认知(癌症≠死亡)+处理患者情绪问题+减轻疼痛+重建健康生活方式

四、危重患者的心理干预

可考性不强,略。

[经典例题 1]

儿童患者住院后常见的心理问题一般不包括

A. 分离性焦虑　　　　　　B. 不安全感　　　　　　　　C. 抑郁心理

D. 对陌生环境的恐惧　　　E. 依赖症

[经典例题 2]

患者害怕独处,唯恐发生意外,期盼亲人的呵护。这一现象说明患者未被满足的需要是

A. 自尊需要　　　　　　　B. 生存需要　　　　　　　　C. 归属需要

D. 自我成长需要　　　　　E. 安全需要

[参考答案] 1. C; 2. E

第六篇

医学伦理学

考情分析

历年考情概况

常考知识点	历年常考内容	历年分值
伦理学与医学伦理学	伦理学、医学伦理学	1~2
医疗人际关系伦理	医患关系伦理、医务人员之间关系伦理	1
临床诊疗伦理	诊疗、诊断、治疗、急救的伦理要求	1~2
临终关怀与死亡伦理	临终关怀、安乐死、死亡的伦理	1
公共卫生伦理与健康伦理	公共卫生伦理的含义、理论基础、原则和工作伦理要求	1
医学伦理的原则与规范	基本原则、基本规范	1

易错考点摘要

详情见各章节"敲黑板"

本篇学习方法或注意事项

考试技巧：临床经验+理解+适当的记忆＝高分。考试趋势分析：伦理学部分从考试题上分析，越来越贴近临床，题在书上找不到答案，但是可以通过经验解题，此外近年试题出现一种新题型，即将伦理学、心理学、卫生法规三门学科的知识点综合一道 A3/4 型试题中考查，值得同学们注意的。医学伦理学没有大家想象的那么简单，但是也不难，学习+理解还是能搞定这些考点的。

Learning plan

学习时间规划表

第01天　第　章	第02天　第　章	第03天　第　章	第04天　第　章	第05天　第　章	第06天　第　章
听老师的课　□ 复习讲义　　□ 做习题　　　□	听老师的课　□ 复习讲义　　□ 做习题　　　□	听老师的课　□ 复习讲义　　□ 做习题　　　□	听老师的课　□ 复习讲义　　□ 做习题　　　□	听老师的课　□ 复习讲义　　□ 做习题　　　□	听老师的课　□ 复习讲义　　□ 做习题　　　□
第07天　第　章	第08天　第　章	第09天　第　章	第10天　第　章	第11天　第　章	第12天　第　章
听老师的课　□ 复习讲义　　□ 做习题　　　□	听老师的课　□ 复习讲义　　□ 做习题　　　□	听老师的课　□ 复习讲义　　□ 做习题　　　□	听老师的课　□ 复习讲义　　□ 做习题　　　□	听老师的课　□ 复习讲义　　□ 做习题　　　□	听老师的课　□ 复习讲义　　□ 做习题　　　□
第13天　第　章	第14天　第　章	第15天　第　章	第16天　第　章	第17天　第　章	第18天　第　章
听老师的课　□ 复习讲义　　□ 做习题　　　□	听老师的课　□ 复习讲义　　□ 做习题　　　□	听老师的课　□ 复习讲义　　□ 做习题　　　□	听老师的课　□ 复习讲义　　□ 做习题　　　□	听老师的课　□ 复习讲义　　□ 做习题　　　□	听老师的课　□ 复习讲义　　□ 做习题　　　□
第19天　第　章	第20天　第　章	第21天　第　章	第22天　第　章	第23天　第　章	第24天　第　章
听老师的课　□ 复习讲义　　□ 做习题　　　□	听老师的课　□ 复习讲义　　□ 做习题　　　□	听老师的课　□ 复习讲义　　□ 做习题　　　□	听老师的课　□ 复习讲义　　□ 做习题　　　□	听老师的课　□ 复习讲义　　□ 做习题　　　□	听老师的课　□ 复习讲义　　□ 做习题　　　□
第25天　第　章	第26天　第　章	第27天　第　章	第28天　第　章	第29天　第　章	第30天　第　章
听老师的课　□ 复习讲义　　□ 做习题　　　□	听老师的课　□ 复习讲义　　□ 做习题　　　□	听老师的课　□ 复习讲义　　□ 做习题　　　□	听老师的课　□ 复习讲义　　□ 做习题　　　□	听老师的课　□ 复习讲义　　□ 做习题　　　□	听老师的课　□ 复习讲义　　□ 做习题　　　□
第31天　第　章					
听老师的课　□ 复习讲义　　□ 做习题　　　□					

注意：每天的学习建议按照"听课→做题→复习讲义"三部曲来进行；另：计划一旦制订，请各位同学严格执行。

第一章　伦理学与医学伦理学

第一节　伦理学

一、伦理学的概念和类型

(一)伦理学的概念

简言之，伦理学可以被大致地定义为有关善恶、权利义务的学科，有关道德原则、道德评价和道德行为的学科。伦理学就是研究道德的。

1. 道德的概念

道德是人们在社会生活实践中形成并由经济基础决定的，用善恶作为评价标准，依靠社会舆论、内心信念和传统习俗为指导的，调节人与人、人与自然关系的行为原则和规范的总和。

2. 伦理的概念

伦理与道德都以善为追求目标，但是道德是善的理想形式，而伦理则是善在现实社会生活中的展现，具体化为普遍的道德规范或道德规范系统，以不同的方式规定在某些社会场景中人们应该如何行动或应该做什么等。

　　道德是上层建筑，精神的高境界，而伦理学属于道德的现实体现。本质上是一种东西。

(二)伦理学的类型

表6-1　伦理学的类型

分类	特点
规范伦理学	对人类伦理行为的善恶价值分析，确定人们的行为标准，旨在达到完善社会、完善人类自身的目的
元伦理学	主要是分析道德语言和道德判断的学科，它并不制定道德规范和价值标准(对任何道德规范、价值都采取中立的立场)
美德伦理学	元伦理学开始走下坡路后，美德伦理学得以复兴。关于人类优良道德的实现，即以行为主体及品德、美德为研究内容的伦理学理论，美德伦理的思想可以追溯到古希腊的亚里士多德，是以美德和德性为核心的伦理学理论体系
描述伦理学	只对道德现象的研究既不涉及行为的善恶及其标准，也不谋求制定行为的准则或规范，只是依据其特有的学科立场和方法对道德现象进行经验性描述和再现

[经典例题1]

医学伦理学属于

A. 环境伦理学　　　　　　　　　B. 社会伦理学

C. 元伦理学　　　　　　　　　　D. 描述伦理学

E. 规范伦理学

[参考答案] 1. E

二、伦理学的研究对象

1. 伦理学就是要对道德现象进行研究与分析。

2. 道德的本质

(1)一般本质：上层建筑；因而是由经济基础决定。

(2)道德的特殊本质：特殊规范性和实践精神。一种非制度化、内化的规范，没有、也不使用强制性手段为自己的实现开辟道路，以指导行为为目的，以形成人们正确的行为方式为内容的精神，因此它是一种实践精神。

3. 道德的特征(5个统一)

(1)阶级性与全民性的统一。

(2)变动性与稳定性的统一。

(3)自律性与他律性的统一。

(4)现实性与理想性的统一。

(5)协调性与进取性的统一。

4. 道德的作用

一方面旨在促进人的发展以达到人格完善；另一方面则是统治阶级维持社会秩序、保护社会成员利益、保障生产力和社会协调发展以及经济基础巩固、社会安定的工具等。

[经典例题 2]

医学伦理学的特征之一是

A. 灵活性　　　　　　　　　　　　B. 实践性

C. 集体性　　　　　　　　　　　　D. 组织性

E. 随机性

[参考答案] 2. B

三、伦理学的基本理论

表6-2　伦理学的基本理论

理论观点	代表人	备注
效果论(目的)功利主义	边沁、密尔	趋乐避苦、最大多数人的最大幸福——边沁
义务论(道义论)	康德	道德源自理性而不是经验，义务不是来自人性或所处环境，而是来自纯粹推理
美德论(品德论)	苏格拉底	最早提出"美德即知识"的观点，亚里士多德构建了较完整的美德论理论体系

一个行为之所以是符合道德的，并不是因为它引起或产生好的结果或者它能达到所追求的目标，只有出于义务心的行为才是道德的——义务论。

[经典例题 3]

提出以"最大多数人的最大幸福"作为道德判断准则的学者是

A. 边沁　　　　B. 密尔　　　　C. 苏格拉底　　　　D. 亚里士多德　　　　E. 康德

[参考答案] 3. A

第二节　医学伦理学

一、医学伦理学的概念

医学伦理学属于应用规范伦理学，作为应用规范伦理学，医学伦理学的主要目的是为人们在医疗实践及其相关领域中的活动提供价值标准和行为规范。医学伦理学的重要性是由医学的本质所决定的。"医乃仁术"，道德是医学的本质，是医疗卫生工作的目的。

[经典例题 1]

"医乃仁术"是指

A. 道德是医学的本质特征　　　　　B. 道德是医学活动中的一般现象

C. 道德是医学的非本质要求　　　　D. 道德是医学的个别性质

E. 道德是个别医务人员的追求

[参考答案] 1. A

二、医学伦理学的历史发展

(一)西方医学伦理学的历史发展

《希波克拉底誓言》为西方医学道德的规范(不伤害原则、患者利益原则、保密原则)，18 世纪，德国柏林大学教授医生胡弗兰提出了救死扶伤、治病救人的《医德十二箴》；1803 年，英国的托马斯·帕茨瓦尔出版了世界上第一部《医学伦理学》标志着医学伦理学的诞生；1864 年 8 月，在日内瓦签订了《日内瓦公约》规定了军队医院和医务人员的中立地位；1947 年，制订了《纽伦堡法典》，制定了关于人体实验的基本原则，"一是必须有利于社会，二是应该符合伦理道德和法律观点"；1964 年，通过了《赫尔辛基宣言》，制定了关于指导人体实验研究的重要原则，强调了人体实验必须知情同意。

(二)我国医学伦理学的历史发展

东汉张仲景《伤寒杂病论》，"精研方术""知人爱人"。

晋代杨泉在《物理论》"夫医者，非仁爱之士不可托也；非聪明理达不可任也；非廉洁淳良不可信也。"孙思邈《备急千金要方》"人命至重，有贵千金，一方济之，德逾于此。"特别是其中的"大医精诚论"是我国古代医学伦理思想形成的重要标志。宋代张杲著的《医说》中有"医以救人为心"篇；林逋著的《省心录·论医》中提出的"无恒德者，不可以为医"；明代龚信的《古今医鉴》、龚廷贤的《万病回春·医家十要》、陈实功《外科正宗·医家五戒十要》；清代喻昌曾著《医门法律》明确提出在诊治中应遵守的执业规范。张石顽著《张氏医道·医门十戒》中强调了医生对习俗风尚应有的态度。

三、医学伦理学的研究对象和内容

(一)医学伦理学的研究对象

医学科学发展和医疗卫生实践中的道德现象为自己的研究对象。医学道德现象包括：

1. 道德意识现象(医学伦理的理论、观点、认识、观念、良心、舆论)。

2. 道德规范现象(医德原则、规则、宣言、守则)。

3. 道德实践现象(包括医学道德决策、辩护、评价、教育与修养)。

(二)医学伦理学的研究内容

理论+关系+规范+实践+难题。

[经典例题 2]

目前我国医学伦理学主要的研究方向是

A. 公民道德问题　　　　　　　　　B. 临床医学问题

C. 公共道德的学说和体系   D. 生命科学的发展

E. 医学实践中的道德问题

[参考答案] 2. E

四、医学伦理学的基本观点

医学伦理学的基本观点：

健康观、生命观、死亡观。

1. 健康观   人们对人的健康的根本观点和态度。

表 6-3 新健康观的四层含义

伦理价值		促进人全面发展的必然要求；经济社会发展的基础条件；民族昌盛和国家富强的重要标志；广大人民群众的共同追求
新健康观四层次	身体上	生理上健康
	精神上	心理上健康
	社会上	对社会环境能很好地适应
	道德上	不能损害他人的利益来满足自己的需要，能以社会认可的道德约束和支配自己，并具有辨别善恶、荣辱的是非观念和能力
具体要求		坚持正确的卫生与健康工作方针，以基层为重点，以改革创新为动力，预防为主，中西医并重，将健康融入所有政策，人民共建共享。遵循"人人为健康，健康为人人"的健康道德基本原则

2. 生命观   人们对人的生命的根本看法和基本态度。

表 6-4 生命观的发展阶段

阶段	特点
生命神圣论	指人的生命不可侵犯、具有至高无上的神圣性
生命质量论	具备一定质量、符合一定标准的生命才是值得保存和保护的生命
生命价值论	以生命的价值来衡量生命存在的意义，强调生命对社会、人类的价值

生命质量观和生命价值观是生命神圣观的补充，而生命神圣观是生命质量观和生命价值观的前提和归宿。

3. 死亡观   是人们对人的死亡的根本观点和态度。

表 6-5 死亡观的根本观点和态度

传统死亡观	儒家	"未知生、焉知死"的人世乐生，"舍生取义、杀身成仁"的美德至上、超越死亡观
	道家	"方生方死，方死方生"的生死齐一观
	佛家	因果报应与生死轮回观
科学死亡观	概念	科学地认识死亡，理性地对待死亡的理念
	要求	树立自然归宿信念，正确认识死亡；充实人的生命价值，积极对待人生；消除鬼神作祟臆念，理性面对死亡；减轻消除疾病痛苦，安详度过死亡

[经典例题 3]

关于医学伦理学的任务，错误的是

A. 反映社会对医学的需求   B. 为医学的发展导向

C. 为符合道德的医学行为辩护   D. 努力解决医学活动中产生的伦理问题

E. 满足患者的所有要求和利益

[经典例题 4]

从伦理学上分析，生物-心理-社会医学模式取代生物医学模式在本质上反映了

A. 医疗技术的进步　　　　　　　　　B. 以疾病为中心的医学观念

C. 重视人的内在价值　　　　　　　　D. 重视人的心理健康

E. 医学道德的进步

[经典例题 5]

"无论是致病、治疗，还是预防和康复都应将人视为一个整体，需要考虑各方面因素的交互作用，而不能机械地将他们分割开"。此观点所反映的医学模式是

A. 自然哲学的医学模式　　　　　　　B. 生物-心理-社会医学模式

C. 神灵主义的医学模式　　　　　　　D. 机械论医学模式

E. 生物医学模式

［参考答案］3. E；4. E；5. B

第五小题点评：伦理学就是这么可爱，考的就是理解，多方面的因素相互作用，A、C、D、E 都只讲到了一方面的因素，而 B 选项讲到了三个方面，这样一分析，答案就出来了。看到这里，发现伦理学并不是单纯的让我们死记硬背。

第二章　医学伦理的原则与规范

第一节　医学伦理的指导原则

医学伦理的指导原则，是调节医学领域各种道德关系的根本原则，在医学伦理学规范体系中居于主导地位，具有广泛的指导性和约束力，是基本原则和具体原则的思想统领和指南。

一、防病治病，救死扶伤

这一要求适用于各级医疗机构中的各类从业人员，尤其是广大卫生技术人员，无论身在哪一个工作岗位，无论医疗卫生单位的类型、性质如何，都必须肩负起防病与治病的使命。

二、实行社会主义人道主义

在当今社会主义建设时期，强调实行社会主义人道主义是对革命人道主义传统的继承和超越，是以马克思主义世界观和历史观为指导，建立在社会主义经济基础之上并同社会主义政治制度、核心价值观相适应的价值原则。

三、全心全意为人民身心健康服务

全心全意为人民身心健康服务是社会主义医学伦理学原则的最高要求，也是社会主义医学道德的核心内容和目标。

第二节　医学伦理的基本原则

四大原则——尊重、不伤害、有利、公正。

一、不伤害原则

(一)不伤害原则的含义及其相对性

在医学实践中，不伤害是指在诊治、护理过程中不使患者的心身等受到损害。

不伤害包括不造成躯体伤害、精神伤害和经济损失三个方面。

1. 符合不伤害原则

凡是医疗、护理上必需的或者属于适应证范围，所实施的诊治、护理手段。

2. 违背不伤害原则

如果诊治、护理手段对患者是无益、不必要或是禁忌的，而有意或无意地去勉强实施从而使患者受到伤害。

3. 不伤害原则不是绝对的(相对的)即使符合适应证的诊治、护理手段也可能会给患者躯体或心理上带来一些伤害。

因此，实施任何诊疗手段之前先要进行风险和收益之比的评估。

(二)不伤害原则要求医务人员

①培养为患者利益和健康着想的动机和意向，杜绝有意和责任伤害；②尽力提供最佳的诊治、护理手段，防范无意但却可知的伤害，把不可避免但可控的伤害控制在最低限度；③对有危险或有伤害的医护措施要进行评价，要选择利益大于危险或伤害的措施等。

[经典例题 1]

当妊娠危及胎儿母亲的生命时，可允许行人工流产或引产，这符合

A. 行善原则

B. 不伤害原则

C. 公正原则

D. 尊重原则

E. 自主原则

[参考答案] 1. B

二、有利(有益)原则

(一)狭义的有利原则

指医务人员的诊治、护理行为对患者确有助益，既能减轻痛苦或同时又能促进康复。

(二)广义的有利原则

不仅对患者有利，而且有利于医学事业和医学科学的发展，有利于促进人群、人类的健康和福利。

(三)有利原则要求医务人员

①医务人员的行为要与解除患者的痛苦有关；②医务人员的行为可能减轻或解除患者的痛苦；③医务人员的行为对患者利害共存时，要使行为给患者带来最大的利益和最小的危害；④医务人员的行为使患者受益而不会给他人带来太大的伤害等。

[经典例题 2]

医学伦理学的有利原则不包括

A. 努力使患者受益

B. 有利于患者的客观利益和主观利益

C. 选择受益最大，伤害最小的行动方案

D. 努力预防或减少难以避免的伤害

E. 把患者的利益看得高于一切

[参考答案] 2. E

三、尊重原则

(一)含义

尊重原则是指对患者的人格尊严及其自主性的尊重。像知情同意、知情选择、要求保守秘密和隐私等均是患者自主性的体现。

(二)尊重原则要求医务人员

①平等尊重患者及其家属的人格与尊严；②尊重患者知情同意和选择的权利，而对于缺乏或丧失知情同意和选择能力的患者，应该尊重家属或监护人的知情同意和选择的权利。医务人员行使"干涉权"的情况：在生命的危急时刻，家属或监护人不在场而又来不及赶到医院时，出于患者的利益和自身的职业责任；③要履行帮助、劝导，甚至限制患者选择的责任。

(三)患者实现自主性的前提条件

①它是建立在医护人员为患者提供适量、正确且患者能够理解的信息之上；②患者必须具有一定的自主能力，对于丧失或缺乏自主能力的患者，其自主性由家属或监护人代替；③患者作出决定时的情绪必须处于稳定状态；④患者的自主性决定必须是深思熟虑并和家属商讨过；⑤患者的自主性决定不会与他人、社会的利益发生严重冲突。

[经典例题 3]

在履行医学伦理学基本原则中的尊重原则时，重点内容不包括
A. 在医疗过程中要尊重患者和家属的自主权
B. 各种治疗手段要获得患者和家属的知情同意
C. 各种用药目的要详细向患者和家属解释
D. 在医疗过程中要为患者保守秘密
E. 在医疗过程中要保守患者的隐私

[参考答案] 3. C

四、公正原则

(一)形式上的公正　指类似的个案分配收益与负担时以同样的准则处理，不同的个案以不同的准则处理，在我国仅限于基本的医疗和护理。

(二)内容(实质)上的公正　是根据患者的需要、个人的能力、对社会的贡献、在家庭中的角色地位等分配收益和负担，在现阶段我国稀有贵重卫生资源的分配只有根据实质上的公正。

(三)公正原则要求医务人员

①公正地分配卫生资源；②态度上能够公正地对待患者，特别是老年患者、精神病患者、残疾患者、年幼患者等；③在医患纠纷、医护差错事故的处理中，要坚持实事求是，站在公正的立场上。

第三节　医学伦理的基本规范

一、医学伦理基本规范的含义和本质

(一)医学伦理基本规范的含义　一种行为准则或具体要求。

(二)医学伦理基本规范形成的本质　客观因素与主观因素的统一。

二、医学伦理基本规范的形式和内容

(一)医学伦理基本规范的形式

它强调的医务人员应履行的义务为内容，"应该做什么、不应该做什么以及如何做"的形式出现。一般以强调医务人员的义务为内容，多采用简明扼要，易于记忆，理解和接受的"戒律、宣言、誓言、誓词、

法典、守则"等形式。

(二)医学伦理基本规范的内容

2012年,由我国卫生部(现卫健委)、国家食品药品监督管理局和国家中医药管理局联合发布的《医疗机构从业人员行为规范》中"医疗机构从业人员基本行为规范"的具体内容是:

1. 以人为本,践行宗旨。坚持救死扶伤、防病治病的宗旨,发扬大医精诚理念和人道主义精神,以患者为中心,全心全意为人民健康服务。

2. 遵纪守法,依法执业。自觉遵守国家法律法规,遵守医疗卫生行业规章和纪律,严格执行所在医疗机构各项制度规定。

3. 尊重患者,关爱生命。遵守医学伦理道德,尊重患者的知情同意权和隐私权,为患者保守医疗秘密和健康隐私,维护患者合法权益;尊重患者被救治的权利,不因种族、宗教、地域、贫富、地位、残疾、疾病等歧视患者。

4. 优质服务,医患和谐。言语文明,举止端庄,认真践行医疗服务承诺,加强与患者的交流与沟通,积极带头控烟,自觉维护行业形象。

5. 廉洁自律,恪守医德。弘扬高尚医德,严格自律,不索取和非法收受患者财物,不利用执业之便谋取不正当利益;不收受医疗器械、药品、试剂等生产、经营企业或人员以各种名义、形式给予的回扣、提成,不参加其安排、组织或支付费用的营业性娱乐活动;不骗取、套取基本医疗保障资金或为他人骗取、套取提供便利;不违规参与医疗广告宣传和药品医疗器械促销,不倒卖号源。

6. 严谨求实,精益求精。热爱学习,钻研业务,努力提高专业素养,诚实守信,抵制学术不端行为。

7. 爱岗敬业,团结协作。忠诚职业,尽职尽责,正确处理同行同事间关系,互相尊重,互相配合,和谐共事。

8. 乐于奉献,热心公益。积极参加上级安排的指令性医疗任务和社会公益性的扶贫、义诊、助残、支农、援外等活动,主动开展公众健康教育。

敲黑板

重点在第一点,这一点考查的很细致,其他几点可以看一看,理解内涵即可,但凡坏的东西肯定错,好东西就必对。

三、医务人员的行为规范

表6-6 医师行为规范内容

规范内容	特点
尊重科学	医师遵循的首要原则就是尊重医学科学规律,保证医疗技术应用的科学合理
规范行医	严格遵循临床诊疗和技术规范,使用适宜诊疗技术和药物,因病施治,合理诊疗,不隐瞒、误导或夸大病情,不过度医疗
重视人文	医师学习掌握人文医学知识,提高人文素养,对患者实行人文关怀,真诚、耐心地与患者沟通
规范文书	认真执行医疗文书书写与管理制度,规范书写、妥善保存病历材料,不隐匿、伪造或违规涂改、销毁医学文书及有关资料,不违规签署医学证明文件
严格报告	履行医疗质量安全事件、传染病疫情、药品不良反应、食源性疾病和涉嫌伤害事件或非正常死亡等法定报告职责
救死扶伤	要求医师认真履行医师职责,积极救治,尽职尽责为患者服务,增强责任安全意识,努力防范和控制医疗责任差错事件
严格权限	医师严格遵守医疗技术临床应用管理规范和单位内部规定的医师执业等级权限
规范试验	医师严格遵守药物和医疗技术临床试验有关规定,进行实验性临床医疗,应充分保障患者本人或其家属的知情同意权

第三章　医疗人际关系伦理

第一节　医患关系伦理

一、医患关系伦理的概念和特点

(一)医患关系伦理的概念

狭义的医患关系：是特指医生与患者之间相互关系。

广义的医患关系：指以医生为中心的群体(医方)与以患者为中心的群体(患方)在诊疗或缓解患者疾病过程中所建立的相互关系。

(二)医患关系的特点

表 6-7　医患关系的特点

特点	解释
明确的目的性和目的的高度一致性	医患都希望把病治好
利益相关性和社会价值实现的统一性	医方，治病可获得经济利益，同时可以获得精神上的满足(患者感激我，我开心啊)；患方，我的病治疗好了，我就可以赚钱，获得更多利益
人格权利上的平等性和医学知识上的不对称性	医患双方的人格尊严、权利是平等； 医患双方在医学知识和能力上的具有不对称
医患冲突或纠纷的不可避免性	矛盾是普遍存在的——马克思

二、医患关系的性质

(一)法律上说，医患关系是一种具有医疗契约性的关系，医患关系具有契约性，但并不是一种严格的契约关系。

(二)从伦理上说，医患关系是一种信托关系。医患关系是以诚信为基础的具有契约性质的信托关系。

三、医患关系模式(重点)

医患关系模式是基于医患关系中的技术关系和非技术关系而概括总结出来的医患之间相互影响、相互作用的基本样式，它反映了医方人员看待和处理医患关系的总的观点和根本方法。

表 6-8　医患关系模式分类

	特点	类比	适用
主动-被动模式	医师处于主动或支配地位，患者完全是被动的	类似父母与婴儿	昏迷、手术、婴幼儿或精神
指导-合作模式	人有一定意志要求，需医师帮助，并愿意合作	父母与少年的关系	目前最常见的医患关系模式，适用急性病和外科手术
共同参与模式	以平等关系为基础，医师和患者都有治好疾病的共同愿望	成人与成人	慢性病、心理障碍和心身疾病

[经典例题1]

医患关系的实质是

A. 具有经济性质的商业关系　　　　　　B. 具有契约性质的信托关系

C. 具有法律性质的契约关系   D. 具有市场性质的交换关系

E. 具有宗教性质的文化关系

[经典例题2]

适用于"主动-被动型"医患关系模式的患者群体中一般不包括

A. 昏迷患者   B. 婴幼儿患者

C. 焦虑症患者   D. 痴呆患者

E. 精神分裂症缺乏自知力患者

[参考答案] 1. B；2. C

  第一小题点评：经典型试题，在入学的时候我们都背过医学生誓词"健康所系，性命相托，当我步入神圣的医学殿堂……"其实这就是将医患关系告诉我们了。信任我，才能把性命托付给我。

  第二小题点评：伦理学的题其实重复性挺高的，例如医患关系伦理模式就是常考点。

四、医患双方的道德权利与义务

(一)道德权利与道德义务的概念 略，无考点。

(二)医师的道德权利与义务

1. 医师的道德权利

医师的道德权利是指在道义上允许医师可行使的权力和应享受的利益。

医师在执业活动中具有下列权利：

①执业权(履行职责和获取相应条件)；②报酬权；③学习、科研权；④尊严和人身安全权；⑤参与权、建议权。

2. 医师的道德义务

  一般来说，法律义务都是道德义务，根据《中华人民共和国执业医师法》规定，医师在执业活动中应履行下列义务(简化版)：

  ①遵守法律、法规，遵守技术操作规范；②敬业尽责，遵守职业道德；③关爱、尊重患者，保护患者的隐私；④钻研业务，提高专业技术水平；⑤宣传卫生保健知识，对患者进行健康教育。

  (三)患者的道德权利与道德义务

1. 患者的道德权利

  患者拥有平等医疗权、知情同意权、隐私保护权(如果患者的"隐私"涉及他人或社会的利益，对他人或社会具有一定的危害性如患甲类传染病，则医务人员有疫情报告的义务，此时医务人员应当如实上报，但应对无关人员保密)、损害索赔权、医疗监督权等。这不仅是患者的法律权利，也是其道德权利。

2. 患者的道德义务

  ①配合医者诊疗的义务；②遵守医院规章制度；③给付医疗费用的义务；④保持和恢复健康的义务；⑤支持临床实习和医学发展的义务。

[经典例题3]

相对于一般契约关系而言，医生在医患关系负有更重的义务，但这些义务中不包括

A. 监督义务   B. 保密义务

C. 披露义务   D. 注意义务

E. 忠实义务

[经典例题 **4**]

下列哪一项不是患者在医患关系中的权力

A. 基本的医疗权

B. 知情同意权和知情选择权

C. 保守秘密和保护隐私权

D. 获得休息和免除社会责任权

E. 选择生与死的权力

[经典例题 **5**]

某癌症患者，心理状态较差且预后不良，治疗过程中需要家属的积极配合。对此，医生关于患者的最佳告知方式是

A. 告知家属部分病情并向患者保密

B. 告知家属实情并对患者适度告知

C. 告知患者部分病情并向家属保密

D. 直接告知患者实情

E. 告知患者及家属实情

[参考答案] 3. A；4. E；5. B

　　第三小题点评：医师的义务看看书上的原话：①遵守法律、法规，遵守技术操作规范；②树立敬业精神，遵守职业道德，履行医师职责，尽职尽责为患者服务；③关心、爱护、尊重患者，保护患者的隐私；④努力钻研业务，更新知识，提高专业技术水平；⑤宣传卫生保健知识，对患者进行健康教育。看完后，很多同学说，完了，找不到答案。怎么办？不怕！这道题完全需要通过临床经验进行解题。临床上似乎只有患者监督医生，没有医生监督患者的情况，有人说，我监督我的患者不抽烟。你那叫善意提醒，患者抽烟了你能咋样呢？监督义务是患者的义务。其他都是医生的义务。

　　第五小题点评：这题就属于结合临床型试题，临床上咱们也是这么做的，患者心理状态差，当然不能打击他，但是他有知情权，是适当告知，但是其家属就得完全告知了，否则我们就剥夺患者及家属的知情同意权了。

　　道德权利和法定权利内容类似，这部分内容可按照卫生法规相关章节复习即可。

　　注意：医师行使医德权利有一定自主性！但无强制性。

五、构建和谐医患关系的伦理要求

(一)医患双方应密切地沟通与交流

(二)医患双方应自觉维护对方的权利

(三)医患双方应自觉履行各自的义务

(四)医患双方应正确认识和处理权利与义务的关系

(五)医患双方应加强道德自律并遵守共同的医学道德规范

第二节　医务人员之间关系伦理

一、医务人员之间关系的含义和特点

　　从广义上说，它是医务人员之间以及医务人员与医院党政管理人员、后勤服务人员、工程技术人员之间的人际关系；狭义上是指医生、护士及其他卫生技术人员自身之间及相互之间的关系。

表6-9　医际关系的特点

性质	特点
协作性	多科室医务人员的共同努力和密切配合才能达到良好的治疗效果，实现以人为本的服务理念
平等性	有职责分工的不同，但没有高低贵贱之分
同一性	所有医务人员的一切诊疗活动，都以救死扶伤、防病治病，为人民的健康服务为宗旨，需要服从协调
竞争性	在医疗质量、护理质量、诊疗水平、科研成果、服务内容上比、学、赶、帮、超

[经典例题1]

在医务人员之间人际关系的特点中，"比、学、赶、超"体现的是

A. 协作性　　　　　　　　　　B. 平等性
C. 互助性　　　　　　　　　　D. 竞争性
E. 同一性

[参考答案] 1. D

二、处理好医务人员之间关系的意义

①有利于医务人员成才；②有利于建立和谐的医患关系；③当代医学发展的客观需要；④有利于发挥医疗卫生保健机构的整体效应。

三、协调医务人员之间关系的伦理要求

表6-10　协调医务人员之间关系的伦理要求

伦理要求	特点
共同维护患者的利益和社会公益	是医务人员的共同义务和天职，也是协调医务人员之间关系的思想基础和道德要求
彼此平等，互相尊重	人格尊严地位平等，但绝不是平均主义的"大锅饭"，而是公平、公正，多劳多得，按劳取酬
彼此独立，互相支持	因专业岗位不同，故其工作都有相对独立性，在相互联系中要尽量为对方提供方便、支持和帮助
彼此信任、互相协作	医务人员之间的彼此信任是互相协作的基础和前提
互相学习、共同提高	互补与师承功能；互相学习，鼓励发挥各自的技术特长、智能优势

[经典例题2]

有关医际关系与医患关系的表述，下列哪项是错误的

A. 医际关系的恶化在一定程度上将对医患关系产生不良影响
B. 医患关系的恶化在一定程度上将对医际关系产生不良影响
C. 处理医际关系和与医患关系依据的伦理原则是相同的
D. 医际关系与医患关系既互相独立又相互关联
E. 良好的医际关系有助于形成良好的医患关系

[经典例题3]

协调医务人员之间关系的首要思想基础和道德要求是

A. 彼此信任，相互协作　　　　　B. 维护健康，救治生命
C. 彼此独立，相互支持　　　　　D. 彼此平等，相互尊重
E. 互相学习，共同提高

[参考答案] 2. C；3. B

第四章　临床诊疗伦理

第一节　临床诊疗的伦理原则

表6-11　临床诊疗的伦理原则

原则	特点
患者至上原则	医务人员在诊疗过程中始终以患者为中心，并把患者的利益放在首位
最优化原则	效好价廉(痛苦最小、耗费最少、效果最好、安全度最高)
知情同意原则	选择权在患者，签署知情同意书，如患者选择有误，医务人员有履行指导的责任
保密守信原则	要保守患者的秘密和隐私

第二节　临床诊断的伦理要求

一、询问病史的伦理要求

举止端庄，态度热情；全神贯注，语言得当，耐心倾听，正确引导。

二、体格检查的伦理要求

全面系统，认真细致；关心体贴，减少痛苦(不长时间检查同一部位，不频繁改换体位)；尊重患者，心正无私(异性查体需有第三人在场)。

三、辅助检查的伦理要求

对临床大夫：综合考虑确定检查项目，目的纯正；患者知情同意，医生尽职尽责；综合分析检查结果，切忌片面性。

对医技人员：严谨求实，防止差错；及时准确，尊重患者；精心管理(管理仪器)，保证安全(做好自身防护)；积极进取，加强协作。

[经典例题 1]

(共用选项题)

A. 尊重患者，心正无私　　　　　　B. 积极进取，保证安全

C. 精诚团结，密切协作　　　　　　D. 耐心倾听，正确引导

E. 关心体贴，减少痛苦

(1)体格检查的伦理要求是

(2)询问病史的伦理要求是

(3)医务人员在手术中应遵循的伦理要求是

(4)男医师给女患者进行妇科检查时需有护士或其他医务人员在场的规定遵循的伦理要求是

[参考答案]1. E、D、C、A

B型题点评：典型的临床应用型试题，我们反复强调过它的重要性。

第三节　临床治疗的伦理要求

一、药物治疗

对医生：对症下药，剂量安全；合理配伍（避免配伍禁忌，限制药位数，避免"多头堵""大包围"），细致观察；节约费用（不开大处方，"人情方""搭车方"），公正分配（进口药、贵重药数量少、价格高，要公平分配）。

对药师：审方认真，调配迅速，坚持查对；操作正规，称量准确，质量达标；忠于职守，严格管理，廉洁奉公。

二、手术治疗

术前：掌握指征，动机纯正；知情同意；术前准备完善。

术中：关心患者，体贴入微；态度严肃，作风严谨；精诚团结，密切协作。

术后：严密观察，勤于护理；减轻痛苦，加速康复。

三、心理治疗

运用心理知识、技巧开导患者；有同情，有诚意；以健康心态影响和帮助患者；保护隐私。

四、康复治疗

理解与尊重；关怀与帮助；联系与协作。

五、饮食营养治疗

保证饮食科学性和安全性；创造良好的就餐环境；满足饮食习惯和营养。

[经典例题1]

下列各项，不属于术前准备伦理要求的是

A. 严格掌握指征，手术动机正确　　　　B. 要让患者知情同意

C. 要认真制订手术方案　　　　　　　　D. 帮助患者做好术前准备

E. 严密观察病情，努力解除患者的不适

[经典例题2]

医务人员在确定辅助检查项目后，必须做到

A. 只要检查目的明确，无需说服解释

B. 使者知情同意，要告知患者（或家属），尊重被检查者

C. 只要有益于治疗，医生可以作出决定

D. 向患者解释清楚检查的危险性

E. 因治病需要，无需向患者说明检查项目的经济负担

[参考答案] 1. E；2. B

第四节　临床急救的伦理要求

一、临床急救工作的特点

(一)平时有应急准备，人员坚守岗位。

(二)工作量大、难度高和责任重。

(三)既尊重患方的自主性，又以新的生命观为指导。

二、临床急救的伦理要求

(一)争分夺秒地抢救，力争使患者转危为安。

(二)勇担风险，团结协作。

(三)满腔热情，重视心理治疗。

(四)全面考虑，维护社会公益(医务人员需尊重患者和家属的意愿实施临终关怀或被动安乐死，而对患者家属要求不惜代价地治疗和抢救时，医务人员基于患者利益和社会公益应耐心地进行解释和劝导，停止达不到医学目的的治疗和抢救措施，可以给予支持疗法和护理)。

[经典例题1]

女性，30岁。因出现类似早孕症状两次到某县医院门诊就医，大夫简单检查后均诊断为妇科炎症，但该女士服药多日症状未见缓解。半个月后，因突然阴道大出血和急腹症被送往医院抢救后确诊为宫外孕。该案例中，初诊医生可能违背的临床诊疗伦理要求是

A. 关心体贴，减少痛苦　　　　B. 全面系统，认真细致

C. 耐心倾听，正确引导　　　　D. 尊重患者，心正无私

E. 举止端庄，态度热情

[参考答案]1. B

第五节　临床治疗的伦理决策

一、临床治疗的伦理难题

(一)临床治疗的伦理难题的含义

在临床治疗中，医师与患者作为不同行为主体，从不同的专业水平、角色定位、价值理念、文化传统、生活习俗、宗教信仰等因素出发，以及卫生保障制度和相关法律规定的影响下，在对某一特定临床境遇下的行为进行道德判断或抉择时，可能会得出彼此不一致甚至相互冲突的治疗方案，并最终造成治疗方案选择上的困境。

伦理上的知情同意要求医务人员优先考虑患者的生命健康权利，当患者或其家属的知情选择对其生命健康不利，危及患者的生命安危时，医务人员需要勇于承担风险，充分发挥医务人员的特殊干涉权，竭力捍卫患者的生命健康权利。面对利益冲突，需要医务人员有勇于担当的责任意识，尽可能将患者利益、社会利益置于首位，而将自身利益置于其后。

(二)临床治疗伦理难题产生的原因

1. 伦理难题的理论和认识根源

(1)伦理学基本理论之间的深刻差异：医学伦理学的"四原则"理论可以看作义务论、效果论和美德论的"完美"结合体。在医疗实践中"四原则"之间的冲突往往成为医学伦理难题之源。

(2)文化差异及其认同障碍。

(3)生命价值观的嬗变：由生命神圣观转向生命质量和生命价值统一观。由此，面对植物人、无脑儿等生命质量极差的患者，应否积极救治就成为临床治疗的伦理难题。

2. 医学伦理难题产生的现实原因

表6-12　伦理难题产生的原因

原因	特点
权利与义务的冲突	我国尚没有关于医师和患者权利的专门法律，缺乏系统性和明晰性
个体价值追求的多元化	如面对一个因为宗教信仰而拒绝输血患者，如何处理
医学高新技术应用带来的伦理挑战	器官移植、辅助生殖、基因疗法等的"应不应该"的问题
卫生法律法规不够健全	和医疗实践相比，法律规制总是相对滞后
医疗机构管理欠规范	部分医疗机构许多措施政策的出台以抓经济收益为主，过分依赖条文法规，漠视了医学的根本目的，忽视其社会责任

（三）临床治疗中的主要伦理难题

1. 放弃治疗的伦理难题　我国规定存在明确的临床死亡体征，可不予复苏；对按常规进行心肺脑复苏且30分钟后仍无效者可中止复苏。

2. 保护性医疗中的伦理难题　保护性医疗是针对特定患者，为避免对其产生不利后果而不告知或不全部告知其病情、治疗风险、疾病预后等真实信息的保护性医疗措施。《中华人民共和国执业医师法》第二十六条规定："医生应当如实向患者或其家属介绍病情，但应当注意避免对患者产生不利后果"。不应告知患者的不良诊疗信息，需要告知其家属或代理人，或依据患者的要求、心理接受能力及家属的意愿，实施逐渐或有限度地告知，并不是要封闭一切诊疗信息。

二、临床治疗的伦理决策

（一）临床治疗伦理决策的含义：在临床治疗活动中的伦理抉择，是从医学伦理的角度来思考问题，以做出最恰当的、最符合医学伦理的临床治疗决定。

（二）临床治疗伦理决策的原则

表6-13　临床治疗伦理决策的原则

原则	特点
根本权益优先准则	一般来说生命健康权是第一位的权利，自主权也是一项应当优先考虑的权利，但优先未必排他，只是在利益冲突之时考虑的先后顺序有别
多元价值优选准则	医疗服务具有多元价值的属性，如：为了维护公众和社会的利益，对部分传染病患者进行强制隔离
变通性操作准则	某些情况下死守法律条文，把法律当作推卸责任的借口，可能适得其反，故必须讲究变通
规范与智慧并重准则	仅循原则和规范而缺少智慧就会力不从心。

第五章　临终关怀与死亡伦理

第一节　临终关怀伦理

一、临终关怀的概念与特点

（一）临终关怀的概念及发展

性质：一种"特殊的服务"，向临终患者及其家属提供的包括医疗、护理、心理、伦理和社会等全方位的照护。

(二)临终关怀的特点

1. 临终关怀的主要目的不是治疗或治愈疾病。

2. 临终关怀的主要对象为不可逆转的临终患者。

3. 临终关怀特别注重患者的生命尊严与生命质量和生命价值。

4. 临终关怀不仅关心患者，而且也关心其家属的身心健康。

5. 临终关怀的服务团队以医务人员为主，同时有家属、社会团体和各界人士等大量社会志愿者的积极参与。

临终关怀的目的不是要延长患者的生存时间，而是希望提高患者的生存质量。

二、临终关怀的伦理意义和要求

(一)临终关怀的伦理意义

1. 体现了人道主义精神。

2. 临终关怀体现了人的生命神圣、质量和价值的统一。

3. 临终关怀展示了人类文明和进步。

(二)临终关怀的伦理要求

1. 认识和理解临终患者。

2. 保护临终患者的权益。

3. 满足临终患者的生活需求。

4. 同情和关心临终患者的家属。

[经典例题 1]

临终关怀的根本目的是为了

A. 节约卫生资源

B. 减轻家庭的经济负担

C. 提高临终患者的生存质量

D. 缩短患者的生存时间

E. 防止患者自杀

[经典例题 2]

下列符合临终关怀伦理要求的做法是

A. 优先考虑临终患者家属的权益

B. 尽力满足临终患者的生活需求

C. 帮助临终患者抗拒死亡

D. 满足临终患者结束生命的要求

E. 建议临终患者选择安乐死

[参考答案] 1. C；2. B

第二节　安乐死伦理

一、安乐死的含义

所谓安乐死是指医务人员对患不治之症的濒死患者，应患者和其家属的自愿请求，依据法律规定，为消除患者的痛苦或缩短痛苦的时间，采用医学的方法，通过作为或不作为，使其安宁地度过死亡阶段而终结生命的全过程。

（一）按照执行方式：主动安乐死和被动安乐死。

（二）按患者同意的方式：自愿安乐死和非自愿安乐死

可以得出四种类型：自愿主动安乐死；自愿被动安乐死；非自愿主动安乐死；非自愿被动安乐死。

前者使用药物终止生命，争议大，后者停止治疗，早已实施于医疗实践中。

二、安乐死的伦理争议

由于安乐死关乎生命的终止，特别是主动安乐死涉及人为地终止生命，因而引发了深刻而激烈的伦理争议。

三、安乐死的实施现状

（一）安乐死的立法

荷兰是最早实施安乐死的国家。

比利时是第二个实施安乐死的国家。

我国对安乐死尚未立法，也未颁布过相关的政策、条例。我国医务人员对于临终患者只能提供临终关怀，而不能是安乐死。1997 年首次举行了全国性的安乐死学术讨论会。

（二）当前安乐死的实施状况

略。

　　安乐死合法化是实施安乐死的基本前提。

第三节　死亡伦理

一、死亡的概念

一般而言，人们把死亡理解为人体的器官、组织、细胞等的整体衰亡，生物学生命新陈代谢的停止。

二、死亡标准的历史演变

（一）传统的心肺死亡标准　　传统的医学死亡标准是呼吸、心跳的完全停止。

（二）脑死亡标准　"脑功能不可逆性丧失"作为新的死亡标准，即将脑死亡确定为人的死亡标准（脑死亡的哈佛标准）：

①对外部刺激和内部需要无接受性和反应性；②自主的肌肉运动和自主呼吸消失；③诱导反射消失；④脑电图示脑电波平直。

三、脑死亡标准的伦理意义

（一）更科学地判定人的死亡

（二）维护了死者的尊严

（三）有利于节约卫生资源和减轻家属的负担

（四）有利于器官移植

上述（一）和（二）是执行脑死亡标准的动机和直接目的，而（三）和（四）是实施脑死亡的间接效果。

　　器官移植有关的医生不允许参与对脑死亡的判定，以保护临终患者的生命利益。

[经典例题 1]

　　女性，17 岁。脑部受伤住院，入院后虽经积极救治，但 3 天后患者进入脑死亡状态。医师告知其父母，并建议撤掉呼吸机。其父母看到女儿在呼吸机支持下仍有呼吸，并能触及女儿的脉搏，坚决不接受医师的建议。此时，该医师符合伦理的做法是

  A. 尊重其父母的意愿并不惜一切代价救治　　B. 执行脑死亡标准并劝说其父母捐献患者器官

  C. 直接撤掉呼吸机并填写死亡报告　　D. 请公证机关来公证患者已经死亡

  E. 向患者父母解释脑死亡，征得其同意后撤掉呼吸机

[经典例题2]

临终关怀的根本目的是为了

  A. 节约卫生资源　　B. 减轻家庭的经济负担

  C. 提高临终患者的生存质量　　D. 缩短患者的生存时间

  E. 防止患者自杀

[参考答案] 1. E；2. C

第六章　公共卫生伦理与健康伦理

第一节　公共卫生伦理的含义

表6-14　公共卫生伦理的概述

含义	公共卫生措施、活动性质不是临床的医疗活动
目的	防止、控制疾病在人群中的蔓延、传播
开展的区域	不在医疗卫生机构，而在社区、社会
针对的对象	社区、地区乃至整个社会的人群
措施手段	不是医疗性的而是社会性、政策制度性的
实施主体	不仅仅是医务人员还包括社会工作人员、政府机构人员等各领域的人员

第二节　公共卫生伦理原则

表6-15　公共卫生伦理原则

原则	特点
全社会参与原则	政府、社会、团体和公众的广泛参与
社会公益原则	处理社会与个人的利益关系时，将社会公共利益置于优先考虑的位置
社会公正原则	尊重社会中每个人的基本权利，促进社会社区人群的健康
互助协同原则	需要不同领域中的人员之间的互助与协作
信息公开原则	信息公开在预防疾病、防范和控制疫情方面起到警示的作用，提醒人们关注和重视可能存在的公共问题

[经典例题 1]

以下属于公共卫生工作特有的伦理原则是

A. 生命价值原则   B. 尊重自主原则

C. 最优化原则   D. 隐私保密原则

E. 全社会参与原则

[经典例题 2]

对疑似甲类传染病患者予以隔离所体现的公共卫生伦理原则是

A. 社会公益原则   B. 互助协同原则

C. 信息公开原则   D. 社会公正原则

E. 全社会参与原则

[参考答案] 1. E；2. A

第二小题点评：公共卫生部分的试题近些年越来越多，无论在伦理学还是在预防医学都有较多试题，但是解题不难，例如这题，理解一下即可。隔离患者，本质上是防止更多人患病，是为了社会公益。

第三节　公共卫生工作伦理要求

一、疾病防控的伦理要求

(一)传染病防控的伦理要求

①积极开展传染病的防控，对广大群众的健康负责；②认真做好传染病的监测和报告，履行其道德和法律责任；③尊重科学，具有奉献精神；④尊重传染病患者的人格和权利。

(二)慢性非传染性疾病防控的伦理要求

①积极开展健康教育，促进人们健康行为、生活方式的转变；②加强慢性病的监测、筛查和普查工作，履行早发现、早诊断、早治疗的道德责任。

二、职业性损害防控的伦理要求

①依法开展卫生监督和管理，从源头控制职业性损害，对劳动者的安全和健康负责；②积极开展职业健康教育、卫生监测和健康监护，保护劳动者身体健康；③职业病诊断应客观公正，既要保障劳动者的健康权益，也要维护企业和国家的利益。

三、健康教育和健康促进的伦理要求

①履行法律义务，充分利用一切机会和场合积极主动地开展健康教育；②积极参与有利于健康促进的公共政策的制定、支持环境的创建和卫生保健体系的建立；③深入农村、社会，将健康教育与健康促进工作渗透到初级卫生保健工作中；④不断自我完善，以科学的态度和群众喜闻乐见的形式开展健康教育和健康促进活动。

四、应对突发公共卫生事件的伦理要求

①恪守职责和加强协作，发扬敬畏生命的人道主义精神；②树立崇高的职业责任感和科学态度；③勇于克服困难，具有献身精神。

第四节　健康伦理

一、健康伦理的含义

健康伦理是关于人们维护自身健康、促进他人健康和公共健康等过程中的伦理问题进行研究的学问，而公共健康伦理是其重要的内容。

二、健康权利

健康权利的概念是一个社会历史发展的产物。在传统社会中，人们往往认为任何人都不想患病，患病本身对患者是一种损害，因此，患者不应对患病承担任务责任。1948 年世界卫生组织提出"不分种族、宗教、政治信仰、经济和社会状况，享有最高的、可获得的健康标准是每个人的基本权利之一。"

三、健康责任

医生在公民健康维护中的责任主要体现在当其健康出现问题时，医生的责任是努力保证患病的公民恢复其健康。除此之外，医生也承担一定的维护健康的社会责任，比如对相关政策提供专业的建议、在公民健康教育和健康促进工作中利用专业知识和技能提供必要的帮助等。

第七章　医务人员医学伦理素质的养成

第一节　医学道德教育

一、医学道德教育的特点

表 6-16　医学道德教育的特点

特点	备注
专业性与综合性	医德教育专业性强且需和思政教育、卫生改革、医院管理等相结合
同时性与层次性	医德的认识、情感、意志、信念和行为需综合发展，同时形成；但是实际中医务人员的层次不同，故医德要求是有差异的
长期性与渐进性	医德教育是一个长期、不间断的过程，要循序渐进的教育
理论性与实践性	既重视医德理论的灌输，又要重视医德的实践

二、医学道德教育的过程

1. 提高医学道德认识。
2. 陶冶医学道德情感。
3. 锻炼医学道德意志。
4. 树立医学道德信念。
5. 养成良好的医学道德行为和习惯。

三、医学道德教育的方法

1. 案例讨论、以理导人的方法。
2. 积极疏导、以情动人的方法。

3. 典型引导，以形感人的方法。

4. 舆论扬抑，以境育人的方法。

第二节　医学道德修养

一、医学道德修养的含义和意义

(一)医学道德修养的含义

医务人员在医学道德方面所进行的自我教育、自我锻炼和自我陶冶，它是医学道德实践的一种重要形式。属于一种境界。

(二)医学道德修养的意义

1. 它有助于医学道德教育的深化。

2. 它是形成医学道德品质的内在根据。

3. 它有助于形成良好的医德医风。

二、医学道德修养的目标和境界

(一)医学道德修养的目标

医德品质由医德认识、医德情感和医德意志构成。

1. 医学道德修养的构成及定义

表 6-17　医学道德修养的构成及定义

构成部分	定义
医德认识	医务人员对客观存在的医德关系和处理这些关系的医德理论、原则、规范的正确理解
医德情感	一种医疗实践过程中的心理反映
医德意志	在履行医德义务过程中所表现出来的自觉克服困难、排除障碍，作出抉择的力量和坚持精神

2. 医德品质的内容仁慈、诚挚、严谨、公正和节操等医德品质(A 型否定型试题考点)。

(二)医学道德修养的境界

大公无私(最高境界，需鼓励)、先公后私、先私后公、自私自利(最低境界，需抵制)。

三、医学道德修养的途径和方法

医学道德修养的途径：实践。

医学道德修养的方法：自我反省、见贤思齐、坚持慎独。

第三节　医学道德评价

一、医学道德评价的含义和意义

(一)医学道德评价的含义

1. 主体是医学道德评价者，包括广泛的社会成员和社会组织。

2. 客体即是医学道德评价的对象，包括医学伦理行为和医德品质。

3. 结果包括"质"和"量"两种。

(二)医学道德评价的意义

1. 它是培养医务人员医学道德品质和调整其行为的重要手段。

2. 它是医学道德他律转化为医学道德自律的形式。

3. 它可以创造良好的医学道德氛围，调节医学职业的道德生活。

4. 它可以促进精神文明和医学科学的健康发展。

二、医学道德评价的依据

两个统一：动机与效果、目的与手段的辩证统一。

三、医学道德评价方式

舆论、习俗、信念（良心）。

四、医学道德的四个评价标准

1. 是否有利于患者疾病的缓解和康复。

2. 是否有利于人类生存环境的保护和改善。

3. 是否有利于优生和人群的健康、长寿。

4. 是否有利于医学科学的发展和社会进步。

[经典例题 1]

医学道德修养是指医务人员在医学道德方面所进行的自我教育、自我锻炼和自我陶冶，以及在此基础上达到的

A. 医学道德境界　　　　　　　　　B. 医疗实践能力

C. 医疗技术水平　　　　　　　　　D. 医患沟通能力

E. 医疗道德意识

[经典例题 2]

医德修养要坚持

A. 集体性　　　　　　　　　　　　B. 组织性

C. 实践性　　　　　　　　　　　　D. 强制性

E. 机动性

[经典例题 3]

属于医务人员自我道德评价方式的是

A. 慎独　　　　　　　　　　　　　B. 内心信念

C. 传统习俗　　　　　　　　　　　D. 名誉

E. 社会舆论

[参考答案] 1. A；2. C；3. B

第三小题点评：这其实是考语文，什么叫自我评价，自己的内心给自己打分啊！答案出来了。选择 B。

第七篇

卫生法规

 考 情 分 析

历年考情概况

常考知识点	历年常考内容	历年分值
执业医师法	概述、考试注册、执业规则、考核和培训、法律责任	1
医疗机构管理条例及其实施细则	概述、医疗机构执业、登记和校验、法律责任	1
医疗事故处理条例	预防处置、技术鉴定、处理与监督和法律责任	1
母婴保健法及其实施办法	婚前保健、孕产期保健、技术鉴定	0
传染病防治法	疫情报告、疫情控制	1
艾滋病防治条例	预防与控制	0
突发公共卫生事件应急条例	报告、信息发布、法律责任	1
药品管理法及其实施条例	管理、监督、法律责任	0
麻醉药品和精神药品管理条例	麻醉药品和精神药品的使用、法律责任	0
处方管理办法	一般规定、处方权、监督管理、法律责任	1
献血法	医疗机构职责、血站职责、法律责任	0
侵权责任法	赔偿责任的情形、紧急情况医疗措施的实施	0
放射诊疗管理规定	执业条件、安全防护与质量保证	0
抗菌药物临床应用管理办法	抗菌药物临床应用管理及应用	0
医疗机构临床用血管理办法	临床用血管理、法律责任	1
精神卫生法	心理健康促进和精神障碍预防、诊断、治疗和康复	0
人体器官移植条例	器官捐献、器官的移植	0
疫苗流通和预防接种管理条例	疫苗接种、预防接种异常反应、法律责任	0

易错考点摘要

详情见各章节"敲黑板"

本篇学习方法或注意事项

卫生法规每年都有出题，在近几年医师的考试中越来越受到重视，题目难度不断加大，如果对内容熟悉，基本属于好拿分的科目。

卫生法规尤其要重视，概念性的表述，如医师法的内容、医师管理条例、药品管理法等。多看、多听、多记、多做题加深印象。

Learning plan
学习时间规划表

第01天　第　章	第02天　第　章	第03天　第　章	第04天　第　章	第05天　第　章	第06天　第　章
听老师的课　□ 复习讲义　□ 做习题　□	听老师的课　□ 复习讲义　□ 做习题　□	听老师的课　□ 复习讲义　□ 做习题　□	听老师的课　□ 复习讲义　□ 做习题　□	听老师的课　□ 复习讲义　□ 做习题　□	听老师的课　□ 复习讲义　□ 做习题　□
第07天　第　章	第08天　第　章	第09天　第　章	第10天　第　章	第11天　第　章	第12天　第　章
听老师的课　□ 复习讲义　□ 做习题　□	听老师的课　□ 复习讲义　□ 做习题　□	听老师的课　□ 复习讲义　□ 做习题　□	听老师的课　□ 复习讲义　□ 做习题　□	听老师的课　□ 复习讲义　□ 做习题　□	听老师的课　□ 复习讲义　□ 做习题　□
第13天　第　章	第14天　第　章	第15天　第　章	第16天　第　章	第17天　第　章	第18天　第　章
听老师的课　□ 复习讲义　□ 做习题　□	听老师的课　□ 复习讲义　□ 做习题　□	听老师的课　□ 复习讲义　□ 做习题　□	听老师的课　□ 复习讲义　□ 做习题　□	听老师的课　□ 复习讲义　□ 做习题　□	听老师的课　□ 复习讲义　□ 做习题　□
第19天　第　章	第20天　第　章	第21天　第　章	第22天　第　章	第23天　第　章	第24天　第　章
听老师的课　□ 复习讲义　□ 做习题　□	听老师的课　□ 复习讲义　□ 做习题　□	听老师的课　□ 复习讲义　□ 做习题　□	听老师的课　□ 复习讲义　□ 做习题　□	听老师的课　□ 复习讲义　□ 做习题　□	听老师的课　□ 复习讲义　□ 做习题　□
第25天　第　章	第26天　第　章	第27天　第　章	第28天　第　章	第29天　第　章	第30天　第　章
听老师的课　□ 复习讲义　□ 做习题　□	听老师的课　□ 复习讲义　□ 做习题　□	听老师的课　□ 复习讲义　□ 做习题　□	听老师的课　□ 复习讲义　□ 做习题　□	听老师的课　□ 复习讲义　□ 做习题　□	听老师的课　□ 复习讲义　□ 做习题　□
第31天　第　章					
听老师的课　□ 复习讲义　□ 做习题　□					

注意：每天的学习建议按照"听课→做题→复习讲义"三部曲来进行；另：计划一旦制订，请各位同学严格执行。

第一章　卫生法基础知识

一、卫生法的概念、分类和作用

(一)卫生法的概念

表7-1　卫生法的概念

概念	指调整卫生关系的法律规范的总称	
分类	形式意义上的卫生法	指以"卫生法"为名称的法律(目前我国没有)
	实质意义上的卫生法	指以"卫生"为对象制定的各种法律规范(已有)

(二)卫生法的分类

大致可以划分为以下几个部分：公共卫生法、医疗法、药事法、中医药法和医疗保障法等。它们共同构成卫生法体系。

(三)卫生法的作用

卫生法在调整卫生关系中的作用是多方面的，最主要的作用可以归纳为以下三个方面。

1. 维护社会卫生秩序　所谓卫生秩序，就是通过卫生法调整而形成的有条不紊的卫生状态。

2. 保障公共卫生利益　利益在法律上的表现形式是权利，所以，公共卫生利益在卫生法上的表现形式就是公共卫生权利。

3. 规范卫生行政行为　卫生行政部门是卫生法的主要实施者之一。

二、卫生法的形式、效力和解释

(一)卫生法的形式

卫生法的形式，是指卫生法的具体的外部表现形态。也就是通常说的卫生法的渊源。主要包括：

表7-2　卫生法形式

卫生法渊源	制定机关	特点
宪法	全国人大及其常委会	根本法，最高的法律效力
卫生法律	全国人大及其常委会	传染病防治法、母婴保健法、献血法、药品管理法等
卫生行政法规	国务院	突发公共卫生事件应急条例、传染病防治法、疫苗流通与预防接种管理条例、艾滋病防治条例等
地方性法规、自治法规中的卫生方面规范	各地方	只在制定者管辖的区域内生效
卫生行政规章	国家卫健委	卫生政府规章不得与法律、行政法规以及上级和同级地方性法规、自治法规相抵触
卫生标准	国家卫健委	强制性卫生标准
有关卫生方面的法律解释	最高人民法院	《关于审理非法行医刑事案件具体应用法律若干问题的解释》
卫生国际条约	国际	《国际卫生条例》

(二)卫生法的效力

表7-3　卫生法效力

卫生法对人的效力	自然人(中国人、外国人等各种人)和法所拟制的人(法人以及其他组织)
卫生法的空间效力	即卫生法效力的地域范围，卫生法律、行政法规、部门规章等都在全国范围内有效，卫生地方性法规、自治法规、政府规章等只在制定者管辖的区域内有效

续表

卫生法的时间效力	卫生法的效力的起止时间和对其实施前的行为有无溯及力(卫生法实行不溯及既往原则)《执业医师法》第48条规定本法自1999年5月1日起施行

（三）卫生法的解释

卫生法的解释是指对卫生法的条文的含义所作的说明。依其作出解释的主体和效力的不同，可分为正式解释与非正式解释。正式解释，也称有权解释，是指由立法机关及其授权法律解释的机关所作的解释。一般分为立法解释、行政解释和司法解释。正式解释具有法律效力。

非正式解释，是指在法律上没有约束力的解释。如一般公民或者当事人所作的任意解释和学术上的学理解释等。

三、卫生法的守法、执法和司法

（一）卫生法的守法

表7-4　卫生法的守法

守法的定义		与卫生有关的单位和个人依照卫生法的规定，行使权利和履行义务的活动	
守法的主体	机构	卫生行政部门、医疗机构	
	个人	卫生技术人员及单位和个人等	
守法的内容	履行义务	履行积极的义务	遵守卫生法中的指令性规范，作出一定的行为
		履行消极的义务	遵守卫生法中的禁止性规范，不作出一定的行为
	行使权利	通过自己作出一定行为或者要求他人作出或者不作出一定行为以使自己的合法权利得以实现	

（二）卫生法的执法

表7-5　卫生法的执法

定义			县级以上人民政府卫生行政部门及其卫生监督机构依照法定职权和程序，贯彻实施卫生法的活动
执法范围	行政许可		行政机关根据公民、法人或者其他组织的申请，经依法审查，准予其从事特定活动的行为，如颁发《医师执业证书》
	行政强制	强制措施	为制止违法行为、防止证据损毁等，依法对公民的人身自由实施暂时性限制或对财物实施暂时性控制的行为；如卫生行政部门查封场所
		强制执行	申请人民法院，强制履行义务的行为
	行政处罚		对单位或者个人予以制裁的行为，如警告、罚款、没收违法所得、没收非法财物、责令停产停业、暂扣或者吊销许可证等
	行政复议		不服行政机关作出的具体行政行为，依法向法定的行政复议机关提出申请，审查后并作出裁判的行为

（三）卫生法的司法

表7-6　卫生法的司法

概念	指国家司法机关依据法定职权和法定程序，具体应用卫生法等处理卫生方面案件的活动
司法的种类	民事司法、行政司法和刑事司法
司法机关	人民法院(审判权)和人民检察院(检察权和法律监督权)
司法人员	法官和检察官
法院系统	地方各级人民法院、专门人民法院和最高人民法院组成
检察院系统	地方各级人民检察院、专门人民检察院和最高人民检察院组成

[经典例题1]

下列不属于行政处罚的是

A. 行政拘留   B. 责令停产、停业   C. 警告

D. 罚款   E. 查封、扣押

[参考答案] 1. E

第二章　传染病防治法

一、传染病防治概述

传染病是危害人民身体健康、威胁人民生命安全的严重疾病。它是由于致病性微生物侵入人体所引起。

(一)传染病方针和原则　国家对传染病防治实行预防为主的方针，防治结合、分类管理、依靠科学、依靠群众的原则。

(二)传染病分类

根据传染病病种的传播方式、传播速度、流行强度以及对人类健康危害程度的不同，参照国际统一分类标准，我国将39种急性和慢性传染病列为法定管理的传染病，并分为甲、乙、丙3类。

甲类传染病：鼠疫、霍乱。

乙类传染病：传染性非典型肺炎、艾滋病、病毒性肝炎、脊髓灰质炎、人感染高致病性禽流感、麻疹、流行性出血热、狂犬病、流行性乙型脑炎、登革热、炭疽、细菌性和阿米巴性痢疾、肺结核、伤寒和副伤寒、流行性脑脊髓膜炎、百日咳、白喉、新生儿破伤风、猩红热、布鲁氏菌病、淋病、梅毒、钩端螺旋体病、血吸虫病、疟疾。

丙类传染病：流行性感冒、流行性腮腺炎、风疹、急性出血性结膜炎、麻风病、流行性和地方性斑疹伤寒、黑热病、包虫病、丝虫病，除霍乱、细菌性和阿米巴性痢疾、伤寒和副伤寒以外的感染性腹泻病。

手足口病于2008年5月2日被纳入丙类传染病。

(三)甲类传染病预防控制措施的适用

《传染病防治法》规定，对乙类传染病中传染性非典型肺炎和炭疽中的肺炭疽，采取传染病防治法所称甲类传染病的预防、控制措施(乙类甲管)。

2009年4月30日，原卫生部经国务院批准，将甲型H1N1流感纳入乙类传染病，并按甲类传染病的预防、控制措施。2013年10月28日将甲型H1N1纳入法定丙类传染病，并纳入流感进行管理。

2013年10月28日，国家卫生计生委发出《关于调整部分法定传染病病种管理工作的通知》，将人感染H7N9禽流感纳入法定乙类传染病；将甲型H1N1流感从乙类调整为丙类，并纳入现有流行性感冒进行管理；解除对人感染高致病性禽流感采取的传染病防治法规定的甲类传染病预防、控制措施。

[经典例题1]

男性，35岁。已婚。因尿道口有脓性分泌物到医院就诊，被诊断为淋病。

(1)根据《传染病防治法》对传染病分类的规定，该患者所患疾病属于

A. 按乙类管理的丙类传染病   B. 丙类传染病

C. 甲类传染病   D. 按甲类管理的乙类传染病

E. 乙类传染病

（2）为防止该病传染给患者妻子，医师符合伦理的最佳做法是

A. 请示当地疾病预防控制中心　　　　　B. 劝说患者告知其妻子实情

C. 将实情直接告知其妻子　　　　　　　D. 告知患者所在单位

E. 同意不告知患者妻子

（3）如果患者拒绝将病情告知其妻子，医师所面对的属于

A. 多重趋避冲突　　　　　　　　　　　B. 趋避冲突

C. 双趋冲突　　　　　　　　　　　　　D. 双重趋避冲突

E. 双避冲突

［参考答案］1. E、B、B

二、传染病预防

（一）预防接种

国家实行有计划的预防接种制度，对儿童实行预防接种证制度。儿童出生后 1 个月内，监护人应当到儿童居住地承担预防接种工作的接种单位为其办理预防接种证。

（二）传染病的监测

国家建立传染病监测制度。国务院卫生行政部门制定国家传染病监测规划和方案。省、自治区、直辖市人民政府卫生行政部门制定本行政区域的传染病监测计划和工作方案。

（三）传染病预警制度

国务院卫生行政部门和省、自治区、直辖市人民政府根据传染病发生、流行趋势的预测，及时发出传染病预警，根据情况予以公布。

（四）传染病菌种、毒种管理

国家建立传染病菌种、毒种库。可能导致甲类传染病传播的菌种、毒种和检测样本，须经省级以上人民政府卫生行政部门批准。

对传染病菌种、毒种和传染病检测样本的采集、保藏、携带、运输和使用实行分类管理，建立健全严格的管理制度。

（五）疾病预防控制机构的职责

表 7-7　疾病预防控制机构的职责

职责		主要工作内容
在传染病预防控制中的职责		制定传染病预防控制规划、方案；分析传染病监测信息，预测流行趋势；开展疫情及公共卫生事件流行病学调查、现场处理；开展传染病实验室检测；实施计划免疫；普及传染病知识及健教；指导下级 CDC 开展工作；提供技术咨询
传染病发生、流行监测和预测	国家及省级 CDC	对传染病发生、流行以及分布进行监测，对重大传染病流行趋势进行预测，提出预防控制对策，并开展卫生评价等工作
	设区市及县级 CDC	负责具体工作的落实
疫情信息的调查和核实		发现甲、乙传染病向当地卫健委报告，对疫情进行核实和分析
自然疫源地施工环境的卫生调查		（省级 CDC）施工前卫生调查，竣工后监测

［经典例题 2］

在自然疫源地和可能是自然疫源地的地区兴办的大型建设项目开工前，建设单位应当申请当地卫生防疫机构对施工环境进行

A. 环保调查　　　　　　　　　　　　　B. 卫生调查

C. 卫生资源调查　　　　　　　　　　　D. 环境资源调查

E. 危害因素调查

[参考答案] 2.B

（六）医疗机构的职责

1. 防止传染病的医源性感染和医院感染。

2. 承担责任区域内传染病预防工作。

（七）传染病患者、病原携带者和疑似传染病患者合法权益保护

1. 疾病预防控制机构、医疗机构不得泄露涉及个人隐私的有关信息、资料。

2. 患者及携带者在治愈或排除传染病前不得从事易传播传染病的工作，任何人必须接受疾控的调查、检验和采集样本。

三、疫情报告、通报和公布

（一）疫情的报告

表 7-8　传染病疫情报告

传染病疫情报告人	责任疫情报告人	疾病预防控制机构、医疗机构和采供血机构及其工作人员
	义务疫情报告人	任何单位和个人
疫情报告的管理	属地管理原则	例如医院坐落在北京市海淀区，那么疫情就向海淀区疾控中心上报
报告程序与方式	传染病报告卡	一般由首诊医生填写
报告时限	甲类+乙类按甲类管理	2h 内上报
	乙类+丙类	24h 内上报

（二）传染病疫情的通报

国务院卫生行政部门应当及时向国务院其他有关部门和各省、自治区、直辖市人民政府卫生行政部门通报全国传染病疫情以及监测、预警的相关信息。

（三）传染病疫情信息的公布

国务院卫生行政部门定期公布全国传染病疫情信息。省、自治区、直辖市人民政府卫生行政部门定期公布本行政区域的传染病疫情信息。

四、疫情控制

（一）控制措施

1. 医疗机构采取的控制措施

表 7-9　医疗机构发现甲类传染病时的处理

情况	处理
患者/携带者	隔离治疗，隔离期限根据医学检查结果确定
疑似者	确诊前在指定场所单独隔离治疗
亲密接触者	指定场所进行医学观察和采取其他必要的预防措施
擅自脱逃者	公安机关协助医疗机构采取强制隔离治疗
被污染场所/医疗废物	消毒和无害化处置
发现乙类或者丙类传染病患者	采取必要的治疗和控制传播措施。对被污染的场所、物品等进行无害化处理

2. 疾病预防控制机构采取的控制措施

①对传染病疫情进行流行病学调查，根据调查情况提出划定疫点、疫区的建议，对被污染的场所进行卫生处理，对密切接触者，在指定场所进行医学观察和采取其他必要的预防措施，并向卫生行政部门提出疫情控制方案；②传染病暴发、流行时，对疫点（即病原体从传染源向周围播散的范围较小或者单个疫源地）、疫区（即传染病在人群中暴发、流行，其病原体向周围播散时所能波及的地区）进行卫生处理，向卫生行政部门提出疫情控制方案，并按照卫生行政部门的要求采取措施；③指导下级疾病预防控制机构实施

传染病预防、控制措施、组织、指导有关单位对传染病疫情的处理。

3. 对发生甲类传染病病例场所及特定区域人员的紧急措施

表 7-10　对发生甲类传染病病例场所及特定区域人员的紧急措施

处理单位及措施	县以上政府实施隔离并报上级政府批准
具体要求	隔离期间给隔离人提供生活保障； 被隔离人单位不得停发工资

（二）紧急措施

传染病暴发、流行时，县级以上地方人民政府应当立即组织力量，按照预防、控制预案进行防治，切断传染病的传播途径。必要时，报经上一级人民政府决定，可以采取下列紧急措施并予以公告：

1. 限制或者停止集市、集会、影剧院演出或者其他人群聚集的活动。
2. 停工、停业、停课。
3. 控制或者捕杀染疫野生动物、家畜家禽。
4. 封闭被传染病病原体污染的公共饮用水源。
5. 封闭可能造成传染病扩散的场所。

（三）疫区封锁

表 7-11　疫区封锁

适用情况	甲类、乙类传染病暴发、流行时	
宣布疫区	本行政区域疫区	县以上政府报上级政府批准
	跨省疫区	国务院
封锁疫区	本区域甲类传染病疫区实施封锁	省级政府
	大、中城市的疫区或者跨省、自治区、直辖市的疫区，以及封锁疫区导致中断干线交通或者封锁国境的	国务院
解除疫区封锁	由原决定机关决定并宣布	

措施 = 宵禁 + 封闭传染源；政府在控制传染病疫情时，需首先组织力量防治，切断传播途径。

五、医疗救治

（一）预防医院感染的要求　使用一次性医疗器械，用完销毁，其他医疗器械注意消毒。

（二）开展医疗救治的要求

提高医疗救治能力；提供医疗救治方式；实行传染病预检、分诊制度；转院。

六、法律责任

（一）疾病预防控制机构的法律责任

表 7-12　对疾病预防控制机构的处理

处罚部门		县级以上卫健委
处理意见	对机构	责令限期改正，通报批评，给予警告
	责任人	给予降级、撤职、开除的处分，并吊销执照
构成犯罪		追究刑事责任

（二）医疗机构法律责任

表7-13 对医疗机构的处理

处罚部门		县级以上卫健委
处理意见	对机构	责令限期改正，通报批评，给予警告
	责任人	造成传染病传播、流行或者其他严重后果的，给予降级、撤职、开除的处分，并可吊销执照
构成犯罪		追究刑事责任

[经典例题3]

　　某县医院因收治多例人感染高致病性禽流感患者未按规定报告受到行政处罚。为此，该医院积极整改，加强《传染病防治法》的宣传，并落实各项传染病防治任务，不属于医院应承担的任务是

　　A. 开展流行病学调查

　　B. 承担责任区域内传染病预防工作

　　C. 承担医疗活动中与医院感染有关的威胁因素检测

　　D. 防止传染病的医源性感染

　　E. 防止传染病的医院感染

　　[参考答案] 3. A

第三章　职业病防治法

　　一、概述

　　（一）职业病的概念　　是指企业、事业单位和个体经济组织等用人单位的劳动者在职业活动中，因接触粉尘、放射性物质和其他有毒、有害因素而引起的疾病。

　　（二）职业病分类和目录的制定　　《职业病防治法》规定，职业病的分类和目录由国务院卫生行政部门会同国务院安全生产监督管理部门、劳动保障行政部门制定、调整并公布。分10大类132种，包括：①职业性尘肺病及其他呼吸系统疾病19种；②职业性皮肤病9种；③职业性眼病3种；④职业性耳鼻喉口腔疾病4种；⑤职业性化学中毒60种；⑥物理因素所致职业病7种；⑦职业性放射性疾病11种；⑧职业性传染病5种；⑨职业性肿瘤11种；⑩其他职业病3种。

　　（三）国家职业卫生标准的制定　　由国务院卫生行政部门组织制定并公布。

　　目录制定者：国家卫生行政+安监+劳动保障

　　职业卫生标准制定者：国务院卫生行政部门。

　　二、职业病诊断与职业病患者保障

表7-14 职业病诊断与职业病患者保障

职业病诊断机构的设立及其条件	批准单位	省级卫生行政部门
	所需条件	医疗机构许可证+卫生技术人员+仪器+管理制度

职业病诊断应当综合分析的因素	诊断成立条件	职业史+工作场所职业病危害因素+接触史+临床表现+辅助检查
	诊断证明书	职业病医师签字+医院盖章
职业病诊断、鉴定的现场调查	正常情况	安监部门10日内组织现场调查
医院发现职业病患者或者疑似职业病患者的报告	疑似患者	当地卫生行政和安监部门报告
	确诊患者	当地卫生行政、安监部门和劳动保障部门报告
职业病诊断异议的处理	过程	当事人有异议向当地卫健委申请→设区市以上卫健委组织鉴定→不服→省级卫健委鉴定
职业病诊断鉴定委员会的组成	原则	设立专家库，随机抽取专家鉴定
职业病诊断鉴定委员会组成人员的职责	原则	客观、公正地进行诊断鉴定，并承担相应的责任，不收好处，有利害关系则回避
劳动者职业病诊断地点的选择	原则	可在用人单位所在地，本人户籍或常居住地医疗机构进行诊断

三、法律责任

1. 未按规定报告职业病的医疗卫生机构的法律责任

表7-15　未按规定报告职业病的医疗卫生机构的法律责任

处罚部门	主管部门		
处理意见	未报告职业病、疑似职业病	限期改正，警告，可处1万以下罚款	
	弄虚作假	对医院	处以2万~5万元罚款
		对责任人和主管人员	行政处分

2. 擅自从事职业病诊断的医疗卫生机构的法律责任

表7-16　擅自从事职业病诊断的医疗卫生机构的法律责任

处罚部门	卫生行政部门	
处理意见	一般情况	责令停止，没收违法所得，违法所得5千元以上，处以2~10倍罚款；无违法所得或<5千元的，处以5千~5万元罚款
	情节严重	责任人给予行政处分

3. 承担职业病诊断的医疗卫生机构的法律责任

有以下情形之一的：①超出资质认可或者批准范围从事职业病诊断的；②不按照规定履行法定职责的；③出具虚假证明文件的。给予以下处理：

表7-17　承担职业病诊断的医疗卫生机构的法律责任

处罚部门	卫生行政部门		
处理意见	一般情况	责令停止，给予警告，没收违法所得，违法所得5千元以上，处以2~5倍罚款；无违法所得或<5千元的，处以5千~2万元罚款	
	情节严重	对医院	取消职业病诊断资格
		责任人	行政处分(降级、撤职、开除)
	构成犯罪	追究刑事责任	

4. 职业病诊断鉴定委员会组成人员的法律责任

表7-18　职业病诊断鉴定委员会组成人员的法律责任

违法情况	收受财物
处理	警告、没收收受财物，罚3千~5万元，取消职业病诊断鉴定委员会组成人员的资格，并从省级专家库除名

第四章　突发公共卫生事件应急条例

一、概述

概念突发公共卫生事件，是指突然发生，造成或者可能造成社会公众健康严重损害的重大传染病疫情、群体性不明原因疾病、重大食物和职业中毒以及其他严重影响公众健康的事件。

二、报告与信息发布

1. 什么情况上报

①发生或者可能发生传染病暴发、流行；②发生或者发现不明原因的群体性疾病；③发生传染病菌种、毒种丢失；④发生或者可能发生重大食物和职业中毒事件。

2. 报告时限（重点记时间）

省、自治区、直辖市人民政府应当在接到报告1小时内，向国务院卫生行政主管部门报告。国务院卫生行政主管部门对可能造成重大社会影响的突发事件，立即向国务院报告。

突发事件监测机构、医疗卫生机构和有关单位发现上述需要报告情形之一的，应当在2小时内向所在地县级人民政府卫生行政主管部门报告；接到报告的卫生行政主管部门应当在2小时内向本级人民政府报告，并同时向上级人民政府卫生行政主管部门和国务院卫生行政主管部门报告。

县级人民政府应当在接到报告后2小时内向设区的市级人民政府或者上一级人民政府报告；设区的市级人民政府应当在接到报告后2小时内向省、自治区、直辖市人民政府报告。

任何单位和个人对突发事件，不得隐瞒、缓报、谎报或者授意他人隐瞒、缓报、谎报。

［经典例题1］

负责向社会发布突发公共卫生事件信息的法定单位是

A. 县级人民政府　　　　　　　　　　B. 省级人民政府

C. 国务院卫生计生行政部门　　　　　D. 国务院新闻办公室

E. 设区的市级人民政府

［参考答案］1. C

三、法律责任

医疗卫生机构有下列行为之一的：①未依照本条例的规定履行报告职责，隐瞒、缓报或者谎报的；②未依照本条例的规定及时采取控制措施的；③未依照本条例的规定履行突发事件监测职责的；④拒绝接诊患者的；⑤拒不服从突发事件应急处理指挥部调度的。

表7-19　对医疗卫生机构的违法处理

处罚部门			卫健委
处理意见	对机构	一般	责令改正、通报批评、给予警告
		情节严重	吊销《医疗机构执业许可证》
	责任人	一般	给予降级或者撤职的纪律处分
		严重危害后果	构成犯罪追究刑事责任

［经典例题2］

对违反《突发公共卫生事件应急条例》规定，未履行报告职责，隐瞒、缓报或者谎报突发公共卫生事件

医学教育网 www.med66.com

的医疗机构，应给予的处理不包括

A. 通报批评　　　　　　　　　B. 责令改正

C. 给予警告　　　　　　　　　D. 停业整顿

E. 吊销《医疗机构执业许可证》

［参考答案］2. D

第五章　疫苗流通和预防接种管理条例

一、概述

疫苗，是指为了预防、控制传染病的发生、流行，用于人体预防接种的疫苗类预防性生物制品。

第一类疫苗，是指政府免费向公民提供。

第二类疫苗，是指由公民自费并且自愿受种的其他疫苗。

二、疫苗流通

表 7-20　疫苗流通

疫苗的采购	制定第一类疫苗使用计划	省级疾控制定本地区第一类疫苗计划，并向省级卫健委报备，在省级公共资源交易平台进行采购
	签订政府采购合同	约定疫苗的品种、数量、价格等
	第一类疫苗的供应	A. 只能给省级疾控或其指定机构供应疫苗，不得向个人供应 B. 疫苗最小外包装注明"免费"及国家卫健委规定的"免疫规划"标识
	第二类疫苗的采购和供应	省级疾控在省级公共交易平台集中采购，由县疾控采购后供应给本区域的接种单位
	检验合格或者审核批准证明	疾控及接种单位购进疫苗时，应向疫苗生产企业索取证明文件，并保存至超过有效期2年备查
疫苗的分发	过程	省疾控→设区市疾控或县疾控→接种单位和乡级卫生机构→村医疗机构
	原则	第一类疫苗不收任何费用
	特殊情况	传染病暴发、流行时，设区市疾控可直接向接种单位分发第一类疫苗
	相关记录	建立购进、储存、分发、供应记录，做到票、账、货、款一致，并保存至超过疫苗有效期2年备查

三、疫苗接种

表 7-21　疫苗接种

接种单位应具备的条件	医疗机构许可证+考核合格医师+有冷藏设备及制度+有预防接种门诊	
接种单位的管理	接受技术指导	接受县以上疾控指导
	疫苗接收和购进记录	做到票、账、货、款一致，无温度检测记录接种单位不得接收或购进，并向所在地药监和卫健委报告
	制定疫苗需求计划	接种单位制定，向县级卫健委和疾控报告
接种单位的管理	遵守工作规范	接种场所公示第一类疫苗的品种和接种方法
	接种情况登记	向县级卫健委和疾控报告
	接种疫苗费用	第一类不收费，第二类可收服务费、接种耗材费

续表

	告知义务	疫苗的品种、作用、禁忌、不良反应以及注意事项，询问是否有接种禁忌
医疗卫生人员的职责	接种记录	保存时间不少于 5 年
	医学建议	不能接种者需提出医学建议
儿童预防接种的管理	出生 1 个月内办预防接种证，离开居住地在现居住地接种	
群体性预防接种的管理	目的	为了预防、控制传染病的暴发、流行
	一般情况接种	县以上卫健委根据传染病监测和预警信息（为预防、控制传染病的暴发、流行）→报经本级政府决定→省级卫健委备案
	省级范围接种	省级卫健委→报经省级政府决定→国家卫健委备案
	国家范围/跨省接种	国家卫健委决定（任何其他单位或个人不得进行群体性预防接种）
疾病预防控制机构的职责	开展与预防接种相关的宣传、培训、技术指导、监测、评价、流行病学调查、应急处置等工作	

四、预防接种异常反应的处理

（一）预防接种异常反应的概念　预防接种异常反应，是指合格的疫苗在实施规范接种过程中或者实施规范接种后造成受种者机体组织器官、功能损害，相关各方均无过错的药品不良反应。

（二）不属于预防接种异常反应的情形　《疫苗流通和预防接种管理条例》规定，下列情形不属于预防接种异常反应：

①因疫苗本身特性引起的接种后一般反应；②因疫苗质量不合格给受种者造成的损害；③因接种单位违规给受种者造成的损害；④受种者接种时处于疾病的潜伏期或者前驱期；⑤受种者有接种禁忌，接种前未如实提供健康情况；⑥因心理因素发生的个体或者群体的心因性反应。

（三）预防接种异常反应的处理

1. 上报发现/疑似预防接种异常反应→上报所在地县级卫生行政部门及药监局并组织调查处理。

2. 争议的处理

表 7-22　争议的处理

争议情形	处理
一般情况	接种单位或者受种方请求接种单位所在地县级卫健委处理
受种者死亡/严重残疾/疑似群体性异常反应	接种单位或者受种方→县级卫健委采取应急措施（并上报本级政府）→移送上一级卫健委处理

3. 鉴定　预防接种异常反应的鉴定参照《医疗事故处理条例》执行。

（四）预防接种异常反应补偿

表 7-23　预防接种异常反应补偿

补偿情形	因异常反应造成受种者死亡/严重残疾/组织损伤，应一次性补偿	
补偿费来源	接种第一类疫苗	省级财政厅在预防接种工作经费中安排
	接种第二类疫苗	由相关的疫苗生产企业承担
	疫苗不合格造成损伤	依照药品管理法的有关规定处理
	接种单位违反制度造成损伤	依照《医疗事故处理条例》的有关规定处理

五、法律责任

（一）疾病预防控制机构的法律责任

1. 疾病预防控制机构有下列情形之一的处理

①未按照使用计划将第一类疫苗分发到下级疾病预防控制机构、接种单位、乡级医疗卫生机构的；②

未依照规定建立并保存疫苗购进、储存、分发、供应记录的；③接收或者购进疫苗时未依照规定索要温度监测记录，接收、购进不符合要求的疫苗，或者未依照规定报告的。

表 7-24　疾病预防控制机构的处理

处罚部门		县级以上人民政府卫生主管部门
处理意见	一般情况	责令改正，通报批评，给予警告；有违法所得的，没收违法所得
	拒不改正的	对主要负责人、直接负责的主管人员和其他负责人员依法给予警告至降级的处分

2. 疾病预防控制机构有下列情形之一的处理

①违反规定，未通过省级公共资源交易平台采购疫苗的；②违反规定，从疫苗生产企业、县级疾病预防控制机构以外的单位或者个人购进第二类疫苗的；③接种疫苗未遵守预防接种工作规范、免疫程序、疫苗使用指导原则、接种方案的；④发现预防接种异常反应或者疑似预防接种异常反应，未依照规定及时处理或者报告的；⑤擅自进行群体性预防接种的；⑥未依照规定对包装无法识别、超过有效期、脱离冷链、经检验不符合标准、来源不明的疫苗进行登记、报告，或者未依照规定记录销毁情况的。

表 7-25　疾病预防控制机构处理

处罚部门	县级以上人民政府卫生主管部门	
处理意见	一般情况	责令改正，给予警告；有违法所得的，没收违法所得
	拒不改正的	主要负责人、直接负责的主管人员和其他直接责任人员依法给予警告至撤职的处分
	造成受种者人身损害或严重后果	对主要负责人、直接负责的主管人员依法给予开除的处分，并由原发证部门吊销负有责任的医疗卫生人员的执业证书
	构成犯罪的	依法追究刑事责任

(二)接种单位的法律责任

1. 接种单位第一种违法情况的处理

①未依照规定建立并保存真实、完整的疫苗接收或者购进记录的；②未在其接种场所的显著位置公示第一类疫苗的品种和接种方法的；③医疗卫生人员在接种前，未依照本条例规定告知、询问受种者或者其监护人有关情况的；④实施预防接种的医疗卫生人员未依照规定填写并保存接种记录的；⑤未依照规定对接种疫苗的情况进行登记并报告的；⑥接收或者购进疫苗时未依照规定索要温度监测记录，接收、购进不符合要求的疫苗，或者未依照规定报告的。

表 7-26　接种单位第一种违法情况的处理

处罚部门	县级人民政府卫生主管部门		
处理意见	一般情况	责令改正，给予警告	
	拒不改正	对责任人	给予警告至降级的处分
		对卫生人员	暂停 3 个月以上 6 个月以下的执业活动

2. 接种单位的第二种违法情况的处理

①从不具有疫苗经营资格的单位或者个人购进第二类疫苗的；②接种疫苗未遵守预防接种工作规范、免疫程序、疫苗使用指导原则、接种方案的；③发现预防接种异常反应或者疑似预防接种异常反应，未依照规定及时处理或者报告的；④擅自进行群体性预防接种的。⑤违反规定，未通过省级公共资源交易平台采购疫苗的；⑥未依照规定对包装无法识别、超过有效期、脱离冷链、经检验不符合标准、来源不明的疫苗进行登记、报告，或者未依照规定记录销毁情况的。

表 7-27　接种单位的第二种违法情况的处理

处罚部门	县级以上人民政府卫生主管部门	
处理意见	一般情况	责令改正，给予警告；没收违法所得
	拒不改正	主要负责人、直接负责的主管人员和其他直接责任人员依法给予警告至撤职的处分
	造成受种者人身损害或严重后果	负责人或主管人员给予开除的处分，并吊销负有责任卫生人员执业证书
	构成犯罪的	依法追究刑事责任

第六章　艾滋病防治条例

一、概述

（一）艾滋病防治原则

方针：预防为主、防治结合。

机制：政府组织领导、部门各负其责、全社会共同参与。

措施：加强宣传教育，采取行为干预和关怀救助等，实行综合防治。

（二）不歧视规定

任何单位和个人不得歧视艾滋病病毒感染者、艾滋病患者及其家属。

艾滋病病毒感染者、艾滋病患者及其家属享有的婚姻、就业、就医、入学等合法权益受法律保护。

医疗机构不得因就诊的患者是艾滋病病毒感染者或者艾滋病患者，推诿或者拒绝对其进行其他疾病治疗。

二、预防与控制

（一）艾滋病监测

国家建立健全艾滋病监测网络。

（二）艾滋病自愿咨询和自愿检测制度

县级以上地方人民政府卫生主管部门指定的医疗卫生机构，为自愿接受艾滋病咨询、检测的人员免费提供咨询和初筛检测。

（三）采集或使用人体血液、血浆、组织的管理

采集血液、血浆需检测艾滋病，艾滋病阳性不得使用。

（四）艾滋病患者的义务和隐私权的保护

不得泄露艾滋病患者隐私，但艾滋病病毒感染者和艾滋病患者的义务如下：

①接受疾病预防控制机构或者出入境检验检疫机构的流行病学调查和指导；②将感染或者发病事实及时告知与其有性关系者；③就医时，将感染或者发病事实告知接诊医生；④采取必要的防护措施，防止感染他人。艾滋病病毒感染者和艾滋病患者不得以任何方式故意传播艾滋病。

艾滋病患者隐私权保护：未经本人或者其监护人同意，任何单位、个人不得公开艾滋病病毒感染者、患者及家属的姓名、住址、工作单位、肖像、病史资料以及其他可能推断出其具体身份的信息。

三、治疗与救助

医疗卫生机构在艾滋病治疗与救助中的责任。

表 7-28　医疗卫生机构对艾滋病的治疗与救助

服务内容	具体实施
防治咨询、诊断和治疗服务	不得推诿或者拒绝对其进行其他疾病治疗，并提供防治咨询、诊断和治疗服务
告知义务	对确诊艾滋病感染或患者，需告知本人或监护人(本人无/限制行为能力)
阻断母婴传播	提供预防艾滋病母婴传播的咨询、产前指导、阻断、治疗、产后访视、婴儿随访和检测
防止院内或医源性感染	严格执行操作规程和消毒管理制度

四、法律责任

1. 医疗卫生机构未依照规定履行职责。

表 7-29　对医疗卫生机构未依照规定履行职责的处理

处罚部门	县级以上卫健委	
处理意见	一般情况	限期改正，通报批评，给予警告
	造成艾滋病流行或其他严重后果	责任人给予降级、撤职、开除的处分，并可吊销执业许可证件
	构成犯罪	追究刑事责任

哪些情况？（了解）

①未履行艾滋病监测职责的；②未按照规定免费提供咨询和初筛检测的；③对临时应急采集的血液未进行艾滋病检测，对临床用血艾滋病检测结果未进行核查，或者将艾滋病检测阳性的血液用于临床的；④未遵守标准防护原则，或者未执行操作规程和消毒管理制度，发生艾滋病医院感染或者医源性感染的；⑤未采取有效的卫生防护措施和医疗保健措施的；⑥推诿、拒绝治疗艾滋病病毒感染者或者艾滋病患者的其他疾病，或者对艾滋病病毒感染者、艾滋病患者未提供咨询、诊断和治疗服务的；⑦未对艾滋病病毒感染者或者艾滋病患者进行医学随访的；⑧未按照规定对感染艾滋病病毒的孕产妇及其婴儿提供预防艾滋病母婴传播技术指导的。

2. 医疗卫生机构违反规定，公开艾滋病病毒感染者、艾滋病患者或者其家属信息的处理。

表 7-30　对医疗卫生机构违反艾滋病患者隐私处理

处罚部门	县级以上卫健委	
处理意见	一般情况	限期改正，通报批评，给予警告
	造成严重后果	责任人给予降级、撤职、开除的处分，并可吊销执业许可证件
	构成犯罪	追究刑事责任

［经典例题 1］

对感染艾滋病病毒的孕产妇，国家依法提供预防艾滋病母婴传播的服务是

A. 基因诊断　　　　　　　　　　B. 终止妊娠

C. 产前指导　　　　　　　　　　D. 无偿用血

E. 家庭接生

［参考答案］1. C

第七章　母婴保健法及其实施办法

一、概述

(一)母婴保健工作方针　《母婴保健法实施办法》规定，母婴保健工作以保健为中心，以保障生殖健康为目的，实行保健和临床相结合，面向群体、面向基层和预防为主的方针。

(二)母婴保健技术服务事项　《母婴保健法实施办法》规定，母婴保健技术服务主要包括下列事项：
①有关母婴保健的科普宣传、教育和咨询；②婚前医学检查；③产前诊断和遗传病诊断；④助产技术；⑤实施医学上需要的节育手术；⑥新生儿疾病筛查；⑦有关生育、节育、不育的其他生殖保健服务。

二、婚前保健

(一)婚前保健服务内容

表 7-31　婚前保健服务内容

婚前卫生指导	关于性卫生知识、生育知识和遗传病知识的教育
婚前卫生咨询	对有关婚配、生育保健等问题提供医学意见
婚前医学检查	对准备结婚的男女双方可能患影响结婚和生育的疾病进行医学检查

附：婚前医学检查包括对下列疾病的检查

1. 严重遗传性疾病。

2. 指定传染病(艾滋病、淋病、梅毒、麻风病及其他认为影响结婚和生育的传染病)。

3. 有关精神病(精神分裂症、躁狂抑郁型精神病以及其他重型精神病)。

经婚前医学检查，医疗保健机构应当出具婚前医学检查证明：①在传染期内的指定传染病；②在发病期内的有关精神病；③不宜生育的严重遗传性疾病；④医学上认为不宜结婚的其他疾病。

> 梅淋艾麻精神病，病发期内缓结婚，遗传疾病要避孕。

(二)婚前医学检查意见

经婚前医学检查，对诊断患医学上认为不宜生育的严重遗传性疾病的，医师应当向男女双方说明情况，提出医学意见；经男女双方同意，采取长效避孕措施或者施行结扎手术后不生育的，可以结婚。但《中华人民共和国婚姻法》规定禁止结婚的除外。

三、孕产期保健

(一)孕产期保健服务的内容

表 7-32　孕产期保健服务的内容

服务内容	特点
母婴保健指导	孕育健康后代前提供各种预防遗传病、地方病的医学意见
孕妇、产妇保健	产检、医学指导和咨询、对高危孕妇提供医疗保健服务、提供分娩服务、产后访视、避孕咨询、生殖健康教育等
胎儿保健	为胎儿生长发育进行监护
新生儿保健	新生儿生长发育、哺乳和护理提供的医疗保健服务

（二）孕产期医学指导

医疗保健机构对患严重疾病或者接触致畸物质，妊娠可能危及孕妇生命安全或者可能严重影响孕妇健康和胎儿正常发育的，应当予以医学指导。

医师发现或者怀疑患严重遗传性疾病的育龄夫妻，应当提出医学意见。育龄夫妻应当根据医师的医学意见采取相应的措施。

（三）产前诊断

产前诊断是指对胎儿进行先天性缺陷和遗传性疾病的诊断。孕妇有下列情形之一的，医师应当对其进行产前诊断，即对胎儿进行先天性缺陷和遗传性疾病的诊断：①羊水过多或过少的；②胎儿发育异常或胎儿有可疑畸形的；③孕早期接触过可能导致胎儿先天缺陷的物质的；④有遗传病家族史或者曾经分娩过先天性严重缺陷婴儿的；⑤初产妇年龄超过 35 周岁的。

（四）终止妊娠意见

三种情况：①胎儿患严重遗传性疾病的；②胎儿有严重缺陷的；③因患严重疾病，继续妊娠可能危及孕妇生命安全或者严重危害孕妇健康的。

知情同意：实行终止妊娠或者结扎手术的程序。依照《母婴保健法》规定施行终止妊娠或者结扎手术，应当经本人同意，并签署意见；本人无行为能力的，应当经其监护人同意，并签署意见。免费服务！

（五）新生儿出生医学证明

作用：婴儿的法定医学证明（户籍、国籍等）。

开具人及机构：医疗保健机构和从事家庭接生的人员。

颁发单位：卫生部（现卫健委）统一印制，以省、自治区、直辖市为单位统一编号，不得跨省使用或借用。

（六）产妇、婴儿死亡以及新生儿出生缺陷报告

医疗保健机构和从事家庭接生的人员应当按照规定向卫生行政部门报告产妇和婴儿死亡以及新生儿出生缺陷情况。

[经典例题 1]

某孕妇在家中分娩一死胎，为向生育行政管理部门申请新的生育指标，其家属要求卫生院出具死产证明文件，乡卫生院拒绝出具。理由是

A. 产妇本人没有提出申请
B. 产妇户口不在卫生院所在地
C. 须向卫生行政部门报告
D. 未经医务人员亲自接产
E. 未接到公安部门通知

[参考答案] 1. D

四、技术鉴定

鉴定机构：县级以上地方人民政府设立，负责对婚前检查、遗传病诊断和产前诊断结果有异议的进行医学技术鉴定。

鉴定人员：县级为有经验的主治以上，市级和省级为副高以上职称（卫生行政部门提名，同级人民政府聘任）。

回避制度：凡与当事人有利害关系，需回避。

五、行政管理

医疗保健机构的许可：开展婚前医学检查、遗传病诊断、产前诊断以及施行结扎手术和终止妊娠手术的，需经县级以上地方人民政府卫生行政部门许可。

严禁采用技术手段对胎儿进行性别鉴定，但医学上确有需要的除外。

母婴保健工作人员的许可

1. 省级　遗传病诊断、产前诊断的人员，必须经过省级卫生行政部门的考核，并取得相应的合格证书。

2. 设区市　婚前医学检查。

3. **县级** 从事助产技术服务、施行结扎手术和终止妊娠手术。

六、法律责任

表 7-33   法律责任

情形	处理
擅自从事母婴保健技术的法律责任	未取得国家颁发的有关合格证书开证明、手术、诊断卫健委予以制止，并予警告或罚款（违法所得 5 千元以上的，并处违法所得 3~5 倍的罚款；没有违法所得或者违法所得不足 5 千元的，并处 5 千~2 万元的罚款）
出具虚假医学证明文件的法律责任	医疗人员开假证明（有母婴保健技术执业资格），给予行政处分；有以下情形吊销执照：①因延误诊治，造成严重后果的；②给当事人身心健康造成严重后果的；③造成其他严重后果的
违反规定进行性别鉴定的法律责任	进行胎儿性别鉴定的，对责任人行政处分，两次以上鉴定或以营利为目的的鉴定吊销母婴保健技术执业资格或者医师执业证书

第八章　献血法

一、概述

国家实行无偿献血制度，国家提倡 18 周岁至 55 周岁的健康公民自愿献血。无偿献血的血液必须用于临床，不得买卖。血站、医疗机构不得将无偿献血的血液出售给单采血浆站或者血液制品生产单位。

二、血站的职责

表 7-34   血站采血与供血

血站性质		是采集、提供临床用血的机构，是不以营利为目的的公益性组织
批准设立部门		国家卫健委或省级卫健委
献血要求	献血前	对献血者必须免费进行必要的健康检查，不符合条件不得采血
	采血量及时间	一般为 200ml，最多不得超过 400ml，两次采集间隔期不少于 6 个月，单采血小板献血间隔：不少于 2 周，不大于 24 次/年
供血要求		检测合格才能医疗机构供血

> 免费体检献血前，身份核实再采集；不得买卖用临床，不得出售采血浆；
>
> 包储运，合标准，公民用血收此费；先献后用有保证，急用临床合规定；
>
> 合理科学不滥用，成分输血应推行；一次二百莫超四，间隔六月再一次。

三、医疗机构的职责

（一）医疗机构临床用血要求

1. 医疗机构临床用血应当制定用血计划，遵循合理、科学的原则，不得浪费和滥用血液。

2. 医疗机构应当积极推行按血液成分针对医疗实际需要输血。

3. 医疗机构对临床用血必须进行核查，不得将不符合国家规定标准的血液用于临床。

4. 为保证应急用血，医疗机构可以临时采集血液，但应当依照规定，确保采血用血安全。

5. 无偿献血的血液必须用于临床，不得买卖；医疗机构不得将无偿献血的血液出售给单采血浆站或者血液制品生产单位。

(二)医疗机构临床用血管理

1. 公民临床用血时只交付用于血液的采集、储存、分离、检验等费用；无偿献血者临床需要用血时，免交血液的采集、储存、分离、检验等费用。

2. 无偿献血者的配偶和直系亲属临床需要用血时，可以按照省、自治区、直辖市人民政府的规定免交或者减交相关费用。

3. 为保障公民临床急救用血的需要，国家提倡并指导择期手术的患者自身储血，动员家庭、亲友、所在单位以及社会互助献血。

四、法律责任

1. 有下列行为的，由县级以上地方人民政府予以取缔，没收违法所得，可以并处10万元以下的罚款；构成犯罪的，依法追究刑事责任：

(1)非法采集血液。

(2)血站、医疗机构出售无偿献血的血液的。

(3)非法组织他人出卖血液的。

2. 血站违反有关操作规程和制度采集血液的处罚

表7-35 对血站违反操作规程的相关处理

处罚部门	县以上卫健委		
处理意见	一般情况	责令改正	
	造成损害	对血站	依法赔偿
		责任人	给予行政处分
	构成犯罪	追究刑事责任	

3. 临床用血的包装、储存、运输，不符合国家规定的卫生标准和要求

表7-36 对临床用血的储存及运输不合理的处理

处罚部门	县以上卫健委
处理意见	责令改正，给予警告，可以并处1万元以下的罚款

4. 血站违反规定向医疗机构提供不符合国家规定标准的血液

表7-37 对血站供血不合法的处理

处罚部门	县以上卫健委		
处理意见	一般情况	责令改正	
	情节严重(传播疾病)	对血站	限期整顿
		责任人	给予行政处分
	构成犯罪	追究刑事责任	

5. 医疗机构将不符合标准的血液用于患者的处罚

表7-38 对医疗机构的相关处罚

处罚部门	县以上卫健委		
处理意见	一般情况	责令改正	
	给患者造成损害	对机构	依法赔偿
		责任人	给予行政处分
	构成犯罪	依法追究刑事责任	

[经典例题 1]

医疗机构的医务人员违反《献血法》规定，将不符合国家规定标准的血液用于患者的，由县级以上卫生行政部门给予的行政处罚是

A. 警告
B. 罚款
C. 吊销《医疗机构执业许可证》
D. 责令改正
E. 限期整顿

[经典例题 2]

医疗机构临床用血管理的第一责任人是

A. 临床用血的医师
B. 临床发放血液的管理人员
C. 临床用血所在科室的负责人
D. 临床用血医师的上级医师
E. 医疗机构法定代表人

[参考答案] 1. D；2. E

第九章　执业医师法

一、概述

医师，包括执业医师和执业助理医师。依法取得执业医师资格或者执业助理医师资格，并经注册取得执业证书的，可以在医疗、预防、保健机构中从事相应的医疗、预防、保健业务。

二、考试和注册

（一）参加医师资格考试的条件

表 7-39　医师资格报考条件

执业报考资格	本科以上	试用期满一年
	专科	助理后二年
	中专	助理后五年
助理医师报考	专科及中专	试用一年
中医类学徒	无	满三年或多年，考核合格可以报考，但内容不同

医师资格种类：我国医师资格分为临床、中医（包括中医、民族医和中西医结合医）、口腔、公共卫生4类。

（二）准予注册、不予注册、注销注册、变更注册、重新注册的适用条件及法定要求

表 7-40　医师执业注册

注册	申请	个人申请或者医疗、预防、保健机构可以为本机构中的医师集体办理
	批准机关	县级以上卫健委
	批准时限	自收到申请之日起三十日内准予注册

不予注册	四种情况	不具有完全民事行为能力的：无完全民事行为能力； 因受刑事处罚，自刑罚执行完毕之日起至申请注册之日止不满二年的：刑罚不满二年； 受吊销医师执业证书行政处罚，自处罚决定之日起至申请注册之日止不满二年的：吊销不满二年； 有国务院卫生行政部门规定不宜从事医疗、预防、保健业务的其他情形的
注销注册	六种情况需30天内注销注册	死亡或者被宣告失踪的； 受刑事处罚的； 受吊销医师执业证书行政处罚的； 因考核不合格，暂停执业活动期满，经培训后再次考核仍不合格的； 中止医师执业活动满2年的； 有国务院卫生行政部门规定不宜从事医疗、预防、保健业务的其他情形的
变更注册	情况	执业地点、执业类别、执业范围变更时需要变更注册，未完成新的变更事项许可前，不得从事执业活动
重新注册	情况	中止医师执业活动2年以上需重新注册
	程序	接受3至6个月的培训——考核合格——重新注册

（三）对不予注册、注销注册持有异议的法律救济

《执业医师法》规定，申请人对受理申请的卫生行政部门以不符合条件不予注册的决定有异议的，可以依法申请复议或者向人民法院提起诉讼。当事人对卫生行政部门注销其注册的决定持有异议的，可以依法申请复议或者向人民法院提起诉讼。

[经典例题1]

（共用备选答案）

A. 3年　　　　　　　　　　　　　　B. 5年

C. 1年　　　　　　　　　　　　　　D. 4年

E. 2年

（1）取得执业助理医师执业证书后，具有高等学校医学专科学历的，可以在医疗、预防、保健机构中工作满一定年限后报考执业医师资格考试，该年限是

（2）具有高等学校医学专业本科以上学历，报考执业医师资格考试的，需要在医疗、预防、保健机构中试用期满一定年限，该年限是

[参考答案] 1. E、C

三、执业规则

（一）医师在执业活动中的权利和义务

1. 医师在执业活动中享有的权利(我能得到些什么?)

（1）在注册的执业范围内，进行医学诊查、疾病调查、医学处置、出具相应的医学证明文件，选择合理的医疗、预防、保健方案。按照国务院卫生行政部门规定的标准，获得与本人执业活动相当的医疗设备基本条件——执业权(履行职责和获取相应条件)。

（2）从事医学研究、学术交流，参加专业学术团体。

（3）参加专业培训，接受继续医学教育——学习、科研权。

（4）在执业活动中，人格尊严、人身安全不受侵犯——尊严和人身安全权。

（5）获取工资报酬和津贴，享受国家规定的福利待遇——报酬权。

（6）对所在机构的医疗、预防、保健工作和卫生行政部门的工作提出意见和建议，依法参与所在机构的民主管理——参与权、建议权。

2. 医师在执业活动中履行的义务(我需要做什么?)

(1)遵守法律、法规,遵守技术操作规范。

(2)树立敬业精神,遵守职业道德,履行医师职责,尽职尽责为患者服务。

(3)关心、爱护、尊重患者,保护患者的隐私。

(4)努力钻研业务,更新知识,提高专业技术水平。

(5)宣传卫生保健知识,对患者进行健康教育——遵纪守法、规范操作、尊重隐私、苦练内功、健康宣讲。

(二)医师执业要求

1. 医师实施医疗、预防、保健措施,签署有关医学证明文件,必须亲自诊查、调查,并按照规定及时填写医学文书,不得隐匿、伪造或者销毁医学文书及有关资料。医师不得出具与自己执业范围无关或者与执业类别不相符的医学证明文件。

2. 对急危患者,医师应当采取紧急措施进行诊治;不得拒绝急救处置。

3. 使用规定药品、器械。

4. 患者知情同意。

5. 不得索贿受贿。

6. 遇有自然灾害、传染病流行、突发重大伤亡事故及其他严重威胁人民生命健康的紧急情况时,医师应当服从县级以上人民政府卫生行政部门的调遣。

7. 报告医疗事故和传染病。

8. 按规定报告给所在机构或者卫生行政部门。

(三)执业助理医师的特别规定 执业助理医师应当在执业医师的指导下,在医疗、预防、保健机构中按照其执业类别执业。在乡、民族乡、镇的医疗、预防、保健机构中工作的执业助理医师,可以根据医疗诊治的情况和需要,独立从事一般的执业活动。

[经典例题 2]

《执业医师法》明确规定,医师在执业过程中应当履行的职责是

A. 以患者为中心,实行人道主义精神

B. 防病治病,救死扶伤

C. 遵守职业道德,保护患者隐私

D. 树立敬业精神,尽职尽责为患者服务

E. 防病治病,救死扶伤,保护人民健康

[参考答案] 2.E

四、考核和培训

1. 考核内容与考核不合格的处理

表 7-41 医师考核与培训

考核部门	县级以上卫生行政部门委托的机构或组织
考核内容	业务水平,工作成绩,职业道德
考核不过关	责令暂停执业 3~6 个月,培训后再考核
再次考核不合格	注销注册,收回证书

2. 表彰与奖励

《执业医师法》规定,医师有下列情形之一的,县级以上人民政府卫生行政部门应当给予表彰或者奖励:①在执业活动中,医德高尚,事迹突出的;②对医学专业技术有重大突破,作出显著贡献的;③遇有自然灾害、传染病流行、突发重大伤亡事故及其他严重威胁人民生命健康的紧急情况时,救死扶伤、抢救诊疗表现突出的;④长期在边远贫困地区、少数民族地区条件艰苦的基层单位努力工作的;⑤国务院卫生行政部门规定应当予以表彰或者奖励的其他情形的。

五、法律责任

1. 医师执业活动中违法行为的法律责任，有下列行为之一的，给予处罚。注意：严重后果≠情节严重，只需要记住处罚形式即可。

表 7-42 处罚形式

处罚部门	县级以上卫健委	
处理意见	一般情况	给予警告或者责令暂停 6 个月以上 1 年以下执业活动
	情节严重	吊销其医师执业证书
	构成犯罪	依法追究刑事责任

(1)违反卫生行政规章制度或技术操作规范，造成严重后果的。

(2)由于不负责任延误急危患者的抢救和诊治，造成严重后果的。

(3)造成医疗责任事故的。

(4)未经亲自诊查、调查，签署诊断、治疗、流行病学等证明文件或有关出生、死亡等证明文件的。

(5)隐匿、伪造或者擅自销毁医学文书及有关资料的。

(6)使用未经批准使用的药品、消毒药剂和医疗器械的。

(7)不按照规定使用麻醉药品、医疗用毒性药品、精神药品和放射性药品的。

(8)未经患者或其家属同意，对患者进行实验性临床医疗的。

(9)泄露患者隐私，造成严重后果的。

(10)利用职务之便，索取非法收受患者财物或牟取其他不正当利益的。

(11)发生自然灾害、传染病流行、突发重大伤亡事故以及其他严重威胁人民生命健康的紧急情况时，不服从卫生行政部门调遣的。

(12)发生医疗事故或者发现传染病疫情，患者涉嫌伤害事件或者非正常死亡，不按照规定报告的。

2. 未经批准擅自开办医疗机构行医或者非医师行医的处理

表 7-43 未经批准擅自开办医疗机构行医或者非医师行医的处理

处罚部门	县级以上人民政府卫生行政部门	
处理意见	对机构	予以取缔，没收其违法所得及其药品、器械，并处 10 万元以下的罚款
	对医师	吊销其执业证书
	给患者造成损伤	依法赔偿
	构成犯罪	追究刑事责任

3. 以不正当手段取得医师执业证书的法律责任

以不正当手段取得医师执业证书的，由发给证书的卫生行政部门予以吊销；对负有直接责任的主管人员和其他直接责任人员，依法给予行政处分。

第十章 侵权责任法

一、概述

医疗损害，既包括有过错的诊疗行为引起的患者损害，也包括有缺陷的产品和不合格血液引起的损害。

（一）医疗损害责任的赔偿主体

患者在诊疗活动中受到损害，医疗机构及其医务人员有过错的，由医疗机构承担赔偿责任。

因药品、消毒药剂、医疗器械的缺陷，或者输入不合格的血液造成患者损害的，患者可以向生产者或者血液提供机构请求赔偿，也可以向医疗机构请求赔偿。患者向医疗机构请求赔偿的，医疗机构赔偿后，有权向负有责任的生产者或者血液提供机构追偿。

（二）推定医疗机构有过错的情形

患者有损害，因下列情形之一的，推定医疗机构有过错：

1. 违反法律、行政法规、规章以及其他有关诊疗规范的规定。

2. 隐匿或者拒绝提供与纠纷有关的病历资料。

3. 伪造、篡改或者销毁病历资料。

（三）医疗机构不承担赔偿责任的情形

下列情形之一的，医疗机构不承担赔偿责任：

1. 患者或者其近亲属不配合医疗机构进行符合诊疗规范的诊疗。

2. 医务人员在抢救生命垂危的患者等紧急情况下已经尽到合理诊疗义务。

3. 限于当时的医疗水平难以诊疗。

但是在患者或者其近亲属不配合医疗机构进行符合诊疗规范的诊疗情形中，医疗机构及其医务人员也有过错的，应当承担相应的赔偿责任。

二、医疗机构承担赔偿责任的情形

1. 未尽到说明义务。

2. 未尽到与当时医疗水平相应的诊疗义务。

3. 泄露患者隐私。

[经典例题1]

女性，36岁。因患子宫肌瘤在县医院接受手术治疗，术后患者因对手术效果不满意诉至法庭。法院经审理认为医院存在《侵权责任法》规定的过错推定情形，判决医院败诉。该推定情形是

A. 伪造病历资料　　　　　　　　　　B. 未尽到说明义务

C. 未尽到与当时医疗水平相应的诊疗义务　　D. 限于当时的医疗水平难以诊疗

E. 泄露患者隐私

[经典例题2]

依据《侵权责任法》，医务人员实施手术前应当向患者说明的事项是

A. 医疗纠纷处理方式　　　　　　　　B. 隐私保密要求

C. 替代医疗方案　　　　　　　　　　D. 承担赔偿责任的情形

E. 复印病历资料范围

[参考答案] 1. A；2. C

表7-44　医疗机构过错与医疗机构承担赔偿责任

推定医疗机构有过错	医疗机构承担赔偿责任
A. 违反法律、法规	A. 未尽到说明义务
B. 隐匿、拒绝提供病历	B. 未尽到与当时医疗水平相应的诊疗义务
C. 伪造、篡改或者销毁病历资料	C. 泄露患者隐私

三、紧急情况医疗措施的实施

因抢救生命垂危的患者等紧急情况，不能取得患者或者其近亲属意见的，经医疗机构负责人或者授权

的负责人批准，可以立即实施相应的医疗措施。

四、病历资料

（一）病历资料的填写与保管

医疗机构及其医务人员应当按照规定填写并妥善保管住院志、医嘱单、检验报告、手术及麻醉记录、病理资料、护理记录、医疗费用等病历资料。

（二）病历资料的查阅与复制

患者要求查阅、复制住院志、医嘱单、检验报告、手术及麻醉记录、病理资料、护理记录、医疗费用等病历资料的，医疗机构应当提供。

五、对医疗行为的限制

《侵权责任法》规定，医疗机构及其医务人员不得违反诊疗规范实施不必要的检查。

六、医疗机构及其医务人员权益保护

略。

第十一章　精神卫生法

一、概述

（一）精神卫生，是指开展精神障碍的预防、治疗和康复，促进公民心理健康的各项活动。

（二）精神卫生工作的方针、原则和管理机制

实行预防为主的方针，坚持预防、治疗和康复相结合的原则。政府组织领导、部门各负其责、家庭和单位尽力尽责、全社会共同参与的综合管理机制。

（三）精神患者权利——患者利益最大化

有合法权利+人格、财产安全权+不得歧视、限制其自由+不得拒收患者+会客权利（妨碍治疗除外）+要求保密权利。

二、心理健康促进和精神障碍预防

《精神卫生法》规定，医务人员开展疾病诊疗服务，应当按照诊断标准和治疗规范的要求，对就诊者进行心理健康指导；发现就诊者可能患有精神障碍的，应当建议其到符合《精神卫生法》规定的医疗机构就诊。

三、精神障碍的诊断和治疗

（一）开展精神障碍诊断、治疗活动应当具备的条件

精神科大夫+护士+设备及设施+各类制度（治疗、质控）+心理治疗师。

（二）精神障碍诊断、治疗的原则

维护患者合法权益、尊重患者人格尊严的原则。

（三）精神障碍的诊断

表 7-45　精神障碍的诊断

精神障碍诊断的依据		精神健康状况为依据，除法律另有规定外，不得违背本人意志进行确定其是否患有精神障碍的医学检查
医疗机构的接诊义务		不得拒绝为疑似精神障碍患者做出诊断
精神障碍诊断的主体	诊断者	精神科执业医师
	公安局	疑似精神障碍患自残或伤人等情况应予以制止，并送往医疗机构做诊断
	医疗机构	疑似精神障碍者应留院并给予精神科医师诊断

（四）精神障碍的住院治疗

表7-46　精神障碍的住院治疗

住院	害己或可能害己	监护人同意住院，不同意不住院
	害人或可能害人	鉴定是精神病住院，监护人或患者不同意可以申请再次鉴定
出院	自愿住院的	患者可以随时要求出院，医疗机构应当同意
	害己或可能害己情形的	监护人可以随时要求患者出院，医疗机构应当同意（那医院不同意出院呢？需告知不宜出院理由，但监护人仍要求出院，提出医学建议后，家属签字！）
	害人或可能害人情形的	医疗机构认为患者可以出院的，应当立即告知患者及其监护人，让其出院

（五）精神障碍的再次诊断和医学鉴定

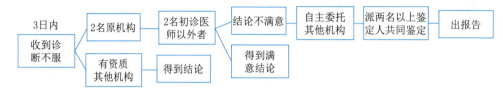

图7-1　精神障碍的再次诊断和医学鉴定

表7-47　精神障碍的处理

报告结果	解决方案
不确定严重精神障碍者或不需要治疗	医疗机构不得对其实施住院治疗
患者已发生危害他人行为或情形	监护人应同意患者接受治疗，阻碍或擅自脱离将由公安协助强制治疗

（六）医疗机构及其医务人员应当履行的告知义务（各种同意书）

（七）保护性医疗措施的实施

患者有害人或害己、扰乱医疗秩序可实施约束、隔离等保护性医疗措施。并通知监护人。

（八）对精神障碍患者使用药物的要求

以诊断和治疗为目的，使用安全、有效的药物，医疗机构不得强迫精神障碍患者从事生产劳动。

（九）精神障碍患者的病历资料及保管

不少于30年。

（十）心理治疗活动的开展

专门从事心理治疗的人员不得从事精神障碍的诊断，不得为精神障碍患者开具处方或者提供外科治疗。

[经典例题1]

根据《精神卫生法》医生可以限制患者父母会见患者的理由是

A. 医疗机构尚未作出再次诊断结论　　　B. 未取得医疗机构负责人同意

C. 为了避免妨碍治疗　　　D. 患者父母要求见面的理由不充分

E. 未取得当地卫生计生行政部门批准

[经典例题2]

连某因患严重躁狂抑郁障碍，正在接受精神病专科医院住院治疗。因病情恶化，患者出现伤人毁物等行为，医院在没有其他可替代措施的情况下，对其实施了约束身体的措施，但实施后没有及时通知连某的监护人。连某的父亲作为监护人探视时，看到儿子被捆绑在病床上非常气愤。依照《精神卫生法》，对患者实施约束行为的性质属于

A. 警告性措施　　B. 诊断性措施　　C. 治疗性措施　　D. 惩罚性措施　　E. 保护性医疗措施

[参考答案] 1. C；2. E

四、精神障碍的康复

(一)医疗机构精神障碍康复技术指导

表 7-48　精神障碍康复技术指导

部门	责任
医疗机构	在家的严重精神障碍患者提供精神科基本药物维持治疗
社区康复机构	提供康复训练

(二)严重精神障碍患者的健康档案

1. 基础医疗机构(卫生所、社区医院等)建档。

2. 县级卫健委给予指导和培训。

五、法律责任

(一)医疗机构擅自从事精神障碍诊断、治疗的法律责任

表 7-49　对医疗机构擅自从事精神障碍诊断、治疗的处理

处罚部门	县级以上卫健委
处理意见	A. 责令停止，给予警告，罚款(5 千元以上 1 万元以下)没收违法所得 B. 对责任人给予降低岗位等级、开除 C. 对医务人员吊销其执业证书

(二)医疗机构及其工作人员的法律责任

1. 违法情况拒绝诊断类似精神障碍患者或对住院患者未及时检查评估或未根据评估结果处理。

表 7-50　对医疗机构及其工作人员违法的处理原则

处罚部门	县级以上卫健委		
处理意见	一般情况		限期改正，给予警告
	情节严重	责任人	给予降低岗位等级或者撤职、开除的处分
		医务人员	暂停 1 个月以上 6 个月以下执业活动

2. 违法情况以下各种违反《精神卫生法》的规定：①违反规定实施约束、隔离等保护性医疗措施的；②违反规定，强迫精神障碍患者劳动的；③违反规定对精神障碍患者实施外科手术或者实验性临床医疗的；④违反规定，侵害精神障碍患者的通讯和会见探访者等权利的；⑤违反精神障碍诊断标准，将非精神障碍患者诊断为精神障碍患者的。

表 7-51　违反《精神卫生法》的规定的处理原则

处罚部门	县级以上卫健委		
处理意见	一般情况	对机构	责令改正
		责任人	降低岗位等级或撤职
		医务人员	暂停 6~12 个月执业
	情节严重	责任人或医务人员	开除，并可吊销医务人员执业证书

(三)从事心理治疗人员的法律责任

心理治疗人员有下列情形之一的：①从事心理治疗的人员在医疗机构以外开展心理治疗活动的；②专门从事心理治疗的人员从事精神障碍的诊断；③专门从事心理治疗的人员为精神障碍患者开具处方或者提供外科治疗。

专门从事心理治疗的人员在心理治疗活动中造成他人人身、财产或者其他损害的，依法承担民事责任。

表 7-52　从事心理治疗人员的处理原则

处罚部门		县级以上卫健委
处理意见	一般情况	责令改正，给予警告，并处 5 千元~1 万元罚款，有违法所得的，没收违法所得
	严重后果	暂停 6 个月以上 1 年以下执业活动，直至吊销执业证书

[经典例题 3]

依据《精神卫生法》，给予吊销精神科医师执业证书处罚的情形是

A. 未及时对有伤害自身危险的患者进行检查评估

B. 精神障碍患者对再次诊断结论有异议

C. 故意将非精神障碍患者诊断为精神障碍患者

D. 对实施住院治疗的患者未根据评估结果作出处理

E. 拒绝对送诊的疑似精神障碍患者作出诊断

[参考答案] 3. C

第十二章　医疗机构管理条例及其实施细则

一、概述

2017 年 2 月 21 日国家卫生计生委对《医疗机构管理条例实施细则》进行了修订，自 2017 年 4 月 1 日起施行。

我国医疗机构的类别是：①综合医院、中医医院、中西医结合医院、民族医医院、专科医院、康复医院；②妇幼保健院、妇幼保健计划生育服务中心；③社区卫生服务中心、社区卫生服务站；④中心卫生院、乡(镇)卫生院、街道卫生院；⑤疗养院；⑥综合门诊部、专科门诊部、中医门诊部、中西医结合门诊部、民族医门诊部；⑦诊所、中医诊所、民族医诊所、卫生所、医务室、卫生保健所、卫生站；⑧村卫生室(所)；⑨急救中心、急救站；⑩临床检验中心；⑪专科疾病防治院、专科疾病防治所、专科疾病防治站；⑫护理院、护理站；⑬医学检验实验室、病理诊断中心、医学影像诊断中心、血液透析中心、安宁疗护中心；⑭其他诊疗机构。

《医疗机构管理条例》规定，医疗机构的服务宗旨是：救死扶伤，防病治病，为公民的健康服务。

二、医疗机构执业规则

表 7-53　医疗机构执业规则

情景	怎么办
《医疗机构执业许可证》、诊疗科目、诊疗时间和收费标准放哪？	悬挂于明显处所
上岗前干嘛？	佩戴有本人姓名、职务或者职称的标牌
妇科专科医院能看内科吗？	医疗机构必须按照核准登记的诊疗科目开展诊疗活动
没人，聘兽医看病行吗？	不得使用非卫生技术人员从事医疗卫生技术工作

续表

情景	怎么办
危重患者怎么处理，搞不定怎么办？	立即抢救，搞不定及时转诊
门诊"小王，让你们科大夫给我开个诊断书请个假行吗？"	医师(士)未亲自诊查患者，必须拒绝开具疾病诊断书、健康证明书、出生、死亡证明书、死产报告等任何证明
明天要手术了怎么办？	医疗机构施行手术、特殊检查或者特殊治疗时，必须征得患者同意，并应当取得其家属或者关系人同意并签字
手术、腰穿等特殊检查或治疗，但签字没家属	医疗机构负责人签字
重大灾害、事故等情况	医务人员必须服从县级以上卫健委派遣

三、医疗机构设置校验和登记

(一)登记 医疗机构执业，必须进行登记，领取《医疗机构执业许可证》。

表 7-54 医疗机构设置登记

申请登记的条件	①批准书；②符合基本标准；③有场所；④有经费、设施、设备和专业卫生技术人员；⑤有规章制度；⑥能独立承担民事责任
登记的办理	医疗机构的执业登记，由批准其设置的人民政府卫生行政部门办理。国家统一规划的医疗机构，其执业登记，由所在地的省、自治区、直辖市人民政府卫生行政部门办理
登记的事项	①负责人；②所有制形式；③资金；④服务方式；⑤诊疗科目；⑥面积和床位；⑦服务对象；⑧职工人数；⑨医疗机构代码；⑩其他登记事项。门诊部、诊所、卫生所、医务室、卫生保健所、卫生站还应当核准附设药房(柜)的药品种类
登记的审核	县以上卫健委受理→45天内审核→合格后发证
变更登记和注销登记	医疗机构歇业，必须向原登记机关办理注销登记，医疗机构非因改建、扩建、迁建原因停业超过1年的，视为歇业

(二)校验

1. 床位不满100张的医疗机构，其《医疗机构执业许可证》每年校验1次；床位在100张以上的医疗机构，其《医疗机构执业许可证》每3年校验1次。

2. 校验期满前3个月向登记机关申请办理校验手续。办理校验应当交验《医疗机构执业许可证》，并提交下列文件：①《医疗机构校验申请书》；②《医疗机构执业许可证》副本；③省、自治区、直辖市卫生行政部门规定提交的其他材料。

3. 校验30天内完成。医疗机构有下列情形之一的，登记机关可以根据情况，给予1至6个月的暂缓校验期：①不符合《医疗机构基本标准》；②限期改正期间；③省、自治区、直辖市卫生行政部门规定的其他情形。

四、法律责任

表 7-55 法律责任

情况		处理
逾期不校验执照		县级以上人民政府卫生行政部门责令补办校验手续，不补吊销执照
转让、出借、出卖执照	一般情况	县以上卫健委没收非法所得，罚款<5千元
	情节严重	吊销执照
超登记范围	一般情况	县以上卫健委予以警告、责令其改正，罚款<3千元
	情节严重	吊销执照
聘用无证医务人员	一般情况	县以上卫健委予以限期整改，罚款<5千元
	情节严重	吊销执照

续表

情况	处理	
出具虚假证明	一般情况	县以上卫健委予警告
	有危害后果	罚款<1千元，直接责任人予行政处分
不服判决怎么办？	申请复议，不行找法院	
不交纳罚款怎么办？	找法院强制执行	

[经典例题1]

有权同意具有完全民事行为能力且意识清醒的患者实施特殊治疗的人员是

A. 院长　　　　　　　　B. 经治医生　　　　　　　C. 科主任

D. 医院伦理委员会主任　　E. 患者本人

[参考答案] 1. E

第十三章　医疗事故处理条例

一、概述

(一)处理医疗事故的概念及其处理原则

医疗事故，是指医疗机构及其医务人员在医疗活动中，违反医疗卫生管理法律、行政法规、部门规章和诊疗护理规范、常规，过失造成患者人身损害的事故。

处理医疗事故，应当遵循公开、公平、公正、及时、便民的原则。

(二)处理医疗事故的基本要求

处理医疗事故的基本要求是坚持实事求是的科学态度，做到事实清楚、定性准确、责任明确、处理得当。

二、医疗事故的分级(官方教材已经删除，但是仍有考查，故保留)

表7-56　医疗事故分级

一级	造成患者死亡(甲)、重度残疾的(植物人)	
二级	造成患者中度残疾、器官组织损伤导致严重功能障碍	甲：器官功能完全丧失不能代替：双眼球摘除，肾透析，换肾
		乙：器官功能严重丧失：重度智障
三级	造成患者轻度残疾、器官组织损伤导致一般功能障碍	
四级	造成患者明显人身损害的其他后果	

三、医疗事故的预防与处置

(一)病历书写、复印或者复制

1. 病历书写　因抢救未及时书写病历补记时间6小时。

2. 病历资料的复印或者复制

(1)患者有权复印的：门诊病历、住院志、体温单、医嘱单、化验单(检验报告)、医学影像检查资料、特殊检查同意书、手术同意书、手术及麻醉记录单、病历资料、护理记录。

(2)患者无权复印的：上级医师查房记录、会诊意见、死亡讨论、疑难病例讨论记录。

(二)告知和报告

报告程序：科室负责人报告→医务处→院长。

但有三种情况需要医疗机构应当在 12 小时内向所在地卫生行政部门报告的过失行为：

1. 导致患者死亡或者可能为二级以上的医疗事故。

2. 导致 3 人以上人身损害后果。

3. 国务院卫生行政部门和省级卫生行政部门规定的其他情形。

(三)病历资料的封存与启封

总原则：书面资料和疑似引起不良反应的药品、血液等物品均是医患双方在场情况下进行封存，封存地点在医院！若需要检验的物品，由医患双方共同指定的第三方机构检测，若双方无法共同指定，则有当地卫健委指定机构检测！

(四)尸检

医患双方当事人不能确定死因或者对死因有异议的，应当在患者死亡后 48 小时内进行尸检；具备尸体冻存条件的，可以延长至 7 日。尸检应当经死者近亲属同意并签字。

［经典例题 1］

发生医疗纠纷时，不能让家属复印的是

A. 会诊记录

B. 医学影像检查资料

C. 特殊检查同意书

D. 手术同意书

E. 手术及麻醉记录单

［经典例题 2］

因抢救急危患者，未能及时书写病历的，有关医务人员应当在抢救结束后据实补记，并加以注明，其时限是

A. 2 小时内

B. 4 小时内

C. 6 小时内

D. 8 小时内

E. 12 小时内

［参考答案］1. A；2. C

四、医疗事故的技术鉴定

首先问自己几个问题，然后再继续往后看

1. 医疗事故鉴定向谁申请？卫生局？医学会？

2. 谁来鉴定？卫生局？医学会？

3. 不服鉴定咋办？

4. 鉴定谁来执行？卫生局？医学会？法院？

(一)鉴定组织，鉴定专家库条件

表 7-57 医疗事故技术鉴定申请

由谁组织事故鉴定	中华医学会
鉴定的提起	卫生行政部门接到交由负责医疗事故技术鉴定工作的医学会组织鉴定
	医患双方当事人共同委托负责医疗事故技术鉴定工作的医学会组织鉴定

表 7-58 医疗事故技术鉴定机构

谁来鉴定		医患双方随机抽取的专家
鉴定流程	首次	设区的市级地方医学会和省、自治区、直辖市直接管辖的县(市)地方医学会负责组织
	再次鉴定	由省级地方医学会负责组织
	其他	中华医学会在必要时可以组织疑难、复杂并在全国有重大影响的医疗事故争议的技术鉴定工作

续表

谁来鉴定	医患双方随机抽取的专家
不服医疗鉴定怎么办？	首次鉴定结论之日起15日内向医疗机构所在地卫生行政部门提出再次鉴定的申请
谁能入组专家库成员？	有良好的业务素质和执业品德
	高级技术职务3年以上的大夫和法医
专家有地域限制吗？	医学会依照规定聘请医疗卫生专业技术人员和法医进入专家库，可以不受行政区域的限制

（二）鉴定原则和依据

表7-59　医疗事故技术鉴定原则和依据

合议制原则	基本要求	专家鉴定组进行医疗事故技术鉴定，实行合议制
	人数要求	专家鉴定组人数应当为单数
	专家要求	涉及的主要学科的专家一般不得少于鉴定组成员的二分之一；涉及死因、伤残等级鉴定的，应随机抽取法医参加
回避原则	三种情况	是医疗事故争议当事人或者当事人的近亲属的；与医疗事故争议有利害关系的；与医疗事故争议当事人有其他关系可能影响公正鉴定的
独立鉴定原则	神圣不可侵	任何单位或者个人不得干扰医疗事故技术鉴定工作，不得威胁、利诱、辱骂、殴打专家鉴定组成员
	廉洁奉公	专家鉴定组成员不得接受双方当事人的财物或者其他利益

（三）鉴定程序和要求

（受理之日起5日）双方提供材料→调查取证、听取陈述及答辩并进行核实→做鉴定。

附：医院碰到医疗官司了怎么办？举证倒置证明自己无过失，所谓举证倒置指的是医院只要碰到医疗事故，那么在打官司的时候就需要拿出证明来证明自己没有过错！而普通的民事纠纷是谁主张谁举证，例如，张三指责李四偷了自己钱包，那么就一定要拿出证据证明李四偷盗了，否则就被认为是无效的指控。

鉴定过程

鉴定结论以专家鉴定组成员的过半数通过。鉴定过程应当如实记载。

医疗事故技术鉴定书应当包括下列主要内容：①双方当事人的基本情况及要求；②当事人提交的材料和负责组织医疗事故技术鉴定工作的医学会的调查材料；③对鉴定过程的说明；④医疗行为是否违反医疗卫生管理法律、行政法规、部门规章和诊疗护理规范、常规；⑤医疗过失行为与人身损害后果之间是否存在因果关系；⑥医疗过失行为在医疗事故损害后果中的责任程度；⑦医疗事故等级；⑧对医疗事故患者的医疗护理医学建议。

（四）不属于医疗事故的情形

①在紧急情况下为抢救垂危患者生命而采取紧急医学措施造成不良后果的；②在医疗活动中由于患者病情异常或者患者体质特殊而发生医疗意外的；③在现有医学科学技术条件下，发生无法预料或者不能防范的不良后果的；④无过错输血感染造成不良后果的；⑤因患方原因延误诊疗导致不良后果的；⑥因不可抗力造成不良后果的。

[经典例题3]

王某，4岁。玩耍时将一小跳棋子误吸卡于喉部，导致严重窒息。其父速将其送至张某开设的中医诊所就诊。张某即刻用桌上的一把水果刀将王某的气管切开，并用手伸入切口将棋子捅出。王某的生命虽得救，但伤口感染。经抗炎治疗后，伤口愈合，瘢痕形成，气管狭窄。张某行为的性质属于

A. 违规操作，构成医疗事故　　　　　　　B. 非法行医，不属于医疗事故

C. 超范围执业，构成医疗事故　　　　　　D. 见义勇为，不构成医疗事故

E. 在紧急情况下抢救垂危患者的生命，采取紧急医疗措施，虽造成不良后果，但不属于医疗事故

[参考答案] 3. E

五、医疗事故的行政处理与监督

表 7-60　医疗事故的行政处理与监督

申请医疗事故争议处理是否有时间限制？	有，当事人自知道或者应当知道其身体健康受到损害之日起 1 年内，可以向卫生行政部门提出医疗事故争议处理申请
县卫生局什么情况不可擅自处理？	①患者死亡；②可能为二级以上的医疗事故；③国务院卫生行政部门和省、自治区、直辖市人民政府卫生行政部门规定的其他情形
自行协商解决途径	医疗机构应当自协商解决之日起 7 日内向所在地卫生行政部门做出书面报告，并附具协议书

卫生行政部门接到医疗机构关于重大医疗过失行为的报告后，除责令医疗机构及时采取必要的医疗救治措施，防止损害后果扩大外，应当组织调查，判定是否属于医疗事故；对不能判定是否属于医疗事故的，应当依照医疗事故处理条例的有关规定交由负责医疗事故技术鉴定工作的医学会组织鉴定。

六、法律责任

（一）医疗机构的法律责任

1. 对相关医疗机构可以根据医疗事故的等级和情节，给予警告；责令限期停业整顿甚至吊销执业许可证。

2. 医疗机构有下列情形之一

表 7-61　对医疗机构的处理

处罚部门	卫健委	
处理意见	一般情况	责令改正
	情节严重	对责任人给予处分

（1）未如实告知患者病情、医疗措施和医疗风险的。

（2）没有正当理由，拒绝为患者提供复印或者复制病历资料服务的。

（3）未按照国务院卫生行政部门规定的要求书写和妥善保管病历资料的。

（4）未在规定时间内补记抢救病历的。

（5）未按照本条例的规定封存保管和启封病历资料和实物的。

（6）未设置医疗服务质量监控部门或者配备专(兼)职人员的。

（7）未制定有关医疗事故防范和处理预案的。

（8）未在规定时间内向卫生行政部门报告重大医疗过失行为的。

（9）未按照本条例的规定向卫生行政部门报告医疗事故的。

（10）未按照规定进行尸检和保存、处理尸体的。

医疗机构违反《医疗事故处理条例》的规定，有下列情形之一的，由卫生行政部门责令改正，给予警告；对负有责任的主管人员和其他直接责任人员依法给予行政处分或者纪律处分；情节严重的，由原发证部门吊销其执业证书或者资格证书：①承担尸检任务的机构没有正当理由，拒绝进行尸检的；②涂改、伪造、隐匿、销毁病历资料的。

3. 医疗机构及其医务人员有以下情形之一

表 7-62　对医疗机构及其医务人员的处理

处罚部门	县以上卫健委		
处理意见	一般情况	责令改正，给予警告，处以 1 万~5 万罚款	
	情节严重	责任人	降低岗位等级或撤职处分
		医务人员	暂停 1~6 个月执业活动
	构成犯罪的	依法追究刑事责任	

医疗机构及其医务人员有下列情形之一的,依法追究刑事责任:①未按规定制定和实施医疗质量安全管理制度;②未按规定告知患者病情、医疗措施、医疗风险、替代医疗方案等;③开展具有较高医疗风险的诊疗活动,未提前预备应对方案防范突发风险;④未按规定填写、保管病历资料,或者未按规定补记抢救病历;⑤拒绝为患者提供查阅、复制病历资料服务;⑥未建立投诉接待制度、设置统一投诉管理部门或者配备专(兼)职人员;⑦未按规定封存、保管、启封病历资料和现场实物;⑧未按规定向卫生主管部门报告重大医疗纠纷;⑨其他未履行本条例规定义务的情形。

4. 医疗机构篡改、伪造、隐匿、毁灭病历资料处理

表 7-63   对医疗机构的处理

处罚部门	县以上卫健委		
处理意见	一般情况	责任人	降低岗位等级或撤职处分
		医务人员	暂停 6~12 个月执业活动
	严重后果	责任人	开除
		医务人员	吊销执照
	构成犯罪的		依法追究刑事责任

(二)医务人员的法律责任

表 7-64   对医务人员的处理

处罚部门	卫健委	
处理意见	一般情况	暂停 6 个月以上 1 年以下执业
	情节严重	吊销其执业证书

[经典例题 4]

某患者凌晨因心脏病发作被送入医院抢救,但不幸于当日上午 8 时死亡。下午 3 时,患者家属要求查阅病历,院方以抢救时间紧急,尚未补记病历为由不予提供,引起患者家属不满,投诉至卫生局。根据《医疗事故处理条例》规定,卫生局应给予该医院的处理是

A. 限期整改   B. 责令改正
C. 罚款   D. 吊销执业许可证
E. 警告
[参考答案] 4. B

第十四章   人体器官移植条例

一、概述

人体器官移植,是指摘取人体器官捐献人具有特定功能的心脏、肺脏、肝脏、肾脏或者胰腺等器官的全部或者部分,将其植入接受人身体以代替其病损器官的过程。

(一)申请人体器官移植手术患者排序原则

申请人体器官移植手术患者的排序,应当符合医疗需要,遵循公平、公正和公开的原则。

(二)禁止买卖人体器官

任何组织或者个人不得以任何形式买卖人体器官,不得从事与买卖人体器官有关的活动。

二、人体器官的捐献

（一）人体器官捐献的原则

人体器官捐献应当遵循自愿、无偿的原则。公民享有捐献或者不捐献其人体器官的权利；任何组织或者个人不得强迫、欺骗或者利诱他人捐献人体器官。

（二）捐献人体器官的条件

表7-65　捐献器官的条件、捐献意愿的撤销和活体器官捐献人的条件

基本条件	公民具有完全民事行为能力(即满18周岁)	
捐献意愿表示具体情形	生前不同意捐献	任何组织或者个人不得捐献、摘取该公民的人体器官
	生前未表态捐与否	死后其配偶、成年子女、父母可表示捐献意愿
捐献意愿的撤销	公民应有书面形式的捐献意愿，并有权予以撤销捐献意愿	
活体器官捐献人的条件	任何组织或个人不得摘取未满18周岁公民的活体器官用于移植	

（三）活体器官接受人的条件

1. 活体器官的接受人限于活体器官捐献人的配偶、直系血亲或者三代以内旁系血亲。

2. 有证据证明与活体器官捐献人存在因帮扶等形成亲情关系的人员。

[经典例题1]

目前我国提倡的活体供体器官获取的方式是

A. 自由买卖　　　　　　　　　　B. 推定同意

C. 自愿捐献　　　　　　　　　　D. 家属决定

E. 医生强制

[参考答案] 1. C

三、人体器官的移植

1. 登记　医疗机构从事人体器官移植，应当依照《医疗机构管理条例》的规定，向所在地省、自治区、直辖市人民政府卫生主管部门申请办理人体器官移植诊疗科目登记。

2. 条件　医疗机构从事人体器官移植，应当具备下列条件：①有器官移植科资质的医师和其他医务人员；②有满足人体器官移植所需要的设备、设施；③有人体器官移植技术临床应用与伦理委员会，该委员会中从事人体器官移植的医学专家不超过委员人数的1/4；④有完善的人体器官移植质量监控等管理制度。

3. 对人体器官捐献人的医学检查和接受人的风险评估

实施人体器官移植手术的医疗机构及其医务人员应当对人体器官捐献人进行医学检查，对接受人因人体器官移植感染疾病的风险进行评估，并采取措施，降低风险。

4. 人体器官移植的伦理审查

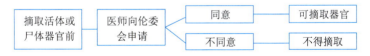

图7-2　人体器官移植的伦理审查程序

注意：审核内容

①人体器官捐献人的捐献意愿是否真实；②有无买卖或者变相买卖人体器官的情形；③人体器官的配型和接受人的适应证是否符合伦理原则和人体器官移植技术管理规范；④表决：经2/3以上委员同意，伦理委员会方可出具同意的书面意见。

5. 摘取活体器官应当履行的义务

从事人体器官移植的医疗机构及其医务人员摘取活体器官前，应当履行下列义务：

表7-66　摘取活体器官应当履行的义务

说明	手术的风险，术后并发症及预防措施，并与捐献人签知情同意书
查验	查验捐献人捐献器官的书面意愿及捐献人与接受人器官移植条例规定关系的证明材料
确认	摘取器官的直接后果不损害活体器官捐献人其他正常的生理功能
保存	从事器官移植的医院应当保存活体器官捐献人的医学资料，并进行随访

6. 摘取尸体器官的要求

摘取尸体器官，应当在依法判定尸体器官捐献人死亡后进行。

从事人体器官移植的医务人员不得参与捐献人的死亡判定。

7. 个人资料保密

从事人体器官移植的医务人员应当对人体器官捐献人、接受人和申请人体器官移植手术的患者的个人资料保密。

四、法律责任

（一）买卖人体器官及相关活动的法律责任

表7-67　买卖人体器官相关处罚

处罚部门	设区的市卫健委以上卫生行政部门	
处理意见	罚款	没收违法所得，处交易额 8 倍以上 10 倍以下罚款
	医疗机构	撤销人体器官移植诊疗科目登记，且 3 年内不得再申请
	医务人员	吊销其执业证书
	国家工作人员	给予撤职、开除的处分

（二）医疗机构未办理人体器官移植诊疗科目登记，擅自从事人体器官移植的，依照《医疗机构管理条例》的规定予以处罚。

（三）未对人体器官捐献人进行医学检查的法律责任

医疗机构及其医务人员，未对人体器官捐献人进行医学检查或者未采取措施，导致接受人因人体器官移植手术感染疾病的，依照《医疗事故处理条例》的规定予以处罚。给他人造成损害的，应当依法承担民事责任。

（四）泄露个人资料的法律责任

医务人员泄露人体器官捐献人、接受人或者申请人体器官移植手术患者个人资料的，依照《执业医师法》或者国家有关护士管理的规定予以处罚。

给他人造成损害的，应当依法承担民事责任。

（五）从事人体器官移植的医务人员参与死亡判定的法律责任

表7-68　医务人员参与死亡判定的处罚

处罚部门	县级以上卫健委	
处理意见	一般情况	暂停其 6 个月以上 1 年以下执业活动
	情节严重	吊销其执业证书

（六）医疗机构有下列情形对责任人——依法给予处分

情节严重：由原登记部门撤销该医疗机构人体器官移植诊疗科目登记，该医疗机构 3 年内不得再申请人体器官移植诊疗科目登记。

①不再具备人体器官移植条例规定条件，仍从事人体器官移植的；②未经人体器官移植技术临床应用与伦理委员会审查同意，做出摘取人体器官的决定，或者胁迫医务人员违反人体器官移植条例规定摘取人体器官的；③摘取活体器官前未履行说明、查验、确认义务的；④对摘取器官完毕的尸体未进行符合伦理

原则的医学处理，恢复尸体原貌的。

（七）医务人员的法律责任

有下列情形的(同医疗机构法律责任的后 3 条)

依法给予处分；暂停其 6 个月以上 1 年以下执业活动；

情节特别严重，吊销其执业证书：①未经人体器官移植技术临床应用与伦理委员会审查同意摘取人体器官的；②摘取活体器官前未依照人体器官移植条例规定履行说明、查验、确认义务的；③对摘取器官完毕的尸体未进行符合伦理原则的医学处理，恢复尸体原貌的。

第十五章　放射诊疗管理规定

一、概述

放射诊疗工作，是指使用放射性同位素、射线装置进行临床医学诊断、治疗和健康检查的活动。

根据《放射诊疗管理规定》，放射诊疗工作按照诊疗风险和技术难易程度分为放射治疗、核医学、介入放射学、X 射线影像诊断等四类管理。

二、执业条件

（一）开展放射诊疗的基本条件

医疗机构开展放射诊疗工作，应当具备与其开展的放射诊疗工作相适应的条件，经所在地县级以上地方卫生行政部门的放射诊疗技术和医用辐射机构许可。

（二）安全防护装置、辐射检测仪器和个人防护用品的配备与使用

医疗机构应当按照要求配备并使用安全防护装置、辐射检测仪器和个人防护用品。

（三）设备和场所警示标志的设置

1. 设备、容器，储存场所，放射诊疗工作场所的入口处设有电离辐射标志。

2. 放射诊疗工作场所按照要求分为控制区、监督区，在控制区进出口及其他适当位置，设有电离辐射警告标志和工作指示灯。

三、安全防护与质量保证

（一）场所防护要求

1. 定期对放射诊疗工作场所、储存场所和防护设施进行放射防护检测，保证辐射水平符合有关规定或者标准。

2. 放射性同位素储存场所应当有专人负责，有完善的存入、领取、归还登记和检查的制度。

3. 放射性同位素不得与易燃、易爆、腐蚀性物品同库储存；储存场所应当采取有效的防泄漏等措施，并安装必要的报警装置。

（二）放射诊疗工作人员防护要求

工作人员佩戴个人剂量计。医疗机构为工作人员进行健康检查，进行专业及防护知识培训，建立个人剂量、职业健康管理和教育培训档案。

（三）对患者和受检者的防护要求

遵守医疗照射正当化和放射防护最优化的原则。

有明确的医疗目的，严格控制受照剂量；对邻近照射野的敏感器官和组织进行屏蔽防护。告知患者辐射对健康的影响。

（四）放射诊断检查的原则和实施

优先采用对人体健康影响较小的诊断技术。实施检查应当遵守下列规定：

1. 严格执行检查资料的登记、保存、提取和借阅制度，不得因资料管理、受检者转诊等原因使受检者接受不必要的重复照射。

2. 不得将核素显像检查和 X 射线胸部检查列入对婴幼儿及少年儿童体检的常规检查项目。

3. 对育龄妇女腹部或骨盆进行核素显像检查或 X 射线检查前，应问明是否怀孕；非特殊需要，对受孕后 8 至 15 周的育龄妇女，不得进行下腹部放射影像检查。

4. 应当尽量以胸部 X 射线摄影代替胸部荧光透视检查。

5. 实施放射性药物给药和 X 射线照射操作时，应当禁止非受检者进入操作现场；因患者病情需要其他人员陪检时，应当对陪检者采取防护措施。

（五）放射治疗的原则和实施

治疗过程中，治疗现场至少应有 2 名放射诊疗工作人员。

四、法律责任

1. 医疗机构有下列情形之一的，应给予处理

①未取得放射诊疗许可从事放射诊疗工作的；②未办理诊疗科目登记或者未按照规定进行校验的；③未经批准擅自变更放射诊疗项目或者超出批准范围从事放射诊疗工作的。

表 7-69　对医疗机构的相关处理

处罚部门	县级以上卫健委	
处理意见	一般情况	警告、责令限期改正，并可处以 3 千元以下的罚款
	情节严重	吊销其《医疗机构执业许可证》

2. 医疗机构使用不具备相应资质的人员从事放射诊疗工作的。

表 7-70　使用不具备资质的人员工作的处理

处罚部门	县级以上卫健委	
处理意见	一般情况	责令限期改正，并可处以 5 千元以下的罚款
	情节严重	吊销其《医疗机构执业许可证》

3. 医疗机构违反放射诊疗管理规定，有下列行为之一的

①购置、使用不合格或国家有关部门规定淘汰的放射诊疗设备的；②未按照规定使用安全防护装置和个人防护用品的；③未按照规定对放射诊疗设备、工作场所及防护设施进行检测和检查的；④未按照规定对放射诊疗工作人员进行个人剂量监测、健康检查、建立个人剂量和健康档案的；⑤发生放射事件并造成人员健康严重损害的；⑥发生放射事件未立即采取应急救援和控制措施或者未按照规定及时报告的；⑦违反放射诊疗管理规定的其他情形。

表 7-71　医疗机构违反放射诊疗管理规定的处理

处罚部门	县以上卫健委
处理意见	警告，责令限期改正；并可处 1 万元以下的罚款

第十六章　处方管理办法

一、概述

处方，是指由注册的执业医师和执业助理医师在诊疗活动中为患者开具的、由取得药学专业技术职务任职资格的药学专业技术人员审核、调配、核对，并作为患者用药凭证的医疗文书。

处方包括医疗机构病区用药医嘱单。

医师开具处方和药师调剂处方应当遵循安全、有效、经济的原则。处方药应当凭医师处方销售、调剂和使用。

二、处方管理的一般规定

(一)处方书写规则

表 7-72　处方书写规则注意事项

情况	处理
处方必有的	一般情况、诊断(除非特殊情况可不写)
处方几人用	只能一人
可否涂改	不得涂改，如涂改需要签名并注明时间
药品名称	必须写通用名，没有中文名称可用规范的英文名称，不得缩写，用法明确
可超剂量	需要注明原因并在此签名
如何结尾	书写完毕后需要划一斜线表明处方完毕，并签名，且签名式样和专用签章应当与院内药学部门留样备查的式样相一致
患者年龄	应当填写实足年龄，新生儿、婴幼儿写日、月龄，必要时要注明体重
多种药品的开具	西药和中成药可以分别开具处方，也可以开具一张处方，中药饮片应当单独开具处方，开具西药、中成药处方，每一种药品应当另起一行，每张处方不得超过5种药品
中药饮片	按照"君、臣、佐、使"的顺序排列；调剂、煎煮的特殊要求注明在药品右上方，并加括号，如布包、先煎、后下等；对饮片的产地、炮制有特殊要求的，应当在药品名称之前写明

(二)药品剂量与数量书写的要求

1. 药品剂量与数量用阿拉伯数字书写。剂量应当使用法定剂量单位：重量以克(g)、毫克(mg)、微克(μg)、纳克(ng)为单位；容量以升(L)、毫升(ml)为单位；国际单位(IU)、单位(U)；中药饮片以克(g)为单位。

2. 片剂、丸剂、胶囊剂、颗粒剂分别以片、丸、粒、袋为单位；溶液剂以支、瓶为单位；软膏及乳膏剂以支、盒为单位；注射剂以支、瓶为单位，应当注明含量；中药饮片以剂为单位。

[经典例题 1]

医师开具处方时，除特殊情况外必须注明

A. 患者体重　　　　　　　　　　B. 药品的拉丁文

C. 处方药或非处方药　　　　　　D. 临床诊断

E. 是否为过敏体质

[经典例题 2]

医师张某给一患者开具了处方，患者取药时，药剂师指出该处方不符合相关规定不予调配。其理由是

A. 该处方使用了药品通用名称

B. 该处方同时开具了中成药和西药

C. 该处方开具了5种药物

D. 该处方注明了5天有效期

E. 该处方开具了7天药物用量

[参考答案] 1. D；2. D

三、处方权的获得

(一)处方权的取得

注册后有相应处方权，执业医师经考核合格后取得麻醉药品和第一类精神药品的处方权，药师经考核合格后取得麻醉药品和第一类精神药品调剂资格。

进修大夫：接收进修的医疗机构对其胜任本专业工作的实际情况进行认定后授予相应的处方权。

(二)开具处方的条件

前提：医师需要签名留样或者专用签章备案。

处方生效前提：注册的医师在执业的医院签名或加盖专用签章。

麻和精一处方：取得特殊处方权后方可开具，但不可为己开，药师需有调剂资格后方可调剂。

试用期人员：开具处方需有处方权的执业医师审核，并签名或加盖专用签章后方有效。

四、处方的开具

(一)开具处方的规则

医师利用计算机开具、传递普通处方时，应当同时打印出纸质处方，其格式与手写处方一致；打印的纸质处方经签名或者加盖签章后有效。药师核发药品时，应当核对打印的纸质处方，无误后发给药品，并将打印的纸质处方与计算机传递处方同时收存备查。

(二)开具处方的要求

表 7-73　开具处方的要求

处方的时效		当日有效，特殊情况可延长(医师注明有效期限)，但最长不超过 3 天
处方最大量	普通	不得超过 7 日
	急诊	不得超过 3 日
	其他	慢性病、老年病或特殊情况可适当延长，但医师应当注明理由，毒麻药规定见后
长期麻药和精一者	首诊医师	建立相应的病历+患者签署《知情同意书》
	病历内容	二级以上医院的诊断证明+有效身份证明文件或代办人员身份证明
麻药和精一药可带回家吗	一般	麻醉药品注射剂仅限于医疗机构内
	特殊	癌症疼痛患者和中、重度慢性疼痛患者可以
门急诊的麻药	注射剂	每张处方为一次常用量
	控缓释剂	每张处方不得超过 7 日常用量
	其他剂型	每张处方不得超过 3 日常用量
精神类药品	精一 注射剂	每张处方为一次常用量
	控缓剂	不得超过 7 日常用量
	其他剂型	不得超过 3 日常用量。哌醋甲酯用于治疗儿童多动症时，不得超过 15 日常用量/张
	精二 一般	不得超过 7 日常用量
	慢性及特殊可以适当延长，医师应当注明理由	
癌症者+中重疼痛者	精一及麻药 注射剂	不超 3 日常用量/张
	控缓剂	不超 15 日常用量/张
	其他剂型	不超 7 日常用量/张
住院患者	精一及麻药	应当逐日开具，每张处方为 1 日常用量
特别管制药品	盐酸二氢埃托啡	一次常用量，仅限于二级以上医院内使用
	哌替啶	一次常用量，仅限于医疗机构内使用
医院的管理		要求长期使用麻醉药品和第一类精神药品的门(急)诊癌症患者和中、重度慢性疼痛患者，每 3 个月复诊或者随诊一次

五、监督管理

(一)处方开具的管理

1. 医疗机构应当对出现超常处方 3 次以上且无正当理由的医师提出警告，限制其处方权；限制处方权后，仍连续 2 次以上出现超常处方且无正当理由的，取消其处方权。

2. 医师出现下列情形之一的，取消处方权：①被责令暂停执业；②考核不合格离岗培训期间；③被注销、吊销执业证书；④不按照规定开具处方，造成严重后果的；⑤不按照规定使用药品，造成严重后果的；⑥因开具处方牟取私利。

(二)处方由调剂处方药品的医疗机构妥善保存

表 7-74　处方的保存

处方保存年限	普通、急诊、儿科处方	1 年
	毒性药、精二	2 年
	麻药、精一	3 年
处方保存期满	处理方式	登记备案，方可销毁
	批准人	医疗机构主要负责人
专册保存制度	目的	根据麻药和精药的开具情况，按照药品种类、规格和消耗量进行登记
	内容	发药日期、患者姓名、用药数量
	保存时间	3 年

[经典例题 3]

县医院在处方检查中发现某医师开具了 3 张超常处方，医院领导询问其原因，该医师未能作出合理解释。于是，医院根据相关规定对其作出了处理。该处理是

A. 责令暂停执业　　　　　　　B. 限制处方权

C. 取消处方权　　　　　　　　D. 记过

E. 注销执业证书

[参考答案] 3. B

六、法律责任

医师出现下列情形之一的：①未取得处方权或者被取消处方权后开具药品处方的；②未按照《处方管理办法》规定开具药品处方的；③违反《处方管理办法》其他规定的。

表 7-75　对医师违反处方管理办法的处理

处罚部门	县级以上卫健委	
处理意见	一般情况	警告或者责令暂停 6 个月至 1 年执业活动
	情节严重	吊销其执业证书

医师出现下列情形之一的，由县级以上卫生行政部门按照《麻醉药品和精神药品管理条例》第 73 条的规定予以处罚：①未取得麻醉药品和第一类精神药品处方资格的医师擅自开具麻醉药品和第一类精神药品处方的；②具有麻醉药品和第一类精神药品处方医师未按照规定开具麻醉药品和第一类精神药品处方，或者未按照卫生部(现卫健委)制定的麻醉药品和精神药品临床应用指导原则使用麻醉药品和第一类精神药品的。

第十七章　抗菌药物临床应用管理办法

一、概述

抗菌药物，是指治疗细菌、支原体、衣原体、立克次体、螺旋体、真菌等病原微生物所致感染性疾病

病原的药物，不包括治疗结核病、寄生虫病和各种病毒所致感染性疾病的药物以及具有抗菌作用的中药制剂。

（一）抗菌药物临床应用的原则

安全、有效、经济。

（二）抗菌药物临床应用的分级管理

表 7-76　抗菌药物临床应用的分级管理

级别	安全性	耐药性	价格	指征	开药者
非限制使用级	安全有效	较小	较低	预防感染、治疗轻度或局部感染	初级及在乡镇村医疗机构中的助理（乡村医师）
限制级	安全有效	较大	较高	严重感染、免疫功能低合并感染或病原菌仅对限制使用级敏感时	主治医师
特殊级	严重不良反应，临床资料少	较快	昂贵	经感染、呼吸、ICU 检验科等会诊后可用	主任医师

特殊情况：抢救生命垂危等紧急情况，可越级，越级使用后，需要 24 小时内补办手续。

二、抗菌药物临床应用管理

（一）抗菌药物遴选和定期评估制度

表 7-77　抗菌药物遴选和定期评估制度

抗菌药物遴选申请		科室报告→药学部(给意见)→药管工作组审议
抗菌药物遴选申请审核		药管工作组审议(2/3 同意)→药事委员会同意(2/3 以上同意)
抗菌药物清退或更换	需清退情况	有安全隐患、疗效不确定、耐药、性价比差
	提出部门	临床科室、药学部、药管组
	过程	药管组半数同意→药事委员会备案→药管与药疗委员会通过可执行
	后果	被清退药品 12 个月内不得上市

（二）细菌耐药预警机制

表 7-78　细菌耐药预警机制

耐药率	处理意见
耐药率>30%抗生素	通报本机构医务人员
耐药率>40%抗生素	慎重经验用药
耐药率>50%抗生素	根据药敏试验
耐药率>75%抗生素	暂停对此目标细菌的临床应用，根据耐药监测结果再决定是否恢复临床应用

（三）抗菌药物临床应用异常情况的调查和处理

医疗机构应当对以下抗菌药物临床应用异常情况开展调查，并根据不同情况作出处理：①使用量异常增长的抗菌药物；②半年内使用量始终居前列的抗菌药物；③经常超适应证、超剂量使用的抗菌药物；④企业违规销售的抗菌药物；⑤频繁发生严重不良事件的抗菌药物。

（四）临床应用知识和规范化管理培训及考核

表 7-79　临床应用知识和规范化管理培训及考核

考核单位	二级以上医院
考核对象	医师和药师

续表

考核单位	二级以上医院
考核内容	《药品管理法》《执业医师法》《抗菌药物临床应用管理办法》《处方管理办法》《医疗机构药事管理规定》《抗菌药物临床应用指导原则》《国家基本药物处方集》《国家处方集》和《医院处方点评管理规范(试行)》等相关法律、法规、规章和规范性文件
考核内容	抗菌药物临床应用及管理制度; 常用抗菌药物的药理学特点与注意事项; 常见细菌的耐药趋势与控制方法; 抗菌药物不良反应的防治

[经典例题1]

抗菌药物的细菌耐药率超过一定的百分比时,慎重经验用药,该百分比是

A. 50% B. 20% C. 10% D. 40% E. 30%

[参考答案] 1. D

三、抗菌药物的临床应用

(一)处方权的授予 二级以上医院医师经本机构抗菌药物临床应用知识和规范化管理的培训,并考核合格后,方可获得相应的处方权。

其他医疗机构依法享有处方权的医师、乡村医生等,由县级以上地方卫生行政部门组织相关培训、考核。经考核合格的,授予相应的抗菌药物处方权。

(二)预防感染指征的掌握 医疗机构和医务人员应当严格掌握使用抗菌药物预防感染的指征。

(三)特殊使用级抗菌药物的使用

1. 临床应用特殊使用级抗菌药物应当严格掌握用药指征,经抗菌药物管理工作组指定的专业技术人员会诊同意后,由具有相应处方权医师开具处方。

2. 特殊使用级抗菌药物会诊人员由具有抗菌药物临床应用经验的感染性疾病科、呼吸科、重症医学科、微生物检验科、药学部门等具有高级专业技术职务任职资格的医师、药师或具有高级专业技术职务任职资格的抗菌药物专业临床药师担任。

(四)越级使用的情形 因抢救生命垂危的患者等紧急情况,医师可以越级使用抗菌药物。越级使用抗菌药物应当详细记录用药指征,并应当于24小时内补办越级使用抗菌药物的必要手续。

四、监督管理

(一)抗菌药物处方、医嘱点评

(二)对抗菌药物超常处方医师的处理

抗菌药超常处方3次以上且无正当理由的医师提出警告,限制其特殊使用和限制使用级抗菌药处方权。

(三)取消医师抗菌药物处方权的情形

考核不合格+限制处方仍超常处方+未按规定开处方/使用药造成严重后果+收回扣。

取消处方权,6个月不得恢复处方权。

五、法律责任

(一)通过开具抗菌药物牟取不正当利益的法律责任(县级以上卫健委处理)

(二)医师违反抗菌药物临床应用规定的法律责任

医师有下列情形之一的,县级以上卫健委处理:①未按照《抗菌药物临床应用管理办法》规定开具抗菌药物处方,造成严重后果;②使用未经国家药品监督管理部门批准的抗菌药物;③使用本机构抗菌药物供

应目录以外的品种、品规，造成严重后果；④违反《抗菌药物临床应用管理办法》其他规定，造成严重后果。

表 7-80　医师违反抗菌药物临床应用规定的处理

处罚部门	县以上卫健委	
处理意见	一般违法	给予警告或者责令暂停 6 个月以上 1 年以下执业活动
	情节严重	吊销其执业证书
	构成犯罪	追究刑事责任

再次强调：严重后果≠情节严重

[经典例题 2]

（共用备选答案）

A. 出现开具抗菌药物超常处方 3 次以上且无正当理由　　B. 开具抗菌药物处方牟取不正当利益

C. 发生抗菌药物不良事件　　D. 因紧急情况越级使用抗菌药物

E. 使用的抗菌药物明显超出规定用量

（1）医疗机构对医师提出警告并限制其特殊使用级抗菌药物处方权的情形是

（2）医疗机构取消医师抗菌药物处方权的情形是

[参考答案] 2. A、B

第十八章　医疗机构临床用血管理办法

一、概述

《医疗机构临床用血管理办法》规定，医疗机构应当将加强组织管理，明确岗位职责，健全管理制度。医疗机构法定代表人为临床用血管理第一责任人。

表 7-81　献血法与临床用血管理办法

时间	事件
1997 年 12 月 29 日	通过献血法，1998 年 10 月 1 日起施行
2012 年 6 月 7 日	国家卫健委发布了《医疗机构临床用血管理办法》，自 2012 年 8 月 1 日起施行

（一）临床输血管理委员会

二级以上医院和妇幼保健医院应当设立临床输血管理委员会，负责本机构临床用血管理工作。其他医疗机构应当设立临床管理工作组。

临床用血管理委员会或者临床用血管理工作组应当履行以下职责：①认真贯彻临床用血管理相关法律、法规、规章、技术规范和标准，制定本机构临床用血管理的规章制度并监督实施；②评估确定临床用血的重点科室、关键环节和流程；③定期监测、分析和评估临床用血情况，开展临床用血质量评价工作，提高临床合理用血水平；④分析临床用血不良事件，提出处理和改进措施；⑤指导并推动开展自体输血等血液保护及输血新技术；⑥承担医疗机构交办的有关临床用血的其他任务。

（二）输血科（血库）　医疗机构应当根据有关规定和临床用血需求设置输血科或者血库，并根据自身功能、任务、规模，配备与输血工作相适应的专业技术人员、设施、设备。不具备条件设置输血科或者血库的医疗机构，应当安排专（兼）职人员负责临床用血工作。

二、临床用血管理

(一)临床用血计划

当遵照合理、科学的原则。

(二)血液核查

血袋标签核对的主要内容是：①血站的名称；②献血编号或者条形码、血型；③血液品种；④采血日期及时间或者制备日期及时间；⑤有效期及时间；⑥储存条件。

(三)临床用血申请

表 7-82 临床用血申请原则

申请血量	申请人	批准人
<800 毫升	主治	副高以上
800 至 1600 毫升	主治	科主任
>1600 毫升	主治	主任审核，医务科批准

(四)签署临床输血治疗知情同意书

因抢救生命垂危的患者需要紧急输血，且不能取得患者或者其近亲属意见的，经医疗机构负责人或者授权的负责人批准后可用血。

(五)临时采集血液条件

1. 危及患者生命，急需输血。

2. 血站无法及时供血，且无法从其他医疗机构调剂，而其他医疗措施不能替代输血治疗。

3. 具备输血前检测能力。

4. 遵守采供血相关操作规程和技术标准。

医疗机构应当在临时采集血液后 10 日内将情况报告县级以上人民政府卫生行政部门。

(六)患者自身储血

(七)临床用血不良事件监测报告

(八)临床用血医学文书管理

(九)临床用血的费用

公民用血只交付用于血液的采集、储存、分离、检验等费用，献血者及直系亲属用血可按规定免交或者减交以上费用。

(十)医务人员职责

执行临床输血技术规范，严格掌握输血适应证。

三、医疗机构的法律责任

1. 将不符合标准的血液用于患者的法律责任

表 7-83 对医疗机构不合理用血的处罚

处罚部门	县级以上地方人民政府卫生行政部门		
处理意见	一般情况	责令改正	
	给患者健康造成损害的	对医疗机构	依法赔偿
		责任人	予行政处分
	构成犯罪	追究刑事责任	

2. 未尽临床用血管理职责的法律责任

以下情况县级以上人民政府卫生行政部门给予限期改正→(不改)通报批评，予警告→(情节严重)3 万元以下罚款+处分。

①未设立临床用血管理委员会或者工作组的；②未拟定临床用血计划或者 1 年内未对计划实施情况进行评估和考核的；③未建立血液发放和输血核对制度的；④未建立临床用血申请管理制度的；⑤未建立医

务人员临床用血和无偿献血知识培训制度的；⑥未建立科室和医师临床用血评价及公示制度的；⑦将经济收入作为对输血科或者血库工作的考核指标的；⑧违反《医疗机构临床用血管理办法》的其他行为。

3. 使用非卫生行政部门指定血站的血液的法律责任

表 7-84　使用未指定血站的血液的处罚

处罚部门	县级以上地方人民政府卫生行政部门	
处理意见	一般情况	警告，并处 3 万元以下罚款
	情节严重或者造成严重后果	责任人员依法给予处分

4. 违反应急用血采血规定的法律责任

表 7-85　违反应急用血采血规定的处罚

处罚部门	县级以上人民政府卫生行政部门	
处理意见	一般情况	限期改正，给予警告
	情节严重或严重后果	对机构	处 3 万元以下罚款
		责任人	予处分
	构成犯罪	追究刑事责任

第十九章　药品管理法及其实施条例

一、概述

药品，是指用于预防、治疗、诊断人的疾病，有目的地调节人的生理功能并规定有适应证、用法和用量的物质。

包括中药材、中药饮片、中成药、化学原料及其制剂、抗生素、生化药品、放射性药品、血清、疫苗、血液制品和诊断药品等。

二、药品管理

表 7-86　药品管理法中的小概念

假药	成分与国家规定的成分不符+非药品+变质药品+标注适应证超出规定范围的
劣药	成分含量不符合国家规定的药品+被污染+无有效期或更改有效期+未注明或者更改生产批号的+超过有效期的+擅自添加辅料、防腐剂的+其他不符合药品标准的药品
处方药	凭执业医师和执业助理医师处方可购买、调配和使用的药品
非处方药	国务院药品监督管理部门公布的，不需要凭执业医师和执业助理医师处方，消费者可以自行判断、购买和使用的药品，根据安全性分为甲类非处方药和乙类非处方药

[经典例题 1]

某地药品监督管理部门接到多名眼疾患者举报，反映在县医院眼科就诊使用某药后发生"眼内炎"。药品监督管理部门经过调查确认该药为假药，其法定依据是

A. 未标明有效期　　　　　　　　　B. 未注明生产批号

C. 未经批准而进口　　　　　　　　D. 超过有效期

E. 擅自添加着色剂

[参考答案] 1. C

假药：成分不符+非药品+变质+超范围；

劣药：含量不符+无/改/过有效期+不注明/改生产批号+辅料(香精、防腐剂等)+污染的。

三、法律责任

1. 医疗机构在药品购销中的法律责任

表 7-87　药品购销中给予、收受回扣的处理

处罚部门		市场监督管理部门
处理意见	一般情况	没收企业违法所得，并对企业处 30 万元以上 300 万元以下的罚款
	情节严重	吊销药品上市许可持有人、药品生产企业、药品经营企业营业执照，并由药品监督管理部门吊销药品批准证明文件、药品生产许可证、药品经营许可证

2. 医疗机构相关人员违法行为的法律责任

医疗机构的负责人、药品采购人员、医师、药师等有关人员收受财物或者其他利益的。

表 7-88　药品购销中违法收受财物或者其他利益的处理

处罚部门		卫生健康部门或本单位
处理意见	一般情况	处分并没收违法所得
	情节严重	卫健委吊销执照
	构成犯罪	追究刑事责任

第二十章　麻醉药品和精神药品管理条例

一、概述

特殊管理药品，是指麻醉药品、精神药品、医疗用毒性药品和放射性药品。国家对它们实行特殊管理。

麻醉药品和精神药品，是指列入麻醉药品目录、精神药品目录的药品和其他物质。

二、麻醉药品和精神药品管理

(一)精神类和麻醉类药品概述(了解)

精神类药物：直接作用于中枢神经系统，使之极度兴奋或抑制；精神药品分为第一类精神药品和第二类精神药品。第一类：去氧麻黄碱(冰毒)；第二类：地西泮，艾司唑仑；

麻醉药品：对中枢神经有麻醉作用，连续使用后易产生身体依赖性、能形成瘾癖的药品；

阿片类：包括天然来源的阿片以及从中提取的有效成分；

可卡因类：可卡因，古柯碱等；

大麻类：包括各种大麻的制剂。

（二）麻醉药品和精神药品的使用

表7-89　麻醉药品和精神药品的使用

购买第一类精神药品需办理什么手续	在设区的市级人民政府卫生主管部门批准，取得麻醉药品、第一类精神药品购用印鉴卡
取得印鉴卡应具备的条件	管理人员+麻醉和第一类精神药品处方权大夫+储存设备+管理制度
可以给自己开麻/精方吗	不能
麻药、精药可以自行配制吗	前提：市场无供应情况下 配药机构：持有医疗机构制剂许可证和印鉴卡的 批准部门：省级药品监督管理部门 是否对外销售：不能
处方如何管理	处方权如何获得	进行有关麻醉药品和精神药品使用知识的培训、考核，考核合格方可有麻醉和精神一类药品处方权
	专用处方	是专用处方，且单张处方的最大用量应当符合国务院卫生主管部门的规定
	麻方和精一的核对制度	处方的调配人、核对人应当仔细核对，签署姓名，并予以登记

三、法律责任

1. 医疗机构的法律责任，取得印鉴卡的医疗机构违法规定，有下列情形之一

表7-90　取得印鉴卡的医疗机构违法的处理

处罚部门	设区市卫健委		
处理意见	一般情况	责令限期改正，给予警告	
	逾期不改	处5千元以上1万元以下的罚款	
	情节严重	机构	吊销其印鉴卡
		责任人	给予降级、撤职、开除的处分

哪些情况？（了解）

①未依照规定购买、储存麻醉药品和第一类精神药品的；②未依照规定保存麻醉药品和精神药品专用处方或者未依照规定进行处方专册登记的；③未依照规定报告麻醉药品和精神药品的进货、库存、使用数量的；④紧急借用后麻醉药品和第一类精神药品未备案的；⑤未依照规定销毁麻醉药品和精神药品的。

2. 具有麻醉药品和第一类精神药品处方资格医师的法律责任

表7-91　具有麻醉药品和第一类精神药品处方资格医师的处理

情况	处理
违反规定	取消处方权
造成严重后果	吊销执业证书

执业医师未按照临床应用指导原则的要求使用第二类精神药品或者未使用专用处方开具第二类精神药品，造成严重后果的，由原发证部门吊销其执业证书。

3. 未取得麻醉药品和第一类精神药品处方资格医师的法律责任

表7-92　未取得麻醉药品和第一类精神药品处方资格医师的处理

情况	处理
违反规定擅自开具	县级以上卫健委警告，暂停其执业活动
造成严重后果	吊销执业证书
构成犯罪	追究刑事责任

[经典例题1]

具有麻醉药品处方资格的执业医师违反规定开具麻醉药品造成严重后果的，卫生行政部门依法对其作出的处理是

A. 警告

B. 吊销执业证书

C. 暂停执业半年

D. 取消麻醉药品处方资格

E. 罚款

[参考答案] 1.B

第二十一章　药品不良反应报告和监测管理办法

一、概述

药品不良反应，是指合格药品在正常用法、用量下出现的与用药目的无关的有害反应。

二、报告与处置

(一)报告　实行药品不良反应报告制度。

表 7-93　报告

报告人	配专(兼)职人员承担相应工作	
如何上报	网报，无网报填写纸质版由当地药品不良反应监测机构代网报	
报告要求	真实、完整、准确	
上报类型	个例药品不良反应	医疗机构主动收集并填表上报
	群体药品不良事件	立刻电话或传真上报所在地县级药监、卫健委和药品不良反应监测机构，必要时可越级报，并填表

(二)处置

①医疗机构应当配合药品监督管理部门、卫生行政部门和药品不良反应监测机构对药品不良反应或者群体不良事件的调查，并提供调查所需的资料；②医疗机构发现药品群体不良事件后应当积极救治患者，迅速开展临床调查，分析事件发生的原因，必要时可采取暂停药品的使用等紧急措施；③医疗机构应当建立并保存药品不良反应报告和监测档案。

三、法律责任

《药品不良反应报告和监测管理办法》规定，医疗机构有下列情形之一的，给予以下处理：

①无专职或者兼职人员负责本单位药品不良反应监测工作的；②未按照要求开展药品不良反应或者群体不良事件报告、调查、评价和处理的；③不配合严重药品不良反应和群体不良事件相关调查工作的。

表 7-94　法律责任

处罚部门	所在地卫健委	
处理意见	一般情况	给予警告，责令限期改正
	逾期不改	处3万元以下的罚款
	情节严重并造成严重后果	对责任人给予行政处分

第八篇

预防医学

 考情分析

历年考情概况

常考知识点	历年常考内容	历年分值
绪论	预防医学概述、健康及其影响因素、三级预防策略	1~2
医学统计学方法	基本概念和步骤、统计表与统计图、定量资料的统计描述和统计推断、分类资料的统计描述、分类变量资料的统计推断	2~3
流行病学原理和方法	概论、流行病学的原理、基本原则及方法、流行病学的用途、流行病学资料的来源与疾病分布、常用流行病学研究方法、公卫监测与疾病暴发调查	2~3
临床预防服务	临床预防服务的概述、健康相关行为干预、合理营养	1~2
社区公共卫生	人群健康与社区卫生、传染病的预防和控制、慢性非传染性疾病的预防与管理、环境卫生、职业卫生服务与职业病管理、食品安全与食物中毒、医疗场所健康安全管理、突发公共卫生事件及其应急策略	3~4

易错考点摘要

详情见各章节"敲黑板"

本篇学习方法或注意事项

预防医学是医师考试中晦涩难懂的内容。有部分考生在工作学习中接触统计学的知识较少，可以说想在医师的复习中完全掌握统计学是很难的；在这个学科中，最难的当属第二、三章；内容虽难，但实际考试却考的比较浅，所以学习中不可钻牛角尖非要弄通透不可。因此建议：

1. 统计学部分和临床知识联系不紧密，不要花大量时间和精力，对于统计学部分尤其是公式、计算等知识点一般简单掌握，不作为主要拿分的重点。

2. 对统计学之外的部分，要进行强化记忆，关注书中总结的表格，对比记忆表格等。

Learning plan
学习时间规划表

第01天　第　章	第02天　第　章	第03天　第　章	第04天　第　章	第05天　第　章	第06天　第　章
听老师的课　□ 复习讲义　□ 做习题　□	听老师的课　□ 复习讲义　□ 做习题　□	听老师的课　□ 复习讲义　□ 做习题　□	听老师的课　□ 复习讲义　□ 做习题　□	听老师的课　□ 复习讲义　□ 做习题　□	听老师的课　□ 复习讲义　□ 做习题　□
第07天　第　章	第08天　第　章	第09天　第　章	第10天　第　章	第11天　第　章	第12天　第　章
听老师的课　□ 复习讲义　□ 做习题　□	听老师的课　□ 复习讲义　□ 做习题　□	听老师的课　□ 复习讲义　□ 做习题　□	听老师的课　□ 复习讲义　□ 做习题　□	听老师的课　□ 复习讲义　□ 做习题　□	听老师的课　□ 复习讲义　□
第13天　第　章	第14天　第　章	第15天　第　章	第16天　第　章	第17天　第　章	第18天　第　章
听老师的课　□ 复习讲义　□ 做习题　□	听老师的课　□ 复习讲义　□ 做习题　□	听老师的课　□ 复习讲义　□ 做习题　□	听老师的课　□ 复习讲义　□ 做习题　□	听老师的课　□ 复习讲义　□ 做习题　□	听老师的课　□ 复习讲义　□ 做习题　□
第19天　第　章	第20天　第　章	第21天　第　章	第22天　第　章	第23天　第　章	第24天　第　章
听老师的课　□ 复习讲义　□ 做习题　□	听老师的课　□ 复习讲义　□ 做习题　□	听老师的课　□ 复习讲义　□ 做习题　□	听老师的课　□ 复习讲义　□ 做习题　□	听老师的课　□ 复习讲义　□ 做习题　□	听老师的课　□ 复习讲义　□ 做习题　□
第25天　第　章	第26天　第　章	第27天　第　章	第28天　第　章	第29天　第　章	第30天　第　章
听老师的课　□ 复习讲义　□ 做习题　□	听老师的课　□ 复习讲义　□ 做习题　□	听老师的课　□ 复习讲义　□ 做习题　□	听老师的课　□ 复习讲义　□ 做习题　□	听老师的课　□ 复习讲义　□ 做习题　□	听老师的课　□ 复习讲义　□ 做习题　□
第31天　第　章					
听老师的课　□ 复习讲义　□ 做习题　□					

注意：每天的学习建议按照"听课→做题→复习讲义"三部曲来进行；另：计划一旦制订，请各位同学严格执行。

第一章 绪 论

一、预防医学概述

1. 定义和内容

以"环境-人群-健康"为工作模式，<u>以个体和确定的群体为研究对象</u>，应用卫生统计学、流行病学、环境医学、社会行为科学等原理和方法，研究环境因素对人群健康影响的规律，疾病在人群中的分布规律，以达到预防疾病、防止伤残和早逝，促进个体和群体健康的目的。

2. 特点

表 8-1 预防医学与临床医学区别

项目	预防医学	临床医学
研究对象	个体、人群	个人
研究内容	疾病和健康	疾病
研究时间	发病前及整个过程	发病后
研究方法	统计+流行病学	物理诊断+实验室
实现手段	公共卫生措施	药物治疗
研究目的	防治疾病、促进健康	改善症状、治愈个体

①思维的整体性：综合分析影响健康的有利和有害因素，提供"以人为本的一体化服务"。

②服务的针对性：预防医学的工作对象主要是个体和特定的群体，进行服务之前对每个个体进行个体化的评估，从而提供针对性服务。

③实践的主动性：在整个生命过程中主动地预防疾病，促进健康老龄化；另一方面，医务人员要帮助服务对象增权，充分发挥他们的主观能动性，使其能掌控自身健康的主动权，主动参与并自主管理好自身的健康。

3. 预防医学的意义

为适应新形势、新任务的要求，新时代党的卫生与健康工作方针确定为："以基层为重点，以改革创新为动力，预防为主，中西医并重，将健康融入所有政策，人民共建共享。"从目前中国一系列卫生政策可以看到，中国的卫生服务越来越强调健康促进，突出预防为主，强调临床与预防的结合，这是中国医学教育史上正反两方面经验的总结。因此，作为一名将来的医务工作者，学好预防医学具有非常重要的现实和战略意义。

二、健康及其影响因素

1. 当代健康观

传统的健康观理解为"无病、无残、无伤"。

积极的健康观健康是身体、心理和社会幸福的完好状态，而不仅是没有疾病和虚弱。

2. 影响健康的主要因素

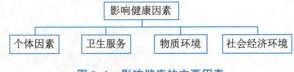

图 8-1 影响健康的主要因素

3. 健康决定因素生态学模型

健康生态学模型强调个体和人群健康是个体因素、卫生服务以及物质和社会环境因素相互依赖和相互作用的结果，且这些因素间也相互依赖和相互制约，以多层面上交互作用来影响着个体和群体的健康。

三、三级预防策略

1. 疾病自然史与预防机会

①病理发生期；②症状发生前期；③临床期；④结局。

从健康→疾病→健康（或死亡）的连续过程。

预防的机会窗：根据疾病自然史的几个阶段以及健康疾病连续带的理论，危险因素作用于机体到疾病临床症状的出现有一个过程，从而为预防疾病所留出的时间。

2. 三级预防策略

表 8-2　三级预防策略

分级	别称	适用
一级预防	病因预防（治未病）	用于病因明确的疾病，如传染病、职业病和地方病，包括诊断环境（自然、社会、心理环境）的预防（根本性预防）
二级预防	三早预防	用于病因不甚明确或多种病因的疾病采取预防措施，即早期发现、早期诊断、早期治疗，即临床前期的预防，如糖尿病、乳腺癌、直肠癌的普查
三级预防	康复治疗	对已患病的患者，采取及时、有效的治疗措施，防止病情恶化，预防并发症和伤残

[经典例题 1]

用巴氏涂片法对 18~65 岁有性生活的女性进行宫颈癌的筛检，从疾病的预防策略角度看，这属于

A. 第三级预防　　　　　B. 第一级预防合并第二级预防　　　C. 第二级预防合并第三级预防

D. 第二级预防　　　　　E. 第一级预防

[参考答案] 1. D

第二章　医学统计学方法

第一节　统计学基本概念和步骤

一、统计学中的几个基本概念

表 8-3　统计学中的几个基本概念

总体		根据研究目的确定的、同质的全部研究对象（严格地讲，是某项观察值的集合），如研究 2008 年中国 60 岁以上的老人血清总胆固醇含量，测定值的全部构成了一个总体
样本		随机化的原则从总体中抽出的有代表性的一部分观察单位组成的子集称作样本，北京市抽取 1000 名 60 岁以上老人测血清总胆固醇，这 1000 份称为样本
抽样误差		从同一总体中抽样，得到某变量值的统计量和总体参数之间有差别，因为样本不能替代全部整体，所以样本量越大，误差越小
变量	数值变量	变量值是定量的，表现为数值大小的变化，有度量衡单位。（计量资料）如：身高(cm)、体重(kg)
	分类变量	变量值是定性的，表现为互不相容的类别或属性。（计数资料）如：性别分男女两类
	有序数据	半定量数据或等级资料，临床疗效可分为治愈、显效、好转、无效四级，尿糖（-、+、++、+++）

概率	描述随机事件(如发病)发生可能性大小的度量为概率,常用 P 表示。在 0 和 1 之间,P≤0.05 的随机事件,通常称作小概率事件,即事件发生的可能性很小
同质和变异	除了实验因素外,影响被研究指标的非实验因素相同被称为同质 变异是在同质的基础上被观察个体之间的差异
参数和统计量	总体的统计指标称为参数,样本的统计指标称为统计量

二、统计工作的基本步骤

表 8-4　统计工作的基本步骤

设计	统计工作最关键的一步,整个研究工作的基础
数据整理	对数据质量进行的检查,考虑数据分布及变量转换,检查异常值和数据是否符合特定的统计分析方法要求等
统计描述	描述及总结一组数据的重要特征,其目的是使实验或观察得到的数据表达清楚并便于分析
统计推断	由样本数据的特征推断总体特征的方法

[经典例题 1]

(共用选项题)

A. 等级资料　　　　B. 计数资料　　　C. 计量资料　　　D. 分类变量　　　E. 定性因素

(1)在统计学中,数值变量构成

(2)在统计学中,分类变量构成

[参考答案] 1. C、B

第二节　统计表与统计图

一、统计表的基本结构和要求

统计表是将统计分析的事物及其指标的内容用表格形式来表达。可分为简单表和复合表。

统计表的基本原则:一是重点突出,简单明了,即一张表包括一个中心内容;二是主谓分明,层次清楚,即标目安排合理。

统计表格的基本结构有以下几个方面:

1. 表号及标题　标题应扼要说明统计表的中心内容,一般放在表的正上方,必要时可点明时间或地点,表号后加空格,然后是标题。

2. 标目　标目分纵标目和横标目。横标目多指研究分析的事物,一般列于统计表的左侧,相当于统计表的主辞;纵标目用以说明分析事物的数据或指标,一般列在表的上行,相当于统计表的宾辞。纵横标目相互联系,一般能完整地表达一个内容。

3. 线条　一般除表的顶线、底线,纵标目下和合计行上的横线条外,其他线条一般应略去。统计表两侧的封口线和表中斜线一律不用。

4. 数字　表内一律用阿拉伯数字。要求数字准确,位次对齐,同一指标小数位保留一致。表内不留有空格,无数字用"-"表示,暂缺或无记录用"…"表示,零则应填写 0。

二、统计图形的类型、选择

线图:适用于表示连续性资料随时间变化的趋势。用线段的升降表示某事物的动态(差值)变化(看趋势)。

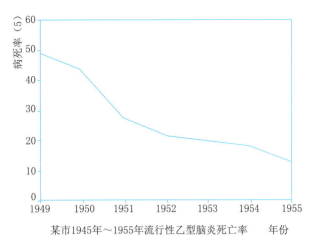

某市1945年~1955年流行性乙型脑炎死亡率　　年份

图8-2　线图

直方图：适用于描述连续性变量的频数分布情况，以直方面积表达各组段的频数或频率(看分布)。

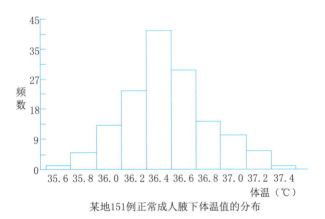

某地151例正常成人腋下体温值的分布

图8-3　直方图

直条图：适用于比较相互独立的指标的大小(比高低)。

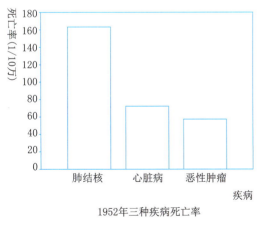

1952年三种疾病死亡率

图8-4　直条图

圆形图：适用于构成比资料。圆面积为100%，用圆的扇形面积表达内部构成比(看比重)。

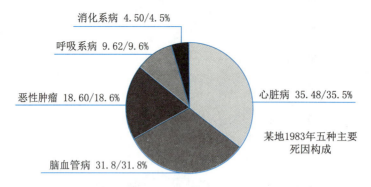

图 8-5　圆形图

统计地图：地区性资料，例如艾滋病非洲多，欧洲少。以不同纹理或者颜色代表高低，说明地域分布（看地域）。

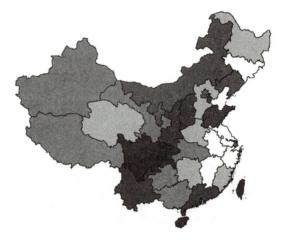

图 8-6　统计地图

三、制图通则

标题和图号；标目；尺度；图例。

[经典例题 1]

（共用选项题）

A. 圆图　　　　　　　　　　　　　　　B. 线图

C. 散点图　　　　　　　　　　　　　　D. 直方图

E. 直条图

（1）表示某地 1990~1994 年肝炎病例的年龄分布，宜采用

（2）表示某地 1995 年 5 种不同病毒性肝炎发患者数占病毒性质及发病人数的比重，宜采用

[参考答案] 1. D、A

第三节　定量资料的统计描述

一、集中趋势指标

表 8-5　集中趋势指标

概念	表示	适用
算术平均数(均数)	总体均数 μ；样本均数 $\bar{X}$	正态或近似正态分布，例如北京男人平均体重 80kg，那么在 80kg 左右的人最多，常常用于平均身高、体重等情况
几何均数	G 表示	等比资料，尤其是对数变换后正态分布计量资料。如抗体的平均滴度，药物浓度 0.1，0.01，0.001 等
中位数	M 表示	一组观察值，按大小顺序排列，不规律，位置居中的变量值(n 为奇数)或位置居中的两个变量值的均值(n 为偶数)，如几个人吃饭食物中毒发病时间 1d，2d，3d，4d，7d，中位数是 3d
百分位数	P_x	是把一组数据从小到大排列，分成 100 等份，各等份含 1% 的观察值，分割界限上的数值就是百分位数

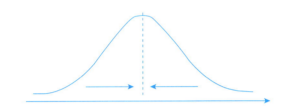

图 8-7　集中趋势：一组数据向其中心值靠拢的倾向和程度

[经典例题 1]

呈对数正态分布的数值变量资料，描述集中趋势的指标最好选用

A. 几何均数　　　　B. 众数　　　　C. 算术均数　　　　D. 调和均数　　　　E. 中位数

[参考答案] 1. A

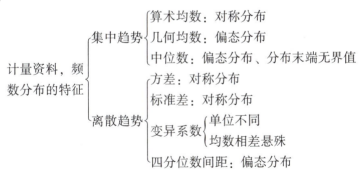

图 8-8　计量资料，频数分布的特征

二、离散趋势指标

反映一组同质观察值的变异程度。常用的描述变异程度的统计指标包括极差、四分位数间距、方差、标准差和变异系数。

说俗了就是统计的一堆数字中，相对大的数值减去小的数值得出来的结果就是离散趋势的指标，结果越大，说明离散程度越大，变异越大。举例：科里20名大夫，最大的60岁，最小的21岁，离散程度就是39了。

表8-6　离散趋势指标

概念	表示	特点
极差	R 表示	一组资料的最大与最小值之差。全距越大，说明资料的离散程度(变异)越大
四分位数间距	Q 表示(qid)	将一组资料分为四等份，上四分位数 $Q_u(P_{75})$ 和下四分位数 $Q_L(P_{25})$ 之差(中间50%观察值的极差)就是Q。Q值越大，说明资料的离散程度越大。用于描述偏态分布资料的离散程度。$Q = P_{75} - P_{25}$
方差	总体方差用 σ^2 表示，样本方差用 S^2 表示	方差和标准差都是说明资料的变异(离散)程度，其值越大，说明变异程度越大。算术均数与标准差一起使用，描述正态分布资料的集中趋势和离散趋势
标准差	将方差开平方S	最常用，适用于正态分布
变异系数	CV 表示	CV 是将标准差转化为算术均数的倍数，以百分数表示。常用于度量单位不同或均数相差较大的情况

[经典例题2]

有8个传染病患者，他们的潜伏期分别为：12、11、21、8、12、5、4、13，其中位数

A. 12　　　　B. 11.5　　　　C. 10　　　　D. 8　　　　E. 9.5

[经典例题3]

(共用选项题)

A. 标准差　　　　　　　　　　　　B. 四分位数间距

C. 算术均数　　　　　　　　　　　D. 几何均数

E. 中位数

(1)反映一组观察值离散程度最好的指标是

(2)若偏态分布资料一端或两端无确切的数值，描述其集中趋势指标是

[参考答案] 2. B；3. A、E

第四节　定量资料的统计推断

一、均数的抽样误差和标准误

从同一总体中随机抽取若干个观察单位数相等的样本，由于抽样引起样本均数与总体均数及样本均数之间的差异称作均数的抽样误差，其大小可用均数的标准差描述，样本均数的标准差称为标准误。

均数的抽样误差用标准误表示。

公式 $S_{\bar{x}} = S/\sqrt{n}$

参数：S 样本标准差，n 代表样本量

再介绍一个常考的小问题：自由度 $\nu=n-1$（n 为样本例数），注意这里不需要管这个自由度是干什么用的，大家只需要记住这个公式即可。

标准误的用途：

1. 衡量抽样误差大小，标准误越小，样本均数与总体均数越接近，即样本均数的可信度越高。

2. 结合标准正态分布与 t 分布曲线下的面积规律，估计总体均数的置信区间。

3. 用于假设检验。

[经典例题 1]

反映均数抽样误差大小的指标是

A. 变异系数　　　　　B. 标准误　　　　　C. 均数　　　　　D. 标准差　　　　　E. 全距

[参考答案] 1. B

二、总体均数置信区间及其估计方法

1. 总体均数 μ 的 95% 可信区间为：$(\overline{X}\pm1.96\sigma_{\overline{X}})$。

2. 总体均数 μ 的 99% 可信区间为：$(\overline{X}\pm2.58\sigma_{\overline{X}})$。

t 值的分布称作 t 分布。t 分布由一簇曲线所组成，曲线的形状与自由度 ν 有关：①t 分布是一簇对称于 0 的单峰分布曲线；②ν 越小，t 值越分散，曲线的中间越低，两边越高；③随 ν 的增大，t 分布曲线逐渐接近标准正态分布曲线；④当 ν 为无穷大时，t 分布曲线趋近标准正态分布曲线。

三、t 检验

表 8-7　Z 检验和 t 检验

	Z 检验（μ 检验）	t 检验
相同条件	计量资料；两组均数对比	
不同条件	两独立样本均数的比较（大样本资料 n>50）	两独立样本均数的比较（小样本资料 n<50）
要求	资料服从对称分布或正态分布	资料服从正态分布 两均数比较时还要求所对应的总体方差齐

t 检验常用于样本例数 n 较小、总体标准差未知时样本与总体均数的比较、配对设计资料的比较与两个小样本均数的比较。两样本均数比较时还要求所对应的总体方差齐同，资料服从正态分布。

1. 建立假设，确定检验水准。

2. 选定检验方法，计算检验统计量 t 值。

3. 确定 P 值，判断结果。

在医学科研中，配对设计主要有：①异体配对设计，包括同源配对设计和条件相近者配对设计。②自身配对设计，目的是推断两种处理的效果有无差别，推断差值的总体是否为"0"。

[经典例题 2]

两样本均数比较的 t 检验，其目的是检验

A. 两样本均数是否相等

B. 两样本所属的总体均数是否相等

C. 两样本所属总体的均数相差有多大

D. 两样本所属总体的均数为多大

E. 两样本均数相差有多大

[参考答案] 2. B

第五节　分类资料的统计描述

一、率

1. 概念　表示在一定条件下，某现象实际发生的例数与可能发生该现象的总例数的比。总体率以 π 表示，样本率以 P 表示。

2. 计算公式 $率 = \dfrac{某现象实际发生的例数}{可能发生该现象的总例数} \times K$

3. 意义　用于说明某现象发生的频率或强度。

二、相对比

1. 概念　两个有联系的指标之比，常用倍数或百分数表示。

2. 计算公式 $相对比 = \dfrac{甲指标}{乙指标}（或 \times 100\%）$

3. 意义　说明两者的对比水平。

城区肺癌死亡率 = 19.39/10 万

郊区肺癌死亡率 = 9.99/10 万

$相对比 = \dfrac{19.39/10\ 万}{9.99/10\ 万} = 1.94$

即市区肺癌死亡率是郊区的 1.94 倍。

三、构成比

又称构成指标，说明事物内部各部分所占的比重或分布。常用百分数表示。在构成比应用中，某一事物各组成部分构成比的总和一定等于 1 或 100%。构成比不能说明现象发生的频率或强度。

[经典例题 1]

已知甲地老年人比例大于乙地，经普查甲地冠心病死亡率为 5‰，乙地冠心病死亡率为 4‰，若希望比较甲、乙两地冠心病死亡率的高低，则

A. 计算标化率后再比较　　　　　　　　B. 应做秩和检验

C. 应做两个率比较的 χ^2 检验　　　　　D. 应做率的 Z 检验

E. 可用两地的死亡率直接进行比较

[经典例题 2]

某研究组调查哈尔滨某医院门诊患者医疗费报销情况，共调查 800 人，不同报销比例患者的百分比见下表，问报销 80% 以上的患者和自费患者的相对比

表 8-8　不同报销比例患者的百分比

报销情况	人数	构成比
自费	261	32.6%
报销<30%	44	5.5%
报销 30%~50%	88	11%

续表

报销情况	人数	构成比
报销 51%~80%	297	37.1%
报销>80%	110	13.8%
合计	800	100%

A. 42.3% 　　　　　　B. 2.37

C. 32.6% 　　　　　　D. 13.8%

E. 46.4%

[参考答案] 1. A；2. A

思路：13.8%/32.6% = 42.3%

第六节　分类变量资料的统计推断

一、率的抽样误差和率的标准误

从同一个总体中随机抽出观察数相等的多个样本，样本率与总体率、各样本率之间往往会有差异，这种差异被称作率的抽样误差。率的抽样误差用率的标准误表示。

二、总体率的置信区间

总体率(π)95%的可信区间：$P \pm 1.96 S_p$

总体率(π)99%的可信区间：$P \pm 2.58 S_p$

三、χ^2检验

χ^2检验　称为卡方检验。用于计数资料，推断 2 个及多个总体率(或总体构成比)之间有无差别。例如：统计干部、医师、工人、军人冠心病的发病率。再比如中专、大专执业助理医师通过率的比较。

[经典例题 1]

某医师拟比较四组人群血型分布(A、B、AB 和 O 型)的差别，适宜的统计分析方法为

A. μ 检验 　　　　　　B. 回归分析

C. 秩和检验 　　　　　　D. χ^2 检验

E. t 检验

[参考答案] 1. D

第三章　流行病学原理和方法

第一节　流行病学概论

一、流行病学定义

流行病学是研究人群中疾病与健康状况的分布及其影响因素，并研究防治疾病及促进健康的策略和措施的科学。

表 8-9　流行病学概论

研究对象	人群
关注的事件	疾病与健康状况
主要研究	揭示现象、找出原因、提供措施、评价效果
目的	防治疾病、促进健康

[经典例题 1]

关于流行病学，下列说法正确的是

A. 从个体的角度研究疾病和健康状况分布及其影响因素

B. 侧重研究传染病的流行特征和防治措施

C. 研究人群中疾病和健康状况的分布及其影响因素

D. 只研究疾病的防治措施

E. 侧重研究慢性病的危险因素

[参考答案] 1. C

二、流行病学的原理、基本原则和方法

1. 流行病学基本原理

表 8-10　流行病学基本原理

原理	特点
疾病分布论	分析疾病或健康状况在人群中的分布
病因论	探讨人群中疾病发生发展的各种原因
健康-疾病连续带理论	机体由健康到疾病是一个连续的过程，在这个过程中受多种因素的影响
疾病的预防控制理论	根据疾病发生、发展和健康状况的变化规律，疾病预防控制可以采取三级预防措施
疾病流行数理模型	可以用数学模型来描述疾病或健康状况分布的变化规律

2. 流行病学的基本原则

表 8-11　流行病学的基本原则

原则	备注
群体原则	在人群中宏观地考察事物的动态变化是流行病学区别于其他医学学科最显著的特点

续表

原则	备注
现场原则	流行病学研究的人群是生活在社会中的人群，因此常把一群人与周围的环境(现场)联系起来，包括社会环境和自然环境
对比原则	通过对比来发现疾病发生的原因，考察诊断的正确性和治疗方法的有效性
代表性原则	当选取全人群其中的一部分人作为研究对象时，这个样本要有代表性。代表性的特征：一是样本的产生是随机的；二是样本要足够大

3. 流行病学研究方法(容易出 A1 型题)

表 8-12　流行病学研究方法

方法		概念
观察法	描述流行病学	揭示人群中疾病或健康状况的分布现象
	分析流行病学	找出影响分布的决定因素
实验法(评估干预措施效果用)	临床研究	以临床患者为研究对象
	现场研究	以未患病人群作为研究对象
理论流行病学		通过对疾病或健康状况的分布与影响因素之间内在关系的深入研究，建立数学模型以描述疾病流行规律、预测疾病流行趋势、检验疾病防治效果

三、流行病学的用途

1. 描述疾病及健康状况的分布。
2. 探讨疾病的病因。
3. 研究疾病自然史，提高诊断治疗水平和预后评估。
4. 疾病的预防控制及其效果评价。
5. 为医学研究提供科学方法。

第二节　流行病学资料的来源与疾病分布

一、健康相关资料的来源

1. 常规收集的数据资料　如收集门诊病历。
2. 专题科学研究　如疾病的病因学研究、干预措施的效果评价、临床疗效分析、儿童生长发育调查等。
3. 各种统计报表　例如传染病报表。

二、疾病分布常用的测量指标

表 8-13　疾病分布常用的测量指标

指标	概念	关键词
发病率	一定期间内(1年)、特定人群中某病新病例出现的频率(新发的病例数÷暴露人口数)	1年，新发
罹患率	"罹"忧患、苦难之意，意思基本和发病率相同，罹患率适用于小范围、短时间内新发病例(如传染病暴发)	1周，1个月，短时间，新发
患病率	特定时间里，被观察的总人口某病新、旧病例所占的比值，适于病程长的慢性病	新+旧，慢性病，目前

指标	概念	关键词
续发率	又称二代发病率，一个家庭、病房、集体宿舍、托儿所、幼儿园班组中第一个病例发生后，在最短潜伏期与最长潜伏期之间发病的人数占所有易感接触者总数的百分率	潜伏期
感染率	某个时间内被检查的人群中，某病现有感染者人数所占的比例	一定时间、感染者
病残率	一定期间内，某人群中实际存在病残人数的比例	残疾+1年
病死率	一定时期内，患某病的全部患者中因该病死亡者所占的比例	一种病因+死亡+1年
死亡率	指在一定期间（通常为1年）内，某人群中死于某病（或死于所有原因）的频率	多种病因+死亡+1年
存活率	生存率，指随访期终止时仍存活的病例数与随访期满的全部病例数之比	存活所占比

[经典例题1]

计算患病率的分子是

A. 观察期间某病的暴露人口数

B. 观察期间某病的新旧病例数

C. 观察期间某病的新发病例数

D. 观察开始之前某病的患病人数

E. 观察期间所有人口数

[经典例题2]

为了解某城市儿童近视眼的流行情况，某机构拟进行普查，要说明调查结果，可用的指标是

A. 患病率   B. 病残率

C. 累积发病率   D. 罹患率

E. 发病率

[参考答案] 1. B；2. A

三、疾病流行强度

表 8-14   疾病流行强度

强度	概念	关键词
散发	某病发病率维持历年的一般水平，病例间无明显的时、空联系和相互传播关系	不多，无关联，等于历年水平，如原卫生部：目前禽流感疫情处于散发状态
流行	发病率（1年的）显著超过历年（散发）的发病率水平3～10倍	显著，1年，大于历年水平 如流感
大流行	短时间超过地区界	省界、国界、洲界，如SARS
暴发	一个局部地区或集体单位中，短时间内，突然出现大量相同患者的现象	单位，短时间，如食物中毒

四、疾病三间分布(天时地利人和)

表 8-15　疾病三间分布

三间分布	概念	举例	
时间分布	疾病分布随着时间的变化而变化，反映了致病因素的动态变化，也反映了人群特征的变化	短期波动	传染病、食物中毒
		季节性	乙脑、流脑
		周期性	流感隔几年大流行一次
		长期变异	胃癌、肠癌、DM 增多，宫颈癌减少
地区分布	不同地区自然、社会环境不同→致病因子分布差异→某种疾病高发	如城乡差距，城市肺癌多，农村肺癌少；如南方胃癌多，北方高血压多	
人群分布	年龄、性别、职业、行为等有可能是疾病危险因素，研究有助于确定危险人群和探索病因	如麻疹儿童多，SLE 女人多，冠心病男人多等	

[经典例题 3]

(共用选项题)

A. 短期波动　　　　　　　　　　　B. 长期变异

C. 聚集性　　　　　　　　　　　　D. 季节性

E. 周期性

(1)肠道传染病夏秋高发，其疾病分布是

(2)DM 发病率近十五年来持续升高，其疾病分布是

(3)某托儿所 2 天前出现群体食物中毒，其疾病分布是

[参考答案] 3. D、B、A

第三节　常用流行病学研究方法

一、流行病学方法分类及研究设计的基本内容

分类：描述流行病学(描述疾病分布)；分析流行病学(分析影响因素)；实验流行病学(通过实验评估干预措施效果)；理论流行病学(建立数字模型)。

流行病学研究设计的基本内容：①查阅有关文献提出研究目的；②根据研究目的确定研究内容；③结合具体条件选择研究方法；④按照研究方法确定研究对象；⑤根据研究内容设计调查表格；⑥控制调查过程，保证研究质量；⑦理顺分析思路得出正确结论。

[经典例题 1]

流行病学研究的观察法与实验法的根本区别在于

A. 盲法　　　　　　　　　　　　　B. 是否有人为干预

C. 统计学检验　　　　　　　　　　D. 设立对照组

E. 不设立对照组

[参考答案] 1. B

二、描述流行病学

1. 概念

又称描述性研究。它是将专门调查或常规记录所获得的资料，按照不同地区、不同时间和不同人群特征分组，以展示该人群中疾病或健康状况分布特点的一种观察性研究。

2. 现况研究

又称横断面研究或患病率研究，是描述性研究中应用最为广泛的一种方法。通过普查或抽样搜集资料，通过资料分析有关因素与疾病或健康关系。

表 8-16　逻辑关系

普查	特定时间对特定范围内人群中的全体成员进行的调查。普查分为以了解人群中某病的患病率、健康状况等为目的的普查和以早期发现患者为目的的筛检	
抽样调查：随机抽取有代表性（样本）的人进行调查→估计总体情况（以小搏大）	单纯随机抽样	抽奖，买彩票
	系统抽样	编号（间隔、等距抽样），如医院大夫编号 1～500，隔一人抽一个号，1、3、5
	分层抽样	分门别类（老、中、青三代抽）
	整群抽样	代表性群体，抽一个班，连队
	多级抽样	先抽取大的单元，在大单元中再选取小单元，再在小单元中选取更小的单元（通常出现在干扰项中，不考）

3. 样本含量的估计

样本含量适当是指将样本的随机误差控制在允许范围之内时所需的最小样本含量。样本含量适当是抽样调查的基本原则。

[经典例题 2]

等距离抽样或机械抽样方法又称为

A. 单纯抽样　　　　　　　　　　　　B. 系统抽样

C. 分层抽样　　　　　　　　　　　　D. 整群抽样

D. 多级抽样

[经典例题 3]

某市进行老年人肺炎疫苗接种率调查，首先按照经济情况将该地区分为好、中、差三类，然后在每类中随机抽取 1/10 的老年人进行随机调查。该方法为

A. 系统抽样　　　　　　　　　　　　B. 分层抽样

C. 整群抽样　　　　　　　　　　　　D. 单纯随机抽样

E. 多级抽样

[参考答案] 2. B；3. B

三、分析流行病学

1. 概念与分类　是进一步在有选择的人群中观察可疑病因与疾病和健康状况之间关联的一种研究方法。分析流行病学主要有病例对照研究和队列研究两种方法，目的都是检验病因假设，估计危险因素的作用程度。

2. 病例对照研究

（1）概念：以患有某病的人群（病例组）和未患该病的人群作为研究对象，调查两组人群过去暴露于某种可能危险因素的比例，从而判断该危险因素与疾病是否有关以及关联的程度。

病例对照研究可用作：①初步检验病因假设；②提出病因线索；③评价防制策略和措施的效果。

病例对照研究分为非匹配病例对照研究和匹配病例对照研究（又分为频数匹配和个体匹配）。

（2）病例对照研究的设计

1）设计原则

①复习文献，提出假设（提假设）；②明确目的（明目的）；③选择适宜的对照形式（选形式）；④研究对象的选择（选对象入组）。

2）病例与对照的选择（有病的和没病的对照）

表 8-17　病例与对照的选择

病例的选择（有病的）	①疾病的诊断标准；②病例的确诊时间；③病例的代表性；④对病例某些特征的限制	医院和社区
对照的选择（没病的）	①确认对照的标准；②对照的代表性、对照与病例的可比性；③对照不应患有与所研究因素有关的其他疾病；④有时可同时选择两种以上对照；⑤对照不应患有与所研究因素有关的其他疾病	医疗机构中其他诊断的患者；健康人（朋友、邻居、亲戚、配偶、同学等）

举例：

想知道 H7N9 禽流感是否与接触鸡鸭（危险因素）有关，所以做了下面这个研究：

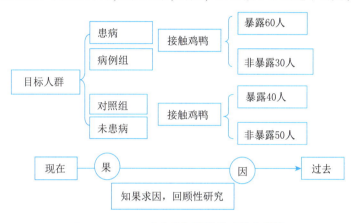

图 8-9　H7N9 禽流感与接触鸡鸭的关联性

计算 OR 值 = $\dfrac{\text{病例组　有暴露/无暴露}}{\text{对照组　有暴露/无暴露}}$ = 2.5

得出结论：接触鸡鸭与 H7N9 有关

附：联系强度以比值比（OR）表示：

OR = 1，表明暴露与疾病无关联；

OR > 1，表明暴露与疾病有正关联；

OR < 1，表明暴露与疾病有负关联。

（3）样本含量的估计：分别有非匹配病例对照研究分类变量资料样本含量的估计和匹配病例对照研究分类变量资料样本含量的估计。

（4）资料的统计分析：病例对照研究采用比值比（OR，也称比数比、优势比或交叉乘积比）来估计暴露与疾病之间的关联强度。

（5）病例对照研究的优点和局限性

表 8-18　病例对照研究的优点和局限性

优点	局限性
该方法收集病例更方便，更适用于罕见病的研究； 该方法所需研究对象的数量较少，节省人力、物力，容易组织； 一次调查可同时研究一种疾病与多个因素的关系，既可检验危险因素的假设，又可经广泛探索提出病因假设； 收集资料后可在短时间内得到结果	不适于研究暴露比例很低的因素，因为需要很大的样本含量； 暴露与疾病的时间先后常难以判断； 选择研究对象时易发生选择偏倚； 获取既往信息时易发生回忆偏倚； 易发生混杂偏倚； 不能计算发病率、死亡率等，因而不能直接分析相对危险度

3. 队列研究

（1）概念：选定暴露和未暴露于某种因素的两种人群，追踪其发病结局，比较暴露组和非暴露组某病的发病率或死亡率，从而判断该暴露因素与发病有无因果关系及关联大小的观察性研究方法。

（2）用途：检验病因假设和描述疾病的自然史。

（3）分类：依据研究对象进入队列时间及观察终止时间不同，队列研究可分为前瞻性队列研究、历史性队列研究和双向性队列研究三种。它可根据队列中研究对象是相对固定还是不断变化的，相应分为固定队列和动态人群。

（4）研究对象的选择

1）暴露组的选择：要求暴露组的研究对象应暴露于研究因素并可提供可靠的暴露和结局的信息。

2）对照组的选择：为避免失访造成样本含量不足，应适当扩大样本含量。

（5）样本含量估计：队列研究与病例对照研究使用的样本含量估计公式一样，但队列研究比较非暴露组和暴露组结局的发生率。

（6）资料分析：队列研究中，最受关注的是暴露因素导致疾病的强度——发病率，包括累积发病率和发病密度。估计暴露与发病的关联强度一般用相对危险度、归因危险度、归因危险度百分比、人群归因危险度以及人群归因危险度百分比等。

举例：

想要明确吸烟是否会导致肺癌，做了下面的队列试验：

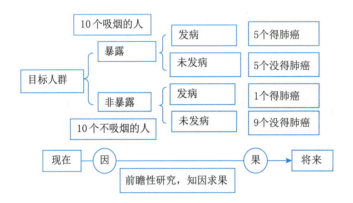

计算：相对危险度 $RR = \dfrac{\text{暴露组发病率}}{\text{非暴露组发病率}} = \dfrac{5/10}{1/10} = 5$

结论：吸烟与肺癌有关联性，吸烟的人群得肺癌的概率是不吸烟的5倍

归因危险度 AR=暴露组发病率-非暴露组发病率=4

结论：吸烟与肺癌有关联性，吸烟的人群得肺癌的概率比不吸烟的多4倍

图 8-10　吸烟与肺癌的关联性

附：相对危险度（RR）：是暴露组发病率（或死亡率）与非暴露组发病率（或死亡率）的比值。

RR＝1，表明暴露与疾病无关联；

RR>1，表明暴露与疾病有正关联；

RR<1，表明暴露与疾病有负关联。

附：归因危险度 AR：又称特异危险度，是暴露组发病率（或死亡率）与非暴露组发病率（或死亡率）的差值。

人群归因危险度（PAR）：PAR＝全人群发病率（或死亡率）-非暴露组发病率（或死亡率）。

标准化死亡比（SMR）：SMR＝实际死亡人数与预期死亡人数之比。

（7）队列研究时的优点和局限性

表 8-19　队列研究的优点和局限性

优点	局限性
研究结局是亲自观察获得，一般较可靠； 论证因果关系的能力较强； 可计算暴露组和非暴露组的发病率，能直接估计暴露因素与发病的关联强度； 一次调查可观察多种结局	不宜用于研究发病率很低的疾病； 观察时间长，易发生失访偏倚； 耗费的人力、物力和时间较多； 设计的要求高，实施复杂； 在随访过程中，未知变量引入人群，或人群中已知变量的变化等，都可使结局受到影响，使分析复杂化

4. 总结两种统计学研究比较

表 8-20　总结两种统计学研究比较

	病例对照研究	队列研究
关键词	A. 回顾性研究 B. 求因知果 C. 有病的和没病的对照	A. 前瞻性研究 B. 知因探果 C. 暴露的和非暴露的对照
常用指标	比值比(OR)关联强度	相对危险度 RR 比值(是反映暴露与发病，死亡关联强度的最有用的指标，表示暴露组是非暴露组的多少倍) 归因危险度 AR，差值(表示暴露组较非暴露组所增加发病率)
目的	找得病的原因	证明危险因素和得病是否有因果关系，如证明吸烟与肺癌有关

[经典例题 4]

选定暴露和未暴露于某种因素的两种人群，追踪其各自的发病结局，比较两者发病结局的差异，从而判断暴露因素与发病有无因果关联及关联程度，该研究为

A. 病例对照研究　　　　　　　　B. 现场干预试验

C. 队列研究　　　　　　　　　　D. 临床试验研究

E. 现况研究

[经典例题 5]

在一种分析性研究中，计算了 RR 值，可说明暴露因素与发病的关联程度，该指标为

A. 发病率　　　　　　　　　　　B. 发病密度

C. 归因危险度　　　　　　　　　D. 患病率

E. 相对危险度

[参考答案] 4. C；5. E

四、实验流行病学

1. 概念　随机分配原则将试验对象(患者)分试验组(吃药)和对照组(不吃药，安慰剂)，一段时间后评价(本质看药效果如何)。

2. 基本特征　要施加干预措施；前瞻性观察；必须有平行对照；随机分组。

3. 分类　分为现场试验和临床试验两类。

4. 临床试验的概念及设计

(1)临床试验定义：将临床患者随机分为试验组与对照组，试验组给予某临床干预措施，对照组不给予该措施。通过比较各组效应的差别判断临床干预措施效果的一种前瞻性研究。

(2)临床试验类型：可分为随机对照临床试验、同期非随机对照临床试验、历史对照临床试验、自身对照临床试验、交叉设计对照。

5. 筛检试验的概念、目的、应用原则和效果评价

（1）筛检：运用快速、简便的检验、检查或其他措施，在健康的人群中。发现那些表面健康，但可能有病或有缺陷的人。筛检所用的各种手段和方法称为筛检试验（查瘤标 CEA、AFP）。

（2）筛检的目的

①早期发现可疑患者，做到早诊断、早治疗，提高治愈率。实现疾病的二级预防；②发现高危人群，以便实施相应的干预，降低人群的发病率，实现疾病的第一级预防；③识别疾病的早期阶段；④合理分配卫生资源。

（3）筛检的应用原则

①被筛检的疾病或缺陷是当地重大的卫生问题；

②对被筛检的疾病或缺陷有进一步确诊的方法与条件；

③对发现并确诊的患者及高危人群有条件进行有效的治疗和干预，且标准应该统一规定；

④被筛检的疾病或缺陷或某种危险因素有可供识别的早期症状和体征或测量的标志；

⑤了解被筛检疾病的自然史，包括从潜伏期发展到临床期的全部过程；

⑥筛检试验必须要快速、简便、经济、可靠、安全、有效及易为群众接受。

（4）筛检试验的效果评价

评价方法诊断试验和筛检试验的方法基本相同。评价的步骤有：①确定"金标准"（目前被公认的最可靠、最权威的、可以反映有病或无病实际情况的诊断方法称为金标准）；②选择研究对象；③确定样本含量；④盲法同步测试；⑤整理分析资料；⑥质量控制。

评价的指标主要从真实性、可靠性和收益三方面进行。

表 8-21　试验检查结果真实性评价模式表

试验	有病	无病	合计
阳性	真阳性（a）	假阳性（b）	总阳性人数（a+b）
阴性	假阴性（c）	真阴性（d）	总阴性人数（c+d）
合计	患者总数（a+c）	正常人总数（b+d）	受检总人数（a+b+c+d）

1）真实性：也称效度或准确性，是指测量值与实际值（金标准的测量值）符合的程度。

表 8-22　真实性的评价

指标	别称	概念
灵敏度 金筛阳	真阳性率	金标准确诊的病例中被评试验也判断为阳性者所占的百分比
特异度 金筛阴	真阴性率	金标准确诊的非病例中被评试验也判断为阴性者所占的百分比
假阳性率	误诊率	金标准确诊的非病例中被评试验错判为阳性者所占的百分比
假阴性率	漏诊率	金标准确诊的病例中被评试验错判为阴性者所占的百分比
约登指数	正确指数	灵敏度和特异度之和减 1
粗一致性	–	试验所检出的真阳性和真阴性例数之和占受试人数的百分比

[经典例题 6]

用钼靶 X 线摄片检查方法做乳腺癌的筛检试验，分别检查了 100 名患和未患乳腺癌的妇女，结果如下表：

表8-23　乳腺癌钼靶X线筛检结果

	乳腺癌	非乳腺癌	合计
阳性	64	16	80
阴性	36	84	120
合计	100	100	200

（1）此项筛检试验中灵敏度为

A. 16%　　　　　　　　　　　　　　　B. 84%

C. 64%　　　　　　　　　　　　　　　D. 36%

E. 74%

（2）此项筛检试验中特异度为

A. 16%　　　　　　　　　　　　　　　B. 84%

C. 64%　　　　　　　　　　　　　　　D. 36%

E. 74%

［参考答案］6. C、B

2）可靠性

表8-24　可靠性

可靠性		信度或重复性、精确性
概念		一项试验在相同条件下重复检测获得相同结果的稳定程度
影响因素		受试对象自身生物学差异； 观察者差异； 试验方法的差异
评价试验可靠性的指标	变异系数	适用于作定量测定试验的可靠性分析
	符合率	适用于作定性测定试验的可靠性的分析。它是两次检测结果相同的人数占受试者总数的百分比
	Kappa值	适用于定性资料的可靠性分析，该值表示不同观察者对同一批结果的判定和同一观察者在不同情况下对同一批结果的判定的一致程度

3）评价试验的收益

试验收益的评价可从个体效益和社会效益的生物学、社会经济学效益等方面进行评价。间接反映试验收益的主要指标有：

预测值：表示试验结果判断正确的概率，它表明试验结果的实际临床意义。

①阳性预测值指试验结果阳性人数中真阳性人数所占的比例。

$$阳性预测值 = \frac{a}{a+b} \times 100\%$$

②阴性预测值指试验结果阴性人数中真阴性人数所占的比例。

$$阴性预测值 = \frac{d}{c+d} \times 100\%$$

似然比：指患者中某种试验结果出现的概率与非患者中该试验结果出现的概率之比。

①阳性似然比是试验结果真阳性率与假阳性率之比，说明患者中出现某种试验结果阳性的概率是非患者的多少倍。

$$阳性似然比 = \frac{真阳性率}{假阳性率} = \frac{灵敏度}{1-特异度}$$

②阴性似然比是试验结果假阴性率与真阴性率之比，说明患者中出现某种试验结果阴性的概率是非患者的多少倍。

$$阴性似然比 = \frac{假阴性率}{真阴性率} = \frac{1-灵敏度}{特异度}$$

[经典例题 7]

观察某种新研制甲肝疫苗的预防效果，研究对象最好选择

A. 甲肝高发区无免疫人群   B. 医院中非肝病区患者

C. 甲肝低发区无免疫人群   D. 医院中血制品接触者

E. 近期曾有甲肝暴发地区的人群

[参考答案] 7. A

[经典例题 8]

100 名高血压患者接受新药物治疗，1 个月后有 65 名患者血压明显下降，正确的说法为

A. 该药物无降压效果   B. 样本量小，尚不能做结论

C. 该药物降压效果好于常规药物   D. 观察时间短，疗效可疑

E. 未设置对照组，无法做出新药疗效好坏的结论

[参考答案] 8. E

第四节　公共卫生监测与疾病暴发的调查

一、公共卫生监测概述

表 8-25　公共卫生监测概述

概念		连续地、系统地收集疾病或其他卫生事件的资料，经过分析、解释后及时将信息反馈给所有应该知道的人（如决策者、卫生部门工作者和公众等），并且利用监测信息的过程
目的		①确定主要的公共卫生问题，掌握其分布和趋势；②查明原因，采取干预措施；③评价干预措施效果；④预测疾病流行；⑤制订公共卫生策略和措施
分类	疾病监测	①传染病监测；②非传染病监测（如对恶性肿瘤、心血管疾病等）
	与健康相关问题的监测	包括行为危险因素监测、出生缺陷监测、环境监测、药物不良反应监测、营养和食品安全监测、突发公共卫生事件监测和计划生育监测等
程序	建立监测组织和监测系统	国家及全国各级疾病预防控制中心是负责管理全国公共卫生监测系统的机构。负责全球公共卫生监测的机构是世界卫生组织
	公共卫生监测的基本过程	资料收集、资料分析和解释、信息反馈和信息利用四个基本过程
公共卫生监测系统的评价	敏感性	监测系统识别公共卫生问题的能力
	及时性	监测系统发现公共卫生问题到将信息反馈给有关部门的时间。它反映了监测系统的信息反馈速度
	代表性	监测系统发现的公共卫生问题在多大程度上能够代表目标人群的实际情况
	阳性预测值	监测系统报告的病例中真正的病例所占的比例
	简便性	监测系统的收集资料、监测方法和运作简便易行
	灵活性	监测系统能针对新的公共卫生问题进行及时的改变或调整
	可接受性	监测系统各个环节的工作人员对监测工作的参与意愿，反映在工作人员能否提供有效的信息

二、疾病监测

1. 概念　疾病监测是指连续地、系统地收集疾病的资料，经过分析、解释后及时将信息反馈给所有应该知道的人，并且利用监测信息的过程。

2. 我国主要的疾病监测方法

表 8-26　我国主要的疾病监测方法

被动监测	下级监测单位按照常规上报监测资料，而上级监测单位被动接受，称为被动监测，我国法定传染病报告属于此类监测
主动监测	上级监测单位专门组织调查或者要求下级监测单位严格按照规定收集资料，称为主动监测，传染病漏报调查以及对性病门诊就诊者、嫖娼、吸毒者等艾滋病高危行为人群的监测属于主动监测
常规报告	国家法定传染病报告系统，由法定报告人上报传染病病例
哨点监测	对能够反映总人群中某种疾病流行状况的有代表性特定人群、哨点人群，进行监测，了解疾病的流行趋势

3. 我国疾病监测体系

①疾病监测信息报告管理系统；②重点传染病监测系统；③症状监测系统；④死因监测系统；⑤病媒生物监测系统；⑥健康相关危险因素监测系统。

三、疾病暴发的调查与分析

1. 疾病暴发　是指在局部地区或集体单位中，短时间内突然出现异常多的性质相同的病例，在采取有效控制措施后，病例会迅速地减少。

2. 疾病暴发的调查　暴发调查是整个工作的关键，是突发公共卫生事件调查的基本形式之一，其基本工作程序如下：

(1)暴发的核实：核实诊断，确认暴发。

(2)准备和组织：包括人员的安排和组织的安排。

(3)现场调查：是暴发调查的核心，包括安全预防(到现场应有充分的防护措施)、病例发现、采集标本、个案调查、疾病三间分布的调查、环境和物种的变化调查等。

(4)资料的整理：及时的整理分析临床、现场和实验室资料，进行资料分析。

(5)确认暴发终止。

(6)文字的总结。

3. 暴发调查时应该注意的问题　暴发调查应与暴发的控制同步进行，因为暴发的有效控制是研究的目的；暴发调查既应得到法律的保障，也要自觉在法律的规范下开展；争取多部门的合作，并获得群众的支持；及时把信息上报给上级卫生行政和业务部门。

第四章　临床预防服务

第一节　临床预防服务概述

一、临床预防服务的概念

表 8-27　临床预防服务的概念

定义	医务人员在临床场所对人(健康+患者)的健康危险因素进行评价，服务内容强调第一级和第二级预防的结合即预防+临床一体化

健康管理	对个体或群体的健康进行全面监测、分析、评估、提供健康咨询、指导以及对健康危险因素进行干预的全过程
临床预防服务的内容	求医者的健康咨询； 健康筛检：筛查未被识别的患者或有健康缺陷的人； 免疫接种：抗原或抗体注入机体，使其获得免疫力； 化学预防：对无症状者使用药物、营养素(包括矿物质)、生物制剂或其他天然物质作为第一级预防措施，提高人群抵抗疾病的能力，防止某些疾病的发生； 预防性治疗：通过应用一些治疗的手段，预防某一疾病从一个阶段进展到更为严重阶段，或预防从某一较轻疾病发展为另一较为严重疾病的方法
实施临床预防服务的原则	重视危险因素的收集； 医患双方共同决策； 以健康咨询与教育为先导； 注重连续性； 合理选择健康筛检的内容； 根据不同年龄阶段的特点开展针对性的临床预防服务； 注重连续性
临床预防服务的意义	临床预防服务实现了治疗与预防一体化的医疗卫生保健服务，是当今最佳的医学服务模式

[经典例题1]

临床预防服务的主要内容不包括

A. 化学预防　　　　B. 筛查　　　　C. 健康咨询　　　　D. 免疫接种　　　　E. 药物治疗

[参考答案] 1. E

二、健康危险因素评估

表8-28　健康危险因素评估

概念	从个体或群体健康信息咨询或调查、体检和实验室检查等过程中收集各种与健康相关的危险因素信息，为进一步开展有针对性的干预措施提供依据(危险因素的收集是临床预防服务的第一步)
目的	促进人们改变不良的行为生活方式
健康危险因素收集	一般通过问卷调查、健康体检和筛查等获得，也可通过门诊、住院病历的查阅获得
危险度评估方法	第一种是建立在单一危险因素与发病的基础上；第二种是建立在多因素数理分析的基础上，采用统计学概率理论的方法得出患病危险性与危险因素之间的关系模型

[经典例题2]

某地区成年人的首位死因是心脏病，下列各项措施中不属于该地区优先防治策略的是

A. 通过媒体倡导居民增加身体活动

B. 在社区人群中开展减少心脏病危险因素的咨询

C. 加强公共场所与工作场所的控烟

D. 大力发展心脏专科医院，为患者提供心脏介入治疗

E. 以高胆固醇血症和家族史为指标

[参考答案] 2. D

三、健康维护计划的制订与实施

表8-29　健康维护计划的制订与实施

健康维护计划的概念	在明确个人健康危险因素分布的基础上，有针对性地制订将来一段时间内个体化的维护健康的方案，并以此来实施个性化的健康指导

续表

健康维护计划制订的原则	健康为导向的原则；个性化的原则；综合性利用的原则；动态性原则；个人积极参与的原则
健康维护计划的实施	建立健康维护流程表→与"患者"共同制订干预行动计划→实施

[经典例题 3]

男性，68 岁。吸烟、饮酒 40 多年。有高血压病史。某年冬天晨起时发现左下肢不能动，入院后诊断为脑卒中。以下医生的建议不合理的是

A. 不良生活方式是疾病原因之一，应戒烟限酒

B. 控制血压，预防再发

C. 告知患者定期来医院检查身体

D. 告知患者康复注意事项

E. 告知患者天气太冷是引发该病的直接因素

[参考答案] 3. E

第二节　健康相关行为干预

一、健康行为、健康教育、健康促进的概念

表 8-30　健康行为、健康教育、健康促进的概念及其活动领域

健康行为	与促进、维护或恢复健康相关的个体心理、情感状态和外显的行为模式
健康教育	是有计划地应用循证的教学原理与技术，为学习者提供获取科学的健康知识、树立健康观念、掌握健康技能的机会，帮助他们作出有益健康的决定和有效且成功地执行有益健康的生活行为方式的过程
健康促进	促使人们维护和提高他们自身健康的过程
健康促进的五大活动领域	建立促进健康的公共政策；创造健康支持环境；加强社区行动；发展个人技能；调整卫生服务方向

[经典例题 1]

健康促进的基本策略包括

A. 保护环境

B. 职业卫生

C. 倡导、促成、协调

D. 疾病控制

E. 学校卫生

[参考答案] 1. C

二、临床场所行为干预的基本模式

表 8-31　临床场所行为干预的基本模式

健康咨询	患者向医务人员咨询，它是临床场所尤其是初级卫生保健场所帮助个体及家庭改变不良行为最常用的一种健康教育方式
健康咨询的基本模式	"5A 模式"即五个基本的步骤：评估（Ask/Assess，以病情、知识、技能、自信心为主）→劝告（Advise，指提供有关健康危害的相关信息，行为改变的益处等）→达成共识（Agree）→协助（Assist）→安排随访（Arrange）
健康咨询的原则	建立友好关系；鉴定需求；移情；调动参与；保守秘密；尽量提供信息和资源
建立健康行为的要点	提高认识；分析决定因素；制定可行的目标；自我激励

三、烟草使用的行为干预

(一)烟草使用与二手烟的概念及危害

1. 烟草使用的流行　烟草危害是当今世界上最严重的公共卫生问题之一。

2. 烟草的相关定义　烟草主要有两大类型,有烟烟草和无烟烟草,"二手烟"又称"被动吸烟"和"环境烟草烟雾暴露",是指不吸烟者吸入吸烟者呼出的烟雾及卷烟燃烧产生的烟雾。二手烟暴露的定义为非吸烟状态,每周至少1天以上,每天至少15分钟暴露于烟草烟雾。

(二)烟草使用与二手烟流行对健康的主要危害及机制

表8-32　烟草使用与二手烟流行对健康的主要危害及机制

主要危害物质		一氧化碳、一氧化氮、氨、硫化氢、氰化氢等,尼古丁是烟草成瘾的主要物质
所致疾病	癌症	肺癌、口腔癌、鼻咽部恶性肿瘤、喉癌、食管癌、胃癌、肝癌、胰腺癌、肾癌、膀胱癌和宫颈癌,结肠直肠癌、乳腺癌和急性白血病
	心脑血管系统	冠心病风险,脑卒中
	生殖系统	异位妊娠和自然流产,降低自然受孕概率,男性勃起功能障碍
	其他	2型糖尿病、术后骨折不愈合、皮肤老化、哮喘、消化性溃疡
二手烟		由于二手烟雾包含多种能够迅速刺激和伤害呼吸道内膜的化合物,因此即使短暂的暴露,也会导致上呼吸道损伤,激发哮喘频繁发作,增加血液黏稠度,伤害血管内膜,引起冠状动脉供血不足,增加心脏病发作的危险等

(三)烟草依赖疾病

1. 烟草依赖疾病的概念　使用烟草一定时间后,就可以成瘾,即所谓的烟草依赖疾病。它是一种慢性高复发性疾病,其本质是尼古丁依赖。

2. 临床戒烟指导　临床干预(5A法和5R法,简单说5R法是5A法的升级版)

①5A法:Ask询问所有患者关于吸烟的问题;Advise建议吸烟者戒烟;Assess评估吸烟者的戒烟意愿;Assist提供戒烟药物或者行为咨询治疗等;Arrange安排随访。

②5"R"法

表8-33　5"R"法

方法	特点
相关性(Relevance)	使患者认识到戒烟与他们密切相关,越个体化越好
危险性(Risk)	使患者认识到吸烟的潜在危险,强调那些与他们最密切相关的健康危害
益处(Rewards)	使患者认识到戒烟的益处,突出说明那些和吸烟者最可能相关的益处
障碍(Roadblocks)	医生应使患者认识到在戒烟中可能的障碍以及可以为其提供的治疗。障碍有:戒断症状、对戒烟失败的恐惧、体重增加、周围吸烟者的影响等
反复(Repetition)	反复加强戒烟动机的干预,不断鼓励吸烟者积极戒烟

3. 常用戒烟药物　在戒烟治疗的过程中,尼古丁替代疗法(NRT)类药物、盐酸安非他酮和伐尼克兰是常用的戒烟药物。联合使用一线药物已被证实是一种有效的戒烟治疗方法,可提高戒断率。有效的联合药物治疗包括:长程尼古丁贴片(>14周)+其他NRT类药物(如咀嚼胶和鼻喷剂);尼古丁贴片+尼古丁吸入剂;尼古丁贴片+盐酸安非他酮。

[经典例题2]

目前临床常用的戒烟药物包括

A. 尼古丁贴片　　　　　　　　　　　　　　B. 肾上腺素

C. 阿司匹林　　　　　　　　　　　　　　　D. 可乐定

E. 去甲替林

[参考答案] 2. A

四、合理营养

1. 营养和营养素的概念

表 8-34　营养和营养素的概念

营养	概念	人体摄取、消化、吸收、利用食物中的营养物质以满足机体生理需要的生物学过程
营养素	概念	食物中所含的营养成分
	分类	蛋白质、脂肪、碳水化合物、维生素、矿物质和水
	功能	提供能量；构成细胞组织，供给生长、发育和自我更新所需的材料；调节机体生理活动

2. 膳食营养素参考摄入量

在每日膳食中营养素供给量基础上发展起来的一组每日平均膳食营养素摄入量的参考值。

表 8-35　膳食营养素参考摄入量参考值

内容	特点
平均需要量	指某一特定性别、年龄及生理状况群体中个体对某营养素需要量的平均值
推荐摄入量(RNI)	指可满足某一特定性别、年龄及生理状况群体中97%~98%个体需要量的摄入水平，相当于传统的每日膳食中营养素供给量 RDA
适宜摄入量	指通过观察或实验获得的健康人群某种营养素的摄入量
可耐受最高摄入量	指平均每日摄入营养素的最高限量

3. 人体必需的营养素及能量

表 8-36　人体必需的营养素及能量

营养素	推荐摄入量
蛋白质	成年男子蛋白质推荐摄入量为 65g/d，女子为 55g/d
脂类	脂肪和类脂 脂肪 AI 占每日总能量的 20%~30%。胆固醇摄入量不宜超过 300mg/d
碳水化合物	占膳食总能量的 55%~65%，建议健康成年人每天摄入膳食纤维 20~25g 比较适宜
能量	人体对能量的需要与消耗是一致的。成人的能量消耗主要包括基础代谢、身体活动和食物的热效应三方面，成年人膳食能量的需要量(EER)为 18~49 岁轻体力劳动男性 5250kcal/d，女性 1800kcal/d
矿物质	正常成人膳食钙的 AI 为 800mg/d；膳食铁的 AI 男性为 12mg/d，女性为 20mg/d；成年男子锌 RNI 为 12.5mg/d，成年女子为 7.5mg/d
维生素	叶酸成年人为 400μgDFE/d，孕妇为 600μgDFE/d，乳母为 550μgDFE/d

4. 平衡膳食的概念及基本要求

又称为合理膳食，是指提供给机体种类齐全、数量充足、比例合适的能量和各种营养素，并与机体的需要保持平衡，进而达到合理营养、促进健康、预防疾病的膳食。

平衡膳食的基本要求：①提供种类齐全、数量充足、比例合适的营养素；②保证食物安全；③科学的烹调加工；④合理的进餐制度和良好的饮食习惯。

5. 中国居民膳食指南

《中国居民膳食指南》针对一般人群膳食指南核心推荐内容包括：①食物多样，谷类为主；②吃动平衡，健康体重；③多吃蔬菜果、奶类、大豆；④适量吃鱼、禽、蛋、瘦肉；⑤少盐少油，控糖限酒；⑥杜绝浪费，兴新食尚。

6. 中国居民平衡膳食宝塔

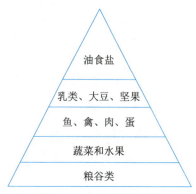

图 8-11　平衡膳食宝塔

平衡膳食宝塔共分 5 层，各层面积大小不同，体现了 5 类食物和食物量的多少。另外，推荐轻体力活动成年人每天至少饮水 1500~1700ml。每天进行至少相当于快步走 6000 步以上的身体活动。

7. 营养缺乏与营养过剩性疾病

表 8-37　营养缺乏与营养过剩性疾病

疾病	概念	举例
营养不良	一种或一种以上营养素的缺乏或过剩所造成的机体健康异常或疾病状态	包括两种表现，即营养缺乏和营养过剩
营养缺乏病	营养素摄入不足，可导致营养缺乏病	缺铁性贫血、缺碘性疾病、维生素 A 缺乏病等
营养过剩性疾病	营养素摄入过多（高热量、高脂肪、高蛋白饮食），可产生营养过剩性疾病	肥胖症、高血脂、冠心病、糖尿病等

[经典例题 3]

评价蛋白质营养价值高低的主要指标是

A. 氨基酸模式及蛋白质利用

B. 蛋白质的消化吸收及利用

C. 氨基酸模式及蛋白质的消化吸收

D. 氨基酸模式和蛋白质的含量

E. 蛋白质含量、机体消化吸收及利用的程度

[参考答案] 3. E

点评：所谓营养价值，指的是这种营养物质能否被人体吸收。

医学教育网 www.med66.com

第五章　社区公共卫生

第一节　人群健康与社区卫生

一、人群健康与社区卫生的基本概念

表 8-38　人群健康与社区卫生的基本概念

概念	通过采取社会、经济、环境、个体行为干预以及医疗卫生服务等综合性措施，以保障和促进整个人群健康的过程
人群健康策略	注重分析在整个生命全程中影响人群健康的全部的决定因素，而不仅仅重视与特定疾病相关的危险因素或临床病因； 重视促进全体人群的健康，而不仅仅关注那些已患病者或高危个体
促进人群健康的八大要素	关注全体人群的健康； 分析健康的各种决定因素及它们之间的相互作用； 强调循证决策； 增加对上游领域的投入； 采用多元健康促进策略； 加强部门和组织间的合作； 调动公众的广泛参与； 建立人群健康改善的责任制

1. 社区　社会群体(家庭、氏族)或社会组织(机关、团体)在一个地域里形成的集体。

2. 社区卫生　人群健康的策略和原则在社区水平上的具体应用，强调通过社区预防服务，针对社区需优先解决的健康问题，以全体社区居民为对象开展疾病预防和健康促进活动来促进社区的整体健康。

3. 社区卫生实施的原则
①以健康为中心；②以人群为对象；③以需求为导向；④多部门合作；⑤人人参与。

二、社区基本公共卫生服务

表 8-39　社区基本公共卫生服务

我国社区基本公共卫生服务概念	由政府根据特定时期危害国家和公民的主要健康问题优先次序以及当时国家可供给能力(筹资和服务能力)综合选择确定，并组织提供的非营利的卫生服务
社区基本公共卫生服务的主要内容	居民健康档案管理服务规范、健康教育服务规范、预防接种服务规范、0~6 岁儿童健康管理服务规范、孕产妇健康管理服务规范、老年人健康管理服务规范、高血压患者健康管理服务规范、2 型糖尿病患者健康管理服务规范、严重精神障碍患者管理服务规范、肺结核患者健康管理服务规范、中医药健康管理服务规范、传染病及突发公共卫生事件报告和处理服务规范、卫生计生监督协管服务规范
社区基本公共卫生服务的执行主体	乡镇卫生院、村卫生室和社区卫生服务中心(站)等城乡基层医疗卫生机构

居民健康档案管理	居民健康档案	辖区内常住居民个人基本信息、健康体检、重点人群健康管理记录和其他医疗卫生服务记录
	健康档案的工作对象	辖区内居住半年以上的户籍及非户籍居民。以0~6岁儿童、孕产妇、老年人、慢性病患者和重性精神疾病患者等人群为重点
	居民健康档案的内容	个人基本情况包括姓名、性别等基础信息和既往史、家族史等基本健康信息； 健康体检包括一般健康检查、生活方式、健康状况及其疾病用药情况、健康评价等； 重点人群健康管理记录包括国家基本公共卫生服务项目要求的0~6岁儿童、孕产妇、老年人、慢性病和重性精神疾病患者等各类重点人群的健康管理记录； 其他医疗卫生服务记录包括上述记录之外的其他接诊、转诊、会诊记录等
	居民健康档案的建立	居民就诊时或者入户服务等方式建立健康档案，并发放档案信息卡
	居民健康档案的使用	就诊、转诊、会诊时候均需要使用，使用完毕需归档
社区卫生项目实施与管理社区卫生项目实施的基本步骤	包括内容	社区动员、社区诊断、实施、监测与评价五个连续的阶段，其中任何步骤都离不开"社区参与"，它贯穿于社区卫生计划的始终

第二节 传染病的预防与控制

一、传染病预防控制的策略与措施

1. 传染病预防控制策略

(1)预防为主：传染病的预防就是在疫情尚未出现，针对可能暴露于病原体并发生传染病的易感人群或传播途径采取措施。包括：①加强人群免疫；②改善卫生条件；③加强健康教育。

(2)加强传染病监测。

(3)建立传染病预警制度。

(4)加强传染病预防控制管理。包括：

①制定严格的标准和管理规范；②加强血液及血液制品、生物制品、病原生物有关的生物标本等的管理；③加强对从事传染病相关工作人员的培训。

(5)传染病的全球化控制。

2. 传染病预防控制措施 传染病的预防措施包括传染病报告和针对传染源、传播途径和易感人群的多种预防措施。

表 8-40 预防措施

传染病报告	任何人发现传染病患者或者疑似传染病患者时，都应及时向医疗保健机构或疾控中心报告		
针对传染源措施	患者	应做到早发现、早诊断、早报告、早隔离、早治疗	
	病原携带者	应做好登记、管理和随访至其病原体检查2~3次阴性后	
	接触者	接触者应接受检疫，包括留验、医学观察、应急接种和药物预防	
	动物传染源	危害大但经济价值不大的	彻底消灭
		危害大的病畜或野生动物	捕杀、焚烧或深埋
		危害不大且有经济价值的	予以隔离治疗
针对传播途径的措施	必须采取有效的措施，去除和杀灭病原体		
针对易感者的措施	免疫预防；药物预防；个人防护		
传染病暴发、流行时的紧急措施	①限制或停止集市、集会、影剧院演出或其他人群聚集活动；②停工、停业、停课；③临时征用房屋、交通工具；④封闭被传染病病原体污染的场所和公共饮用水源		

二、计划免疫

表 8-41 计划免疫

概述	计划免疫	根据疫情监测和人群免疫状况分析，按照规定的免疫程序，有计划地进行预防接种，以提高人群免疫水平，达到控制乃至最终消灭相应传染病的目的(例如在传染病间歇期针对易感人群进行预防接种)
	预防接种	将抗原或抗体注入机体，使人体获得对某些疾病的特异性抵抗力，从而保护易感人群，预防传染病发生
	免疫制剂	用于预防接种的生物制品
预防接种的种类	人工自动免疫	使宿主对相应传染病产生特异免疫抵抗力的方法，称为人工自动免疫或人工主动免疫(打疫苗主动产生抗体的过程)
	人工被动免疫	含有抗体的血清或其制剂直接注入机体，使机体立即获得抵抗某种传染病的能力的方法(打免疫球蛋白马上让人产生抗体)
	被动自动免疫	在实施被动免疫的同时，进行疫苗接种，使机体迅速获得自身特异性抗体，产生持久的免疫力(即打免疫球蛋白又打疫苗)
计划免疫方案	扩大免疫规划	要求坚持免疫方法与流行病学监督相结合，防治白喉、百日咳、破伤风、麻疹、脊髓灰质炎、结核病等传染病，重点放在提高免疫覆盖率
	20 世纪 70 年代"接种四苗，预防六病" 儿童基础免疫	7 周岁及 7 周岁以下儿童进行卡介苗、脊髓灰质炎三价疫苗、百白破混合制剂和麻疹疫苗免疫接种
	加强免疫	使儿童获得对结核、脊髓灰质炎、百日咳、白喉、破伤风和麻疹的免疫力
	1992 年"五苗防化病" 新免疫计划	增加乙肝，部分地区增加乙脑、流脑
疫苗的效果评价		通过测定接种后人群抗体阳转率、抗体平均滴度和抗体持续时间来评价疫苗的效果
常见接种异常反应及处理	疑似预防接种异常反应	如果在同一时间和同一地点，使用同品种疫苗发生 2 例以上相同或类似的疑似预防接种异常反应，则成为聚集性/群体性疑似预防接种异常反应。一般分为 5 类：不良反应(包括一般反应和异常反应)、疫苗质量事故、接种事故、偶合症和心因性反应
	处理部门	由市级或省级疾病预防控制机构组织预防接种异常反应调查诊断专家组进行调查诊断，判断反应的发生原因，是否属于预防接种异常反应

第三节 慢性非传染性疾病的预防与管理

一、主要慢性非传染性疾病(慢病)流行现状与防治策略

表 8-42 主要慢性非传染性疾病(慢病)流行现状与防治策略

慢性非传染性疾病概念	是一组起病时间长，缺乏明确的病因证据，一旦发病即病情迁延不愈的非传染性疾病的概括性总称(如冠心病、脑卒中、肿瘤、糖尿病及慢性呼吸系统疾病等)
慢性非传染性疾病特点	高发病率、高患病率、高死亡率；主要危险因素的暴露水平不断提高；潜在慢性病患者众多；疾病负担不堪重负

慢性病防治防治的原则	在社区及家庭水平上降低最常见慢病的4种共同的危险因素(吸烟、饮酒、不健康饮食、静态行为方式),进行生命全程预防; 三级预防并重,采取以健康教育、健康促进为主要手段的综合措施; 全人群策略和高危人群策略并重; 改变传统的保健系统服务内容、方式,包括鼓励患者共同参与,促进和支持患者自我管理,加强患者定期随访,加强与社区、家庭合作等内容的创新性慢性病保健模式发展; 加强社区慢性非传染性疾病防治的行动; 改变行为危险因素预防慢性病时,应以生态健康促进模式及科学的行为改变理论为指导,建立以政策及环境改变为主要策略的综合性社区行为危险因素干预项目	
慢性非传染性疾病防治的策略	全人群策略	政府制定相应的卫生政策用多种手段控制主要危险因素,预防和减少疾病的发生与流行,属一级预防的范畴
	高危人群策略	对高危人群进行的三级预防,危险因素干预

二、慢性非传染性疾病的管理

1. 疾病管理

表8-43　疾病管理

概念	一种通过整合性医疗资源的介入与沟通来提高患者自我管理效果的管理系统
工作模式	针对疾病发生发展的各个阶段采取不同的措施,提供不同的服务,对疾病采取"全程的管理"
优点	从根本上控制医疗保健的成本,节约有限的卫生资源

2. 慢性非传染性疾病(慢性病)管理的原则

表8-44　慢性非传染性疾病(慢性病)管理的原则

慢性病管理概述	指导思想	生物-心理-社会医学模式
	参与人员	慢性病专业医生及护理人员
	针对人群	健康人、慢性病风险人群、慢性病患者提供全面、连续、主动的管理
	目的	达到促进健康、延缓慢性病进程、减少并发症、降低伤残率、延长寿命、提高生活质量,同时降低医药费用为目的
慢性病管理的支持体系	卫生行政部门对社区卫生服务机构的公共投入和规模; 建立社区卫生服务机构和医院之间的双向转诊制度; 建立资源整合的完善的卫生信息系统平台	
慢性病管理的要素	建立有效的团队协作;完善初级卫生保健团队;建立各部门的协作;建立信息系统平台;医生培训;患者健康教育和患者的自我管理	

3. 慢性病自我管理(潜在的考试热点)

表8-45　慢性病自我管理

慢性病自我管理		指在卫生保健专业人员的协助下,个人承担一些预防性或治疗性的卫生保健活动
慢性病自我管理的内容	三大管理任务	所患疾病的医疗和行为管理(如按时服药、加强锻炼、就诊、改变不良饮食习惯); 角色管理(维持日常角色,做家务、工作、社会交往); 情绪的管理(愤怒、对未来担心、挫折感和偶尔的情绪低落)
	5种基本自我管理技能	解决问题的技能;决策技能;寻找和利用社区资源的能力;建立良好医患关系的技能及目标设定与采取行动的技能

续表

成功实施慢性病自我管理的要素	患者自我管理	有效的自我管理能帮助患者及其家人坚持治疗方案以尽可能稳定症状、降低并发症及因慢性病所致的失能。不仅提高服务效率，也能提高效果
	社区对患者自我管理的支持	开展慢性病自我管理健康教育项目，培训患者的自我管理能力
	医生的支持	日常自我管理活动的支持、指导(评估、帮助患者解决问题、确定管理目标及记管理日记等；有效的临床管理；准确的诊疗计划；紧密的随访)
	支持医生对慢病患者自我管理支持的系统改变	为创新性服务(如支持患者自我管理)提供政策、制度及激励机制；调整服务提供方式，确保有效果、有效率的临床服务及对自我管理支持；促进卫生机构提供符合科学证据及患者选择的服务；建立信息系统，利用患者及人群数据来帮助提高服务质量及效率

第四节　环境卫生

一、环境、环境卫生的概念及环境的分类

表 8-46　环境卫生的概念

环境	概念		以人类为中心的外部世界的总和，它包括自然环境，还包括人类生活居住的社会环境
	分类	自然环境	原生环境	天然形成的，未被人为活动影响的自然环境条件
			次生环境	人类生产、生活以及社会交往等活动使天然形成的环境条件发生了改变的自然环境，如生活环境与生产环境
			地方病	生物地球化学性疾病(地方病)如氟中毒，因为地球元素分布不均引起
		社会环境	人类在生产、生活和社会交往等活动过程中建立起来的上层建筑体系，它由各种非物质因素组成。包括生产关系、阶级关系与社会人际关系等
环境卫生	概念		以人类及其周围的环境为对象，阐明环境因素对人群健康影响的发生与发展规律，并通过识别、评价、利用或控制与人群健康有关的各种环境因素，达到保护和促进人群健康的目的

二、常见生物地球化学性疾病

表 8-47　常见生物地球化学性疾病

生物地球化学性疾病	概念	由于地球地壳表面化学元素分布不均匀，使某些地区的水和(或)土壤中某些元素过多或过少或比例失常，通过食物和饮水使人体内某些元素过多或过少而引起的某些特异性疾病
	举例	①碘缺乏病(地方性甲状腺肿、地方性克汀病)；②地方性氟中毒；③地方性砷中毒；④克山病；⑤大骨节病
生物地球化学性疾病流行特征	明显的地区性分布	该类疾病为地球表面某种化学元素水平的不均衡所致，所以此类疾病的分布具有明显的地区性差异
	与环境中元素水平相关	生物地球化学性疾病人群流行强度与某种化学元素的环境水平有着明显的剂量反应关系。其相关性在不同的时间、地点和人群之间都表现得十分明显，且能用现代医学理论加以解释
生物地球化学性疾病确诊依据	疾病的发生有明显的地区性；疾病的发生与地质中某种化学元素之间有明显的剂量反应关系；其相关性可以用现代医学理论加以解释	
生物地球化学性疾病防制措施	限制摄入	①减少、控制机体总摄入量；②兴建改水工程，减少饮水中的氟、砷含量，控制新发病例，降低人群流行强度；③改良炉灶，降低室内污染
	适量补充	对于环境中元素水平过低所致的缺乏性疾病，采取适当补充，增加摄入量，从而满足机体生理需要。食盐加碘预防碘缺乏病已取得了可喜的成效，食盐中加硒预防克山病、大骨节病也在有些地区应用

三、饮用水卫生

1. 介水传染病

（1）概念：指通过饮用或接触受病原体污染的水，或食用被这种水污染的食物而传播的疾病，又称水性传染病。

（2）介水传染病流行特点

①水源一次严重污染后，可呈暴发流行，短期内突然出现大量患者，且多数患者发病日期集中在同一潜伏期内。若水源经常受污染，则发病者可终年不断，病例呈散发流行。

②病例分布与供水范围一致。大多数患者都有饮用或接触同一水源的历史。

③一旦对污染源采取治理措施，并加强饮用水的净化和消毒后，疾病的流行能迅速得到控制。

2. 水源选择的原则

（1）水量充足：水源的水量应能满足城镇或居民点的总用水量。

（2）水质良好：水源水质应符合下列要求：

①选用地表水作为供水水源时，应符合《地表水环境质量标准》的要求；选用地下水作为供水水源时，应符合《地下水环境质量标准》的要求。

②水源水的放射性指标应符合的要求是：总 α 放射性限值为 0.1Bq/L，总 β 放射性限值为 1.0Bq/L。

③当水源水质不符合要求时，不宜作为供水水源。若限于条件需要加以利用时，水源水质超标项目经自来水厂净化处理后，应达到标准的要求。

（3）便于防护有条件时宜优先选用地下水。采用地表水作水源时，应结合城市发展规划，将取水点设在城镇和工矿企业的上游。

（4）技术经济合理选择水源时，在分析比较各个水源的水量、水质后，可进一步结合水源水质和取水、净化、输水等具体条件，考虑基本建设投资费用最小的方案。

3. 饮用水常用消毒方法

（1）农村水厂消毒：大部分采用的是液氯消毒或漂白粉消毒。

（2）分散式给水消毒：最适用的是煮沸消毒和氯化消毒两类（即漂白粉消毒）。

四、土壤污染

1. 来源和健康危害

表 8-48　来源和健康危害

土壤污染来源	气型污染	污染物随大气沉降至土壤，如铅、镉、砷、氟等
	水型污染	如工业废水和生活污水
	固体废弃物污染	工业废渣、生活垃圾、粪便、农药和化肥等
健康危害	化学性污染物	导致急性和慢性中毒或致畸和致癌
	生物性污染物	导致如寄生虫病或有关的感染性疾病

2. 粪便和垃圾的无害化处理

（1）常用的粪便无害化处理方法

1）密闭发酵沉卵法；2）高温堆肥法；3）沼气发酵法。

（2）垃圾无害化处理：将垃圾分为沤肥垃圾、可回收利用垃圾、建筑垃圾、封存垃圾、焚烧（填埋）垃圾分门别类进行处理。

五、室内空气污染

1. 室内空气污染来源和健康危害　来自于人的各种活动、燃料、各种建筑材料、装饰材料、洗涤用品、化妆品、灭虫剂等。

2. 室内空气污染预防控制措施　主要措施就是减少污染源、加强通风和必要的消毒。具体措施：①选择良好的居住环境；②建筑材料和室内装饰材料无害化；③加强室内通风；④降低烹调油烟；⑤保持良好的卫生习惯和不在室内吸烟；⑥正确使用空调设备；⑦改革燃料和提高气化水平等。

[经典例题1]

产生温室效应的主要气体是

A. SO$_2$

B. NO$_2$

C. CO$_2$

D. N$_2$

E. O$_3$

[参考答案] 1. C

第五节　职业卫生服务与职业病管理

一、职业性有害因素

表8-49　职业性有害因素

概念	生产劳动过程及其环境中产生和(或)存在的，对职业人群的健康、安全和作业能力可能造成不良影响的一切要素或条件的总称			
分类	物理性有害因素；化学性有害因素；生物性有害因素；不良生理、心理性因素			
危害	物理性有害因素	高温作业	导致中暑即热射病(含日射病)、热痉挛和热衰竭	
		噪声	指使人感到厌烦或不需要声音的统称	
		非电离辐射(潜在考点)	高频	类神经症和自主神经功能紊乱
			微波	类神经症和自主神经功能紊乱、眼睛和血液系统改变
			红外、紫外和激光	对皮肤和眼睛的损伤作用
	化学性有害因素	毒物	较小剂量引起机体功能性或器质性损害，甚至危及生命的化学物质	
		粉尘(潜在考点)	可吸入性粉尘	<15μm 的尘粒
			呼吸性粉尘	<5μm 的尘粒
	生物性有害因素	概念	存在于生产工作环境中危害职业人群健康的致病微生物、寄生虫及动植物、昆虫等及其所产生的生物活性物质	
	不良心理对健康的危害(潜在考点)	不良职业性生理因素	长期不良体位、姿势或使用不合理的工具所导致的疾患，例如口腔科医生多颈椎病患者	
		不良职业性心理因素	劳动者发现自己的能力无法完成工作，或者不能适应社会等，肯定心理会不爽，这种就称为不良职业性心理因素	
		职业紧张	工作的时候紧张了，例如第一次拿手术刀会哆嗦	

二、职业卫生服务

表8-50　职业卫生服务

服务目的	保护和促进职业从事者的安全与健康
服务对象	以职业人群和工作环境为对象
参与者	有关的部门、雇主、职工及其代表
意义	整个卫生服务体系的重要组成部分
效果	创造和维持一个安全与健康的工作环境，使工作适合于职工的生理特点，从而促进职工的躯体与心理健康

三、职业人群健康监护

1. 职业人群健康监护

表 8-51　职业人群健康监护

目的	以预防为目的
工作手段	对职业人群健康状况的各种检查以及系统、定期地收集、整理、分析和评价有关健康资料，掌握职业人群健康状况，并连续性地监控职业病、工作有关疾病等的分布和发展趋势，并采取相应预防措施
工作内容	接触控制(职业性有害因素的环境监测、接触评定)、医学监护和信息管理

2. 医学监护　对职业人群进行医学检查和医学实验以确定其处在职业危害中是否出现职业性疾患，称为医学监护。包括：

表 8-52　医学监护

就业前健康检查	用人单位对作业人员从事某种有害作业前进行的健康检查(目的发现就业禁忌证)
定期健康检查	用人单位按一定时间间隔对已从事某种有害作业的职工进行健康状况检查
离岗或转岗时健康检查	职工调离当前工作岗位时或改换为当前工作岗位前所进行的检查
职业病的健康筛检	在接触职业性有害因素的职业人群中所进行的筛选性医学检查

四、职业病

1. 职业病　是指与工作有关并直接与职业性有害因素有因果关系的疾病。

2. 职业病特点

①病因明确；②病因与疾病之间一般存在接触水平(剂量)-效应(反应)关系，所接触的病因大多是可检测和识别的；③群体发病，在接触同种职业性有害因素的人群中常有一定的发病率，很少只出现个别患者；④早期诊断、及时合理处理，预后康复效果较好。大多数职业病目前尚无特殊治疗方法，发现愈晚，疗效也愈差；⑤重在预防，除职业性传染病外，治疗个体无助于控制人群发病。

3. 职业病患者治疗、处理管理　职业病患者享受国家规定的职业病待遇。职业病患者的诊疗、康复费用，伤残以及丧失劳动能力的职业病患者的社会保障，按国家有关工伤社会保险的规定执行，依法享有工伤社会保险和获得民事赔偿的权利。

4. 职业病预防管理　职业病是一类人为的疾病，应遵循三级预防原则。职业病防治管理包括：①有害作业单位职业病防治管理；②卫生行政部门职业病防治监督管理；③医疗卫生机构职业病防治。

第六节　食品安全与食物中毒

一、食品安全

1. 食源性疾病　是指通过摄入食物而进入人体的各种致病因子引起的、通常具有感染或中毒性质的一类疾病。

2. 食品污染　是指有毒、有害物质进入食品，对人体造成不同程度的危害或影响身体健康的过程。

3. 食品中常见的污染物及危害

表 8-53　食品中常见的污染物及危害

危害物质	所致疾病	原因或致病机制
黄曲霉毒素	肝损害，致癌(肝癌、胃癌、肾癌、直肠癌等)	黄曲霉毒素是目前发现的最强的致癌物质
农药	急慢性毒性，致突变、致畸、致癌作用，可损害内分泌、免疫、生殖系统功能	例如有机磷农药有神经毒性，还可造成肝脏、血液系统损害
兽药	急慢性毒性，致突变、致畸、致癌作用	激素反应、细菌耐药性增加、过敏反应

续表

危害物质	所致疾病	原因或致病机制
有毒重金属	铅中毒——智力发育障碍、肠绞痛等 汞、镉中毒——水俣病、痛痛病	重金属(铅、汞、镉、砷、铬等)废水灌溉农田 汞中毒——累及神经系统 镉中毒——累及肾脏、骨骼和生殖系统
亚硝胺	消化道肿瘤(如胃癌、食管癌、结直肠癌、肝癌)	硝酸盐、亚硝酸盐在腌制食品中含量高
多环芳烃	上皮癌(皮肤癌、肺癌、胃癌、消化道癌)	苯并芘是一种较强的致癌物

4. 食品添加剂

有意识地一般以少量添加于食品，以改善食品的外观、风味、组织结构或贮存性质的非营养物质。

由于食物添加剂是法律允许适量添加到食品中物质，其安全性和有效性是使用中最重要的两个方面。

二、食物中毒

1. 食物中毒的定义、分类和发病的特点

(1)定义：指食用了被有毒有害物质污染的食品或者食用了含有毒有害物质的食品后出现的急性、亚急性疾病。

(2)分类：一般按病原分为：细菌性食物中毒、真菌及其毒素食物中毒、动物性食物中毒、有毒植物中毒、化学性食物中毒。

(3)发病的特点：①季节性；②暴发性；③相似性；④非传染性。

2. 细菌性食物中毒

表 8-54　细菌性食物中毒

流行病学特点	发病季节性明显，以 5~10 月较多
	多数细菌性食物中毒病程短、恢复快、病死率低，但李斯特菌、小肠结肠炎耶尔森菌、肉毒梭菌、椰毒假单胞菌引起的食物中毒病程长、病情重、恢复慢
	引起细菌性食物中毒的主要食品为肉及肉制品，禽、鱼、乳、蛋也占一定比例
临床表现	分为感染型、毒素型和混合型三种，一般有不同程度胃肠道症状
预防与急救措施	加强监督+规范化管理+良好卫生习惯+工作人员办健康证+及时抢救患者+进行流行病学调查

3. 常见细菌性食物中毒

表 8-55　常见细菌性食物中毒

鉴别要点	沙门菌食物中毒	副溶血弧菌食物中毒	葡萄球菌肠毒素食物中毒	变形杆菌食物中毒
发病季节	5~10 月夏秋季最常见	7~9 月最常见	夏秋季最常见	5~10 月最常见
食品种类	动物性食品 特别是畜肉类、禽肉	主要是海产品	乳制品、肉类、剩饭等	动物性食品，特别是熟肉、内脏的熟制品
临床表现	恶心呕吐，腹泻数次至 10 余次/日，水样便，黏液或血便，发热	上腹部疼痛，水样便，血水样，黏液或脓血便，里急后重不明显	恶心呕吐，呕吐物呈胆汁样或含血黏液，体温多正常或略高	恶心呕吐，脐周阵发性剧烈绞痛，水样便，黏液，恶臭

4. 化学性食物中毒

表 8-56　化学性食物中毒

鉴别要点	亚硝酸盐中毒	砷中毒	有机磷中毒
毒物类型	亚硝酸盐、硝酸盐	三氧化二砷	敌敌畏、甲胺磷
中毒原因	腌制肉制品、泡菜、变质的蔬菜	误食	误食农药或自杀

续表

鉴别要点	亚硝酸盐中毒	砷中毒	有机磷中毒
中毒机制	亚硝酸盐能使血液中正常携氧的亚铁血红蛋白氧化成高铁血红蛋白，而失去携氧能力引起组织缺氧	对动物生长发育有轻度影响，肝肾重量明显增加	有机磷与乙酰胆碱酯酶结合，形成磷酰化胆碱酯酶，使其丧失水解乙酰胆碱酯酶的能力，导致乙酰胆碱积聚
中毒症状	头痛、头晕、乏力、胸闷、气短、心悸、皮肤发绀、烦躁不安、昏迷等	急性中毒表现为消化道症状（恶心呕吐、腹胀腹泻、水样便）和 CNS 症状（谵妄昏迷）	瞳孔缩小、大小便失禁、肌肉震颤（M 和 N 样症状）
解毒剂	亚甲蓝（美蓝）	二巯基丙醇	阿托品、解磷定

5. 有毒动植物中毒

表 8-57　有毒动植物中毒

	河鲀中毒	毒蕈中毒
毒物类型	河鲀毒素	胃肠毒素、神经毒素、溶血毒素、原浆毒素、肝毒素
常存在于	河鲀鱼体内	毒蘑菇中
中毒机制	一种神经毒素，进入人体后作用于周围神经及脑干中枢致神经麻痹	上述各种毒素综合作用导致消化、神经、血液、泌尿等系统疾病
中毒症状	胃肠道症状、口唇麻木、四肢无力或肌肉麻痹、共济失调等。重症者出现瘫痪、言语不清、发绀、呼吸困难、神志不清、休克，最后可因呼吸循环衰竭而死亡	胃肠炎型（呕吐+剧烈腹泻）、神经精神型（副交感神经兴奋症状如多汗、瞳孔缩小、严重者昏迷）、溶血型（溶贫+黄疸）、中毒性肝炎型（中毒性肝损害乃至肝性脑病）
解毒剂	无特效解毒药，对症治疗为主（催吐、洗胃、补液、血液灌洗等）	阿托品或盐酸戊乙奎醚（长托宁）

6. 真菌毒素和霉变食品中毒

常见的有赤霉病麦中毒、霉玉米中毒、霉甘蔗中毒等。

7. 食物中毒的调查与处理

（1）食物中毒流行病学调查包括：①人群流行病学调查；②危害因素调查；③实验室检验。

（2）食物中毒技术处理总则

1）对患者采取紧急处理，并及时向当地卫生行政部门和食品安全综合监管部门报告：

①停止食用中毒食品；②采取患者标本，以备送检；③对患者急救治疗，包括急救（催吐、洗胃、清肠），对症治疗和特殊治疗。

2）对中毒食品控制处理：①保护现场，封存中毒食品或疑似中毒食品；②追回已售出的中毒食品或疑似中毒食品；③对中毒食品进行无害化处理或销毁。

3）对中毒场所采取消毒处理。

第七节　医疗场所健康安全管理

一、医院安全管理的概念

是指通过对医院有效和科学的管理，保证医务人员在提供医疗保健服务和患者及其家属在接受这些服务的过程中，不受医院内在不良因素的影响和伤害。

二、医院常见的有害因素及其来源

表 8-58　医院常见的有害因素及其来源

因素	概念
医院专业因素（医源性因素）	医务人员在专业操作过程中的不当或过失行为给患者造成的危害，包括技术性有害因素和药物性有害因
医院环境因素	医院建筑卫生、卫生工程、消毒隔离、环境卫生、营养卫生、作业劳动卫生等诸多环境卫生学因素对患者和医务人员健康和安全的潜在威胁
医院管理因素	各项组织管理措施不到位或不落实、运行机制不顺畅等原因造成患者或医务人员安全受到威胁的因素
医院社会因素（医闹）	患者和医务人员健康危害的医院相关的外界社会因素

三、患者安全及其防范措施

1. 患者安全　指将卫生保健相关的不必要伤害风险降低到可以接受的最低水平。医疗差错常常会导致与患者安全有关的医疗不良事件，主要包括以下几方面：

①医源性感染；②用药（血）安全问题；③手术安全问题；④医疗器械不恰当使用或不安全的注射方法导致的伤害；⑤各种并发症；⑥意外伤害；⑦环境及食品污染；⑧患方行为问题。

2. 患者安全的防范措施　患者安全问题的解决方法必须考虑如下方面：

（1）人体工效学与患者安全：通过应用人体工效学的原理，研究让医疗保健服务提供者正确工作更加简单的流程，执行标准化的操作，确保用药安全，实现良好的团队沟通，最终把错误减少到最低程度。

（2）用系统思维来保证患者安全：在分析患者安全问题的原因时，除了考虑个人的责任外，更应该深挖系统的内部缺陷，从各级层面找出系统的原因，提高系统设计水平，才能有效地防止错误的再次发生。医疗保健系统各个层面的因素包括：①人的因素；②任务因素；③技术设备和工具因素；④团队因素；⑤环境因素；⑥组织因素。

（3）加强临床风险管理："系统思维"的方法还要求我们应用临床风险管理的原则，发现可能使患者受到伤害的风险，并采取措施预防和控制风险。如建立临床实验室"危急值"报告制度，以及时发现风险并及时加以控制。

（4）制定并严格执行各种安全相关制度：如为提高医务人员对患者识别的准确性，必须严格执行三查七对制度（三查：操作前，操作中，操作后；七对：床号、姓名、药名、浓度、剂量、用法、时间）。

（5）总结经验教训：从错误中学习来防范不良事件的发生。

（6）加强团队合作：做一名高效的团队合作者。

（7）促进医患有效沟通：通过有效交流来发挥患者和照料者在防范错误中的作用。

四、医务人员安全及其防范措施（了解）

1. 医务人员职业暴露环境中的危险因素主要有物理因素、化学因素、生物因素、社会心理因素和与工作有关的因素。

2. 医务人员安全防范原则　医院内所有区域都应当采取标准预防。要根据疾病的主要传播途径，采取相应的隔离措施，包括接触隔离、空气隔离和微粒隔离。

3. 医务人员标准预防的具体措施包括：

①接触血液、体液、分泌物、排泄物等物质以及被其污染的物品时应当戴手套；②脱去手套后应立即洗手；③一旦接触了血液、体液、分泌物、排泄物等物质以及被其污染的物品后应当立即洗手；④医务人员的工作服、脸部及眼睛有可能被血液、体液、分泌物等物质喷溅到时，应当戴一次性外科口罩或者医用防护口罩、防护眼镜或者面罩，穿隔离衣或围裙；⑤处理所有的锐器时应当特别注意，防止被刺伤；⑥患者用后的医疗器械、器具等应当采取正确的消毒措施。

4. 实验室人员职业安全防护措施包括：

①健全各项规章制度；②加强医务人员职业安全防护知识培训；③增强自身防护意识；④加强锐器损

伤的防护和处理；⑤加强接触部位的消毒；⑥个人保健；⑦实验室安全事故处理方案；⑧建立报告与补偿机制。

5. 防范社会暴力伤害包括

①加强安全保卫措施；②推行感动服务；③积极化解纠纷；④加强媒体沟通。

第八节　突发公共卫生事件及其应急策略

一、突发公共卫生事件概念与分类(这里的试题主要在法规中出)

1. 概念　指突然发生，造成或者可能造成社会公众健康严重损害的重大传染病疫情、群体性不明原因疾病、重大食物和职业中毒以及其他严重影响公众健康的事件。

2. 特点

表 8-59　突发公共卫生事件

特点	备注
突发性	事情发生突然，出乎人们的意料
普遍性	突发性公共事件影响的区域比较广，涉及的人员比较多。往往引发"多米诺骨牌"效应
非常规性	突发性公共事件超出了一般社会危机的发展规律并呈现出易变性特征，有时甚至呈"跳跃式"发展，因此造成其规律难寻，方式难控，本质难断，让人捉摸不定

3. 危害　①人群健康和生命严重受损；②造成心理伤害；③造成严重经济损失；④国家或地区形象受损及政治影响。

4. 突发公共卫生事件分类　①重大传染病疫情；②群体性不明原因疾病；③重大食物中毒和职业中毒；④其他严重影响公众健康的事件。

5. 分级　特别重大（Ⅰ级）、重大（Ⅱ级）、较大（Ⅲ级）和一般（Ⅳ级）四级。

6. 突发公共卫生事件应急预案　①应急组织体系及职责；②突发公共卫生事件的监测、预警与报告；③突发公共卫生事件的应急反应和终止；④善后处理；⑤突发公共卫生事件应急处置的保障；⑥预案管理与更新。

点评："突发公共卫生事件的特点有：①突发性；②普遍性；③非常规性"。从题干字面上理解，80万人中有40.3万人得病了，当然属于普遍性了，答案出来了。

二、突发公共卫生事件的报告和处理原则

1. 突发性公共卫生时间的报告原则　报告单位和责任报告人应在发现群体性不明原因疾病2小时内以电话或传真等方式向属地卫生行政部门或其指定的专业机构报告，具备网络直报条件的机构应立即进行网络直报。

2. 应急处理工作原则

①统一领导、分级响应的原则；②及时报告的原则；③调查与控制并举的原则；④分工合作、联防联控原则；⑤信息互通、及时发布原则。

参考文献

[1]医师资格考试指导用书专家组，医学综合指导用书[M]. 北京：人民卫生出版社，2020.

[2]医师资格考试指导用书专家组，实践技能指导用书[M]. 北京：人民卫生出版社，2020.

[3]葛均波，徐永健，王辰，内科学第9版[M]. 北京：人民卫生出版社，2018.

[4]陈孝平，汪建平，赵继宗，外科学第9版[M]. 北京：人民卫生出版社，2018.

[5]谢幸，孔北华，段涛，马丁，妇产科学第9版[M]. 北京：人民卫生出版社，2018.

[6]王卫平，孙锟，常立文，儿科学第9版[M]. 北京：人民卫生出版社，2018.

[7]万学红，卢雪峰，诊断学第9版[M]. 北京：人民卫生出版社，2018.

致亲爱的读者

感谢您选择 "梦想成真" 系列辅导丛书，本套丛书自出版以来，其严谨细致的专业内容和清晰简洁的编撰风格受到了广大读者的一致好评。若在学习中，您有任何的疑问或者需要我们提供帮助，请随时联系我们。

邮箱：mxcc@cdeledu.com